Kompendium Tracheotomie und Atemwege

Eckart Klemm
Andreas Nowak
Hrsg.

Kompendium Tracheotomie und Atemwege

Indikationen, Methoden, Durchführung der Tracheotomie, Vermeidung und Therapie von Komplikationen, Trachealchirurgie, Airway-Management

2. Auflage

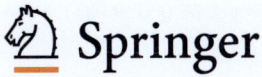

Hrsg.
Eckart Klemm
Klinik für Hals-, Nasen-, Ohrenheilkunde, Kopf-
und Halschirurgie, Plastische Operationen
Städtisches Klinikum
Dresden
Deutschland

Andreas Nowak
Klinik für Anästhesiologie und Intensivmedi-
zin, Notfallmedizin und Schmerztherapie
Städtisches Klinikum
Dresden
Deutschland

ISBN 978-3-662-56823-1   ISBN 978-3-662-56824-8 (eBook)
https://doi.org/10.1007/978-3-662-56824-8

Die Deutsche Nationalbibliothek verzeichnet diese Publikation in der Deutschen Nationalbibliografie;
detaillierte bibliografische Daten sind im Internet über http://dnb.d-nb.de abrufbar.

© Springer-Verlag GmbH Deutschland, ein Teil von Springer Nature 2012, 2018
Das Werk einschließlich aller seiner Teile ist urheberrechtlich geschützt. Jede Verwertung, die nicht ausdrücklich vom Urheberrechtsgesetz zugelassen ist, bedarf der vorherigen Zustimmung des Verlags. Das
gilt insbesondere für Vervielfältigungen, Bearbeitungen, Übersetzungen, Mikroverfilmungen und die Ein-
speicherung und Verarbeitung in elektronischen Systemen.
Die Wiedergabe von Gebrauchsnamen, Handelsnamen, Warenbezeichnungen usw. in diesem Werk be-
rechtigt auch ohne besondere Kennzeichnung nicht zu der Annahme, dass solche Namen im Sinne der
Warenzeichen- und Markenschutz-Gesetzgebung als frei zu betrachten wären und daher von jedermann
benutzt werden dürften.
Der Verlag, die Autoren und die Herausgeber gehen davon aus, dass die Angaben und Informationen in
diesem Werk zum Zeitpunkt der Veröffentlichung vollständig und korrekt sind. Weder der Verlag, noch die
Autoren oder die Herausgeber übernehmen, ausdrücklich oder implizit, Gewähr für den Inhalt des Werkes,
etwaige Fehler oder Äußerungen.

Umschlaggestaltung: deblik Berlin
Fotonachweis: © Springer Medizin Verlag GmbH

Springer ist ein Imprint der eingetragenen Gesellschaft Springer-Verlag GmbH, DE und ist ein Teil von
Springer Nature.
Die Anschrift der Gesellschaft ist: Heidelberger Platz 3, 14197 Berlin, Germany

Vorwort

Die Beiträge im Buch begleiten den oft langen Weg von der Indikationsstellung und Durchführung einer Tracheotomie bis hin zu dem von Patienten, Arzt und Logopäden ersehnten Dekanülement und Verschluss des Stomas. Manche Tracheotomie ist so unsachgemäß durchgeführt worden, dass das eigentliche Anliegen der Rehabilitation nach schwerer Grunderkrankung nicht mehr im Vordergrund stehen kann.

Obwohl in einem umfangreichen, für den Anfänger oft nur schwer durchschaubaren Schrifttum wiederholt suggeriert wird, die Tracheotomie sei ein schnelles, leichtes und unverfängliches Verfahren, werden zahlreiche und nicht selten schwerste Komplikationen bis hin zum tödlichen Ausgang zu verschiedenen Zeitpunkten festgestellt. Ihre Verhütung und kompetente Therapie in unabdingbarem interdisziplinärem Management sind das zentrale Anliegen dieses Buchs. Praxisbezogene Anatomie, chirurgische und endoskopische Therapiemöglichkeiten von Erkrankungen und Komplikationen sowie spezielle Probleme der Anästhesie zum Atemwegsmanagement schließen den Kreis der Themen.

Die Geschichte der Tracheotomie und Tracheostomie ist sehr alt und gerade deshalb verdienen Probleme, stets hinterfragt und neu untersucht zu werden.

Die Herausgeber bedanken sich bei allen Mitautoren und dem Verlag, die mit hoher Kompetenz zum Gelingen der erweiterten zweiten Auflage beigetragen haben.

Eckart Klemm und Andreas Nowak
Dresden, Juli 2018

Inhaltsverzeichnis

1	**Tracheotomie wann und wo?**	1
	E. Klemm und A. Nowak	
1.1	Tracheotomie wann?	2
1.2	Tracheotomie wo? – Der anatomische Bezug	2
1.3	Tracheotomie wo? – ITS oder Operationssaal	2
	Literatur	3
2	**Vorteile und Nachteile einer Tracheotomie, Kontraindikationen perkutaner Dilatationstracheotomien**	5
	A. Nowak und E. Klemm	
2.1	Nachteile der Langzeitintubation	6
2.2	Häufigste Gründe der Tracheotomie bei Patienten der Intensivmedizin	6
2.3	Vorteile der Tracheotomie	6
2.4	Nachteile der Tracheotomie	6
2.5	Kontraindikationen für perkutane Dilatationstracheotomien	7
3	**Anatomie und Topografie in Bezug zur Tracheotomie**	9
	F. Pabst und G. Haroske	
3.1	Einleitung	10
3.2	Äußere anatomische Orientierung	10
3.3	Anatomische Verschiebeschichten – Halsfaszien	10
3.4	Halsmuskulatur	11
3.5	Schilddrüse	13
3.6	Trachea	14
3.7	Tracheotomierelevante Gefäßsituation	15
3.8	Kehlkopfdeszensus	17
	Literatur	17
4	**Histomorphologie von Trachealspangen tracheotomierter Patienten**	19
	G. Haroske	
	Literatur	22
5	**Methoden der perkutanen dilatativen Tracheotomie**	23
	M. Jungehülsing	
5.1	Einleitung	24
5.2	Durchführung	24
5.3	Verfahren im Einzelnen	27
5.4	Zusammenfassung	31
	Literatur	32
6	**Methoden der chirurgischen Tracheotomie/Tracheostomie**	35
	S. Koscielny	
6.1	Begriffsdefinition: Tracheotomie oder Tracheostomie	36
6.2	Ziele der Operation	36
6.3	Indikationen und Kontraindikationen	36

6.4	Ort der Tracheotomie: Operationssaal oder Intensivstation?	37
6.5	Durchführung des Eingriffs	38
6.6	Chirurgische Tracheotomie bei Fetthals	42
6.7	Nachsorge nach der Operation	42
6.8	Komplikationen der chirurgischen Tracheotomie	44
	Literatur	45

7	**Die pädiatrische Tracheotomie**	47
	D. Thurnher	
7.1	Einführung	48
7.2	Anatomische Vorbemerkungen	48
7.3	Lagerung des Patienten und anatomische Landmarken	49
7.4	Durchführung der pädiatrischen Tracheotomie	50
7.5	Nachsorge	55
7.6	Komplikationen	55
7.7	Dekanülierung	56
	Literatur	56

8	**Die Koniotomie, eine lebensrettende Notfallmaßnahme**	59
	D. Thurnher	
8.1	Definition	60
8.2	Einführung	60
8.3	Chirurgische Anatomie	61
8.4	Indikation	61
8.5	Methoden der Koniotomie	62
8.6	Zusammenfassung	65
	Literatur	65

9	**Tracheostomaverschluss: Durchführung, Fehler, Gefahren und Komplikationen**	67
	M. Ch. Grasl und B. M. Erovic	
9.1	Dekanülierung und Selbstverschluss	70
9.2	Operativer Tracheostomaverschluss	71
9.3	Erwachsene	71
9.4	Tracheostomaverschluss im Kindesalter	77
9.5	Das übergroße Tracheostoma	78
	Literatur	80

10	**Komplikationen der Tracheotomie und Strategien zu deren Vermeidung**	81
	E. Klemm und A. Nowak	
10.1	Intra- und perioperative Blutungen	82
10.2	Pneumothorax	82
10.3	Tracheahinterwandverletzungen	84
10.4	Intraoperativer Verlust des Atemwegs	87
10.5	Trachealringfrakturen	88
10.6	Trachealstenosen	90
10.7	Stomainfektionen	93

Inhaltsverzeichnis

10.8	Stomametastasen	93
10.9	Tracheotomie-assoziierte Todesfälle	93
10.10	Vermeidung und Reduktion von Komplikationen durch das Tracheotomie-Endoskop für Dilatationstracheotomien (TED)	94
	Literatur	99

11 Iatrogene Tracheaverletzungen – therapeutische Optionen 103
A. Rolle

11.1	Einleitung	104
11.2	Diagnostik	104
11.3	Therapeutische Optionen	106
11.4	Schlussfolgerungen	109
	Literatur	109

12 Operative Therapie der laryngotrachealen Stenosen 111
C. Sittel

12.1	Ätiologie	112
12.2	Basisdiagnostik	113
12.3	Tracheasegmentresektion	115
12.4	Krikotracheale Resektion (CTR)	115
12.5	Laryngotracheale Rekonstruktion (LTR)	118
12.6	Endoskopische Dilatationsverfahren	120
	Literatur	121

13 Endoluminale Schienung der Trachea 123
O. Michel

13.1	Einleitung	124
13.2	Geschichtliches und Definition	124
13.3	Übersicht Stents	124
13.4	Implantationstechnik	129
13.5	Indikationen und Anwendung	130
13.6	Probleme und Gefahren	132
13.7	Ausblick	133
13.8	Fallbeispiele	133
	Literatur	135

14 Tracheotomie bei Patienten mit erhöhtem Hirndruck 137
S.-O. Kuhn und K. Hahnenkamp

14.1	Einleitung	138
14.2	Physiologie und Pathophysiologie des Hirndrucks	138
14.3	Tracheotomie bei schwerer Hirnschädigung	139
14.4	Fazit für die Praxis	141
	Literatur	141

15 Jetventilation beim schwierigen Atemweg 143
A. Aloy

15.1	Der erwartet schwierige Atemweg	144
15.2	Der unerwartet schwierige Atemweg „cannot intubate – cannot ventilate"	155
	Literatur	155

16	**Anästhesiologische und beatmungsmedizinische Besonderheiten bei perkutanen dilatativen Tracheotomien**	157
	A. Nowak, E. Klemm, T. Usichenko und W. Heller	
16.1	Allgemeine Aspekte	159
16.2	Beatmung mit intermittierender Überdruckbeatmung (IPPV) zur Durchführung der PDT unter fiberoptischer Kontrolle über den Endotrachealtubus	160
16.3	Superponierte Hochfrequenz-Jetventilation (SHFJV®) als Beatmungsstrategie zur Durchführung der PDT mit endoskopischer Kontrolle über das Tracheotomie-Endoskop	161
16.4	Beatmungsparameter	163
16.5	Kontraindikationen	165
16.6	Komplikationen	165
16.7	Medizinrechtliche Hinweise	167
16.8	Ergebnisse experimenteller und computerbasierter Simulationen	168
16.9	Zusammenfassung	170
	Literatur	172
17	**Der Weg zum Dekanülement**	175
	S. Sutarski	
17.1	Einleitung	176
17.2	Dekanülement – Warum?	176
17.3	Voraussetzungen zum Dekanülement	177
17.4	Durchführung des Dekanülements	185
	Literatur	186
18	**Spezielle Aspekte der Haut- und Schleimhautpflege nach Tracheotomien**	189
	U. Wollina und F. Pabst	
18.1	Einführung	190
18.2	Irritationen	190
18.3	Wunden	191
18.4	Lokale Infektionen	191
18.5	Spezielle Probleme bei vorbestehenden Dermatosen	192
18.6	Narben	193
18.7	Pflegestandards	194
	Literatur	194
19	**Trachealkanülen und Kanülenpflege**	197
	A. Fahl	
19.1	Einleitung	198
19.2	Entscheidungsfindung	198
19.3	Komponenten der Trachealkanülen	202
19.4	Pflege von Trachealkanülen	206

| 20 | **Geschichte der Tracheotomie** .... | 209 |

H. Swoboda und E. Klemm

Literatur... 215

Serviceteil

Stichwortverzeichnis 218

Autorenverzeichnis

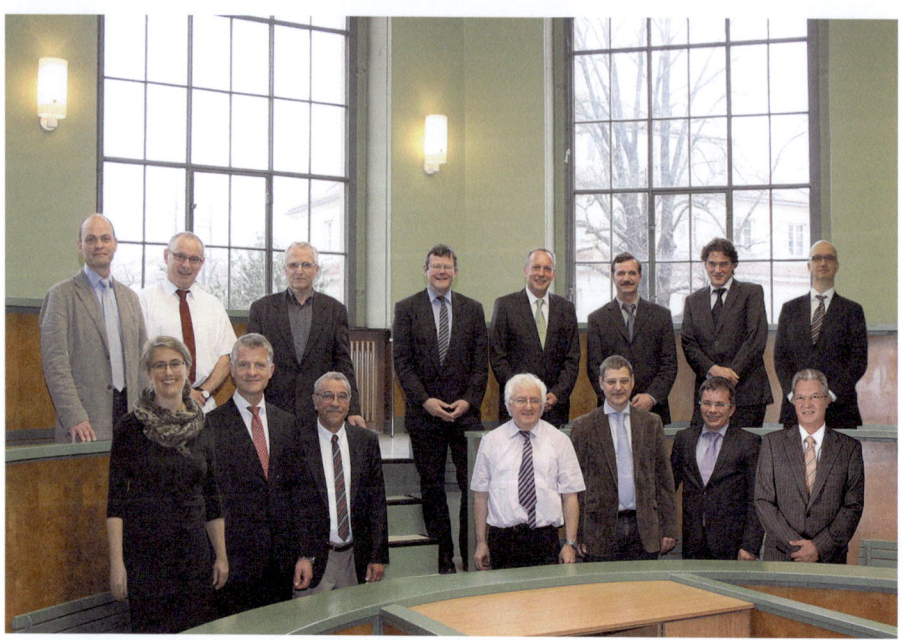

Untere Reihe:
Dr. med. Susanne Sutarski
Abteilung HNO/Phoniatrie
Klinik Bavaria Kreischa
An der Wolfsschlucht 1
D-01731 Kreischa
e-mail: susanne.sutarski@klinik-bavaria.de

Dr. med. Andreas Nowak
Klinik für Anästhesiologie und Intensivmedizin,
Notfallmedizin und Schmerztherapie
Städtisches Klinikum Dresden
Friedrichstraße 41
D-01067 Dresden
e-mail: andreas.nowak@klinikum-dresden.de

Prof. Dr. med. habil. Eckart Klemm
Klinik für Hals-Nasen-Ohren-Heilkunde, Kopf-
und Halschirurgie, Plastische Operationen
Städtisches Klinikum Dresden
Friedrichstraße 41
D-01067 Dresden
e-mail: eckart.klemm@klinikum-dresden.de

Prof. Dr. med. habil. Alexander Aloy
Technische Universität Wien
Karlsplatz 13
A-1040 Wien
e-mail: alexander@aloy.at

Univ. Prof. Dr. med. habil. Matthäus Ch. Grasl
Universitätsklinik für Hals-, Nasen- und
Ohrenkrankheiten
Medizinische Universität Wien
Währinger Gürtel 18–20
A-1090 Wien
e-mail: matthaeus.grasl@meduniwien.ac.at

Prof. Dr. med. habil. Sven Koscielny
Klinik für Hals-, Nasen- und Ohrenheilkunde
Universitätsklinikum Jena
Lessingstraße 2
D-07740 Jena
e-mail: sven.koscielny@med.uni-jena.de

Autorenverzeichnis

Prof. Dr. med. habil. Axel Rolle
Klinik für Thoraxchirurgie
Fachkrankenhaus Coswig GmbH
Neucoswiger Straße 21
D-01640 Coswig
e-mail: prof.rolle@fachkrankenhaus-coswig.de

Obere Reihe:
Prof. Dr. med. Friedemann Pabst
Klinik für Hals-Nasen-Ohren-Heilkunde, Kopf-
und Halschirurgie, Plastische Operationen
Städtisches Klinikum Dresden
Friedrichstraße 41
D-01067 Dresden
e-mail: friedemann.pabst@klinikum-dresden.de

Prof. Dr. med. habil. Uwe Wollina
Klinik für Dermatologie und Allergologie
Städtisches Klinikum Dresden
Friedrichstraße. 41
D-01067 Dresden
e-mail: uwe.wollina@klinikum-dresden.de

Prof. Dr. med. habil. Gunter Haroske
Institut für Pathologie „Georg Schmorl"
Städtisches Klinikum Dresden
Friedrichstraße 41
D-01067 Dresden
e-mail: haroske@icloud.com

Univ. Prof. Dr. med. habil. Olaf Michel
Afdelingshoofd, dienst KNO, Universitair
Ziekenhuis
Vrije Universiteit Brussel (VUB)
ZU-VUB – Laarbeeklaan 101
B-1090 Brussel
e-mail: omichel@uzbrussel.be

Andreas Fahl
Geschäftsführer Andreas Fahl Medizintechnik -
Vertrieb GmbH
August-Horch-Straße 4a
D-51149 Köln
e-mail: fahl@fahl.de

Prof. Dr.-Ing. habil. Winfried Heller
Hochschule für Technik und Wirtschaft Dresden
Fakultät Maschinenbau/Verfahrenstechnik
Friedrich-List-Platz 1
D-01069 Dresden
e-mail: heller@htw-dresden.de

Prof. Dr. med. habil. Markus Jungehülsing
Klinik für Hals-, Nasen- und Ohrenheilkunde
Klinikum Ernst von Bergmann gGmbH
Charlottenstraße 72
D-14467 Potsdam
e-mail: mjungehuelsing@klinikumevb.de

Univ. Prof. Dr. med. habil. Dietmar Thurnher
Hals-Nasen-Ohren Universitätsklinikum
LKH-Univ. Klinikum Graz
Auenbrugger Platz 26
A-8036 Graz
e-mail: dietmar.thurnher@klinikum-graz.at

Nicht im Bild:
Prof. Dr. med. habil. Boban M. Erovic
Universitätsklinik für Hals-, Nasen- und
Ohrenkrankheiten
Medizinische Universität Wien
Währinger Gürtel 18–20
A-1090 Wien
e-mail: boban.erovic@meduniwien.ac.at

Univ. Prof. Dr. med. habil. Klaus Hahnenkamp
Universitätsmedizin Greifswald
Körperschaft des öffentlichen Rechts
Klinik für Anästhesiologie, Intensiv-, Notfall-
und Schmerzmedizin
Ferdinand-Sauerbruch-Straße
D-17475 Greifswald
e-mail: klaus.hahnenkamp@uni-greifswald.de

Dr. med. Sven-Olaf Kuhn
Universitätsmedizin Greifswald
Körperschaft des öffentlichen Rechts
Klinik für Anästhesiologie, Intensiv-, Notfall-
und Schmerzmedizin
Ferdinand-Sauerbruch-Straße
D-17475 Greifswald
e-mail: kuhn@uni-greifswald.de

Prof. Dr. med. habil. Christian Sittel
Klinik für Hals-, Nasen-, Ohrenkrankheiten,
Plastische Operationen
Klinikum Stuttgart, Standorte
Katharinenhospital und Olgahospital
Kriegsbergstraße 60
D-70174 Stuttgart
e-mail: c.sittel@klinikum-stuttgart.de

Univ.-Doz. Dr. med. habil. Herwig Swoboda
Hals-, Nasen-, Ohren-Abteilung
Krankenhaus Hietzing mit Neurologischem
Zentrum Rosenhügel
Wolkersbergenstraße 1
A-1130 Wien
e-mail: herwig.swoboda@wienkav.at

Prof. Dr. med. habil. Taras Usichenko
Universitätsmedizin Greifswald
Körperschaft des öffentlichen Rechts
Klinik für Anästhesiologie, Intensiv-, Notfall-
und Schmerzmedizin
Ferdinand-Sauerbruch-Straße
D-17475 Greifswald
e-mail: taras@uni-greifswald.de

Abkürzungsverzeichnis

CBF	Zerebraler Blutfluss	NF	Niederfrequenz
CO_2	Kohlendioxid		
COPD	Chronisch-obstruktive Lungenerkrankung	O_2	Sauerstoff
CPP	Zerebraler Perfusionsdruck	OCT	Offen-chirurgische Tracheotomie
CVR	Zerebrovaskulärer Widerstand		
		P	Druck
ETT	Endotrachealtubus	p_aCO_2	Arterieller Kohlendioxidpartialdruck
E_TCO_2	Endtidale Kohlendioxidkonzentration	p_aO_2	Arterieller Sauerstoffpartialdruck
		P_{AW}	Atemwegsdruck
f_{HF}	Jetfrequenz an der Hochfrequenzdüse	PCTR	Partielle krikotracheale Resektion
F_iO_2	Inspiratorische Sauerstoffkonzentration	PDT	Perkutane dilatative Tracheotomie
$F_{jet}O_2$	Sauerstoffkonzentration des aus der Jetdüse austretenden Gases	PEEP	Positiver endexspiratorischer Druck
		P_{HF}	Arbeitsdruck an der Hochfrequenzdüse
f_{NF}	Jetfrequenz an der Niederfrequenzdüse	P_{NF}	Arbeitsdruck an der Niederfrequenzdüse
HF	Hochfrequenz	SHFJV	Superponierte Hochfrequenz-Jetventilation
HFJV	Hochfrequenz-Jetventilation		
Hz	Hertz	SHT	Schädelhirntrauma
		S_pO_2	Sauerstoffsättigung des peripheren Blutes
I:E	Inspiration : Exspiration		
ICP	Intrakranieller Druck	T	Temperatur
ICU	Intensive Care Unit = Intensivtherapiestation	TK	Trachealkanüle
		TED	Tracheotomie-Endoskop für Dilatationstracheotomien
IPPV	Intermittierende Überdruckbeatmung		
ITN	Intubationsnarkose		
		V	Volumen
LTR	Laryngotracheale Rekonstruktion	V_t	Tidalvolumen
MAP	Mittlerer arterieller Druck	ZVD	Zentralvenöser Druck
mbar	Millibar		

Tracheotomie wann und wo?

E. Klemm und A. Nowak

1.1 Tracheotomie wann? – 2

1.2 Tracheotomie wo? – Der anatomische Bezug – 2

1.3 Tracheotomie wo? – ITS oder Operationssaal – 2

Literatur – 3

1.1 Tracheotomie wann?

In einer Metaanalyse stellten Griffiths et al. (2005) fest, dass unter 15.950 Mitteilungen zu Tracheotomien nur 5 Studien brauchbar waren, die Frage des optimalen Zeitpunktes einer Tracheotomie tendenziell zu beantworten. Sie empfahlen eine frühzeitige Tracheotomie innerhalb der ersten 7 Tage, wodurch die gesamte Beatmungsdauer reduziert werden kann.

Gründling und Quintel (2005) empfehlen bei zu erwartender Beatmungsdauer über 21 Tage, eine Tracheotomie so früh wie möglich durchzuführen, bei einer Beatmungsdauer bis zu 10 Tagen ist eine Langzeitintubation zu bevorzugen. Auch Koscielny und Guntinas-Lichius (2009) vertreten eine Tracheotomie bei einer voraussichtlichen Beatmungsdauer von 10 bis 21 Tagen.

Unter dem Aspekt ventilatorassoziierter Pneumonien kommen Terragni et al. (2010) nach einer randomisierten kontrollierten multizentrischen Studie zu dem Ergebnis, dass eine frühe Tracheotomie nach 6 bis 8 Tagen gegenüber einer Spättracheotomie nach 13 bis 15 Tagen keine signifikanten Vorteile hat, hingegen 1/3 der Patienten durch die PDT Komplikationen erlitten, weshalb sich bei späterer Indikationsstellung insgesamt weniger Tracheotomien als erforderlich zeigten.

Reviews und Statements mit hoher Evidenz durch ANZICS (2014), Cheung et al. (2014), Andriolo et al. (2015) und Hosokawa et al. (2015) lassen für einige Krankheitsbilder Tendenzen zu positiven Effekten im Zusammenhang mit frühen Tracheotomien bis zum 10. Tag der Beatmung erkennen. Jedoch ist die allgemeine Aussage, ob eine frühe Tracheotomie einer späteren Tracheotomie überlegen ist, nach eingehenden Recherchen durch Raimondi et al. (2017) nicht möglich.

Da der Hilfseingriff „Tracheotomie" auch einer medizinrechtlichen Diskussion unterliegt, gilt nach derzeitigem Stand wissenschaftlicher Erkenntnisse:

> Der Zeitpunkt einer elektiven Tracheotomie bleibt unter Abwägung von Risiken und Erfolgsaussichten eine individuelle Einzelentscheidung. Die gegenwärtige Datenlage erlaubt keine einheitliche Empfehlung zu einem optimalen Zeitpunkt für eine Tracheotomie bei langzeitbeatmeten Patienten.

Im Konsensus-Statement der ANZICS (2014) wurde formuliert: "The timing of tracheostomy is the prerogative of the intensivist, dictated by the patient's clinical status."

1.2 Tracheotomie wo? – Der anatomische Bezug

In früheren Lehrbüchern wurde unterteilt in hohe, mittlere und tiefe Tracheotomien. Diese Einteilung in Bezug auf die Lage der Schilddrüse ist obsolet, gleichermaßen die frühere pauschale Empfehlung, 1 cm unter dem Ringknorpel zu tracheotomieren (▶ Kap. 3 „Anatomie und Topografie in Bezug zur Tracheotomie").

Zu hohe Tracheotomien disponieren zu späteren Trachealstenosen, zu tiefe Tracheotomien sind nach Klemm und Nowak (2017) ein Risiko für tödliche Blutungen (▶ Kap. 9 „Komplikationen der Tracheotomie und Strategien zu deren Vermeidung").

> Der sicherste Ort der Tracheotomie liegt zwischen der 2. bis 4. Trachealspange. Für die richtige Lokalisation sind die innere Anatomie der Trachea und die äußere Anatomie des Halses von gleich großer Bedeutung.

1.3 Tracheotomie wo? – ITS oder Operationssaal

Aus einer Umfrage von Kluge et al. (2008) in 513 Intensivtherapiestationen ließ sich erkennen, dass 86 % der PDT in Intensivtherapiestationen durchgeführt werden und 72 % der chirurgischen Tracheotomien in Operationssälen. Eine weitere Umfrage auf Intensivstationen in 59 Ländern mit insgesamt 17.894 Tracheotomien durch Vargas et al. (2015) zeigte, dass 54 % der PDT zwischen dem 7.–15. Tag erfolgen, die zu 74 % durch Intensivmediziner durchgeführt wurden. 59 % der chirurgischen Tracheotomien wurden auf einer ITS sowie 16 % im Operationssaal durchgeführt.

Die Frage, in welcher Örtlichkeit eine Tracheotomie durchgeführt werden soll, kann nur anhand der individuellen Gegebenheiten des Patienten, der organisatorischen Möglichkeiten vor Ort und der Komplikationsdichte der Methoden festgelegt werden.

> **Tracheotomien können sowohl im Operationssaal als auch in einer Intensivstation durchgeführt werden, vorausgesetzt der Einhaltung personeller und technischer Mindeststandards, auch zur Beherrschung von Komplikationen.**
> **Je größer die Multimorbidität, umso mehr sollte interdisziplinär die Art und der Ort für eine Tracheotomie allein nach medizinischen Kriterien festgelegt werden.**

Literatur

Andriolo BGN, Andriolo RB, Saconato H, Atallah AN, Valente O (2015) Early versus late tracheostomy for critically ill patient (Review). The Cochrane Library 2015, Issue 1

ANZICS (2014) Percutaneous dilatational tracheostomy consensus statement. www.anzics.com.au

Cheung NH, Napolitano LM (2014) Tracheostomy: epidemiology, indications, timing, technique, and outcomes. Respir Care 59 (6): 895–915

Griffith J, Barber VS, Morgan L, Young JD (2005) Systematic review and meta-analysis of studies of the timing of tracheostomy in adult patients undergoing artificial ventilation. BMJ 330: 1243–1247

Gründling M, Quintel M (2005) Perkutane Dilatationstracheotomie. Anaesthesist 54: 929–944

Hosokawa K, Nishimura M, Egi M, Vincent JL (2015) Timing of tracheotomy in ICU patient: a systematic review of randomized controlled trials. Crit Care 19: 424–436

Klemm E, Nowak A (2017) Tracheotomy-related death – a systematic review. Dtsch Arztebl Int 114 (16): 273–279

Kluge, S, Baumann HJ, Maier C, Klose H, Meyer A, Nierhaus A, Kreymann G (2008) Tracheostomy in the intensive care unit: a nationwide survey. Anesth Analg 107: 1639–1643

Koscielny S, Guntinas-Lichius O (2009) Update zur perkutanen Dilatationstracheotomie: Indikation, Grenzen und Komplikationsmanagement. HNO 57: 1291–1300

Raimondi N, Vial MR, Calleja J, Quintero A, Cortes A, Celis E et al. (2017) Evidence-based guidelines for the use of tracheostomy in critically ill patients. J Crit Care 38: 304–318

Vargas M, Sutherasan Y, Antonelli M, Brunetti I, Corcione A, Laffey JG et al. (2015) Tracheostomy procedures in the intensive care unit: an international survey. Crit Care 19: 291–301

Vorteile und Nachteile einer Tracheotomie, Kontraindikationen perkutaner Dilatationstracheotomien

A. Nowak und E. Klemm

2.1　Nachteile der Langzeitintubation – 6

2.2　Häufigste Gründe der Tracheotomie bei Patienten der Intensivmedizin – 6

2.3　Vorteile der Tracheotomie – 6

2.4　Nachteile der Tracheotomie – 6

2.5　Kontraindikationen für perkutane Dilatationstracheotomien – 7

© Springer-Verlag GmbH Deutschland, ein Teil von Springer Nature 2018
E. Klemm, A. Nowak (Hrsg.), *Kompendium Tracheotomie und Atemwege*,
https://doi.org/10.1007/978-3-662-56824-8_2

2.1 Nachteile der Langzeitintubation

Die Stimmlippenebene ist physiologisch die engste Stelle im Atemrohr des Menschen. Der Ringknorpel ist durch seine geschlossene Formation nicht dehnbar. Reibeeffekte an den Kehlkopfstrukturen durch Schluck- und Hustenreflexe, durch notwendige Lage- und Lagerungsveränderungen der Intensivpatienten und die notwendigen Tubuswechsel selbst können schon nach wenigen Tagen zu Ödemen, Ulzerationen, Einblutungen und mechanischen Irritationen führen mit Begünstigung von Granulombildungen besonders im Aryknorpelbereich, eingeschlossen spätere Synechiebildungen und Ausbildung glottischer und subglottischer Trachealstenosen.

Derartige Komplikationen sind keine Seltenheit, es gilt diese frühzeitig zu erkennen.

> Eine sorgfältig ausgeführte Tracheotomie schützt die Kehlkopfstrukturen vor Langzeitintubationsschäden. Nach jeder prolongierten Intubation und Langzeitintubation besteht eine endoskopische Kontrollpflicht des Kehlkopfes mit flexiblen Endoskopen oder starren Winkeloptiken.

2.2 Häufigste Gründe der Tracheotomie bei Patienten der Intensivmedizin

- Voraussichtliche Langzeitbeatmung
- Verschlechterung der pulmonalen Funktionen
- Verlängerte Entwöhnung von maschineller Beatmung
- Anhaltende Aspirationsgefahr
- Sicherung des Atemwegs

2.3 Vorteile der Tracheotomie

- Direkter Zugang zu den unteren Luftwegen
- Reduktion des Atemwiderstands und der Atemarbeit
- Anatomische Totraumreduktion
- Aspirationsschutz
- Geringerer Bedarf an Analgosedativa
- Erleichterte Entwöhnung von der maschinellen Beatmungsunterstützung
- Prophylaxe von Intubationsschäden (Ödeme, Einblutungen, Ulzera, Nekrosen, Stimmbandgranulome, Synechien)
- Gesicherter Atemweg bei oropharyngealen und laryngealen Tumoren und schweren Verletzungen des Gesichtsschädels
- Prophylaxe einer Sinusitis
- Erleichterter Anschluss von Geräten
- Erleichterung der Lagerung
- Sprechen über einen Sprechaufsatz als Vorteil gegenüber einer Intubation
- Möglichkeit oraler Nahrungsaufnahme

2.4 Nachteile der Tracheotomie

- Ausfall physiologischer Mechanismen (Entstaubung, Anfeuchtung, Anwärmung der Atemluft)
- Ausschaltung der Glottis als Druck- und Pressventil
- Operationstrauma (Gewebedefekte, Blutungen) bei Anlage und Verschluss des Stomas
- Wundinfektion
- Traumen durch Tuben/Kanülen (Ulzerationen, Blutungen,

- tracheo-ösophageale Fisteln, Pneumothorax, Hautemphysem)
- Gefahr der Kanülendislokation und Kanülenobstruktion mit Verlust des Atemwegs
- Disposition zu späteren Trachealstenosen
- Psychische Alteration durch Verlust des Riechvermögens und konsekutive Reduktion des Schmeckvermögens, Wegfall von Warnfunktionen
- Verlust der normalen Stimme/Sprache
- Behinderung aktives Schnäuzen
- Induktion von Schluckstörungen
- Gefahr der Fremdkörperaspiration durch die offene Kanüle

2.5 Kontraindikationen für perkutane Dilatationstracheotomien

- Notfalltracheotomien
- Kindertracheotomien
- Patienten mit primär schwierigem Atemweg
- Primär kritische Oxygenierungsparameter ohne kardiopulmonale Reserven
- Anatomische Besonderheiten (große Struma, HWS-Veränderungen, Morbus Bechterew, Tracheomalazie, Deszensus laryngis, hoch stehender Truncus brachiocephalicus, Gefäßanomalien)
- Instabile HWS, HWS-Frakturen, fixierte HWS
- Phlegmonöse Halsentzündungen
- Zustand nach Neck dissection und Strahlentherapie
- Re-Tracheotomien bei vorbestehenden endoskopisch gesicherten Alterationen
- Frische Tracheal- und Bronchusnaht
- Laryngo-tracheale Stenosen
- Oropharyngeale maligne Tumoren wegen der Gefahr von Impfmetastasen (besonders TLT nach Fantoni)
- Zu erwartende schwere anhaltende neurologische Defizite (doppelseitige Rekurrensparesen, Schluckstörungen, Aspirationsneigungen)
- Hochgradige Blutgerinnungsstörung mit Spontanblutungen
- Adipositas permagna (BMI ≥ 40)
- Fehlende Erfahrungen und technische Voraussetzungen sowie unzureichende personelle Ressourcen für Operation und Nachsorge
- Indikation für ein dauerhaftes Tracheostoma

Anatomie und Topografie in Bezug zur Tracheotomie

F. Pabst und G. Haroske

3.1 Einleitung – 10

3.2 Äußere anatomische Orientierung – 10

3.3 Anatomische Verschiebeschichten – Halsfaszien – 10

3.4 Halsmuskulatur – 11

3.5 Schilddrüse – 13

3.6 Trachea – 14

3.7 Tracheotomierelevante Gefäßsituation – 15
3.7.1 Gefäßsituation allgemein – 15
3.7.2 Anatomische Varianten der Gefäßanatomie – 17

3.8 Kehlkopfdeszensus – 17

Literatur – 17

© Springer-Verlag GmbH Deutschland, ein Teil von Springer Nature 2018
E. Klemm, A. Nowak (Hrsg.), *Kompendium Tracheotomie und Atemwege*,
https://doi.org/10.1007/978-3-662-56824-8_3

3.1 Einleitung

Dargestellt werden hier ausschließlich die anatomischen Aspekte, die für Tracheotomien mit verschiedenen Methoden als offene chirurgische Tracheotomien (OCT), perkutan dilatative Tracheotomien (PDT) sowie die als Notfalleingriff geltende Koniotomie zur Vermeidung von Komplikationen von Relevanz sind. Eine erschöpfende anatomische Betrachtung der Region wird nicht angestrebt.

3.2 Äußere anatomische Orientierung

Die Tracheotomie wird regelhaft mit retroflektiertem Kopf durchgeführt. Dies gilt sowohl für OCT als auch für PDT sowie für die Koniotomie. Durch die Überstreckung des Kopfes, die ggf. noch durch eine Unterpolsterung der Schulterregion verstärkt werden kann, ergeben sich drei Vorteile:

1. Es resultiert eine verbesserte Darstellung und Palpationsfähigkeit der äußeren Landmarken (Incisura thyroidea superior, Ringknorpel, Fossa jugularis mit Oberkante des Manubrium sterni und ggf. Schilddrüse).
2. Der Larynx wird aufgrund seiner band- und muskelvermittelten Aufhängung durch die Retroflexion nach kranial gezogen; dadurch wird die mit dem Larynx verbundene Trachea ebenfalls kranial verlagert. Folglich wird ein größerer Teil der (zervikalen) Trachea chirurgisch zugänglich.
3. Außerdem erzielt man durch diese Lagerung eine Ventralverlagerung der Trachea, die das chirurgische Vorgehen ebenfalls erleichtert.

Eine *Koniotomie* wird zwischen Schildknorpelunterkante und Ringknorpeloberkante ausgeführt; eine *Tracheotomie* (OCT und PDT) soll regelhaft zwischen 2. und 4. Trachealspange angelegt werden.

> Die Lagerung mit rekliniertem Kopf erleichtert die korrekte Identifizierung der chirurgischen Landmarken.

3.3 Anatomische Verschiebeschichten – Halsfaszien

Am Hals existieren anatomische Verschiebeschichten in Form der Fascia cervicalis (Abb. 3.1), die in Blätter geteilt ist (Krmpotic-Nemanic et al. 1988):

1. Das oberflächliche Blatt der Halsfaszie (*Lamina superficialis*) liegt unter Haut, Unterhaut und Platysma und erstreckt sich vom Vorderrand des Unterkiefers zur Klavikula und zum Manubrium sterni. M. sternocleidomastoideus und M. trapezius werden von ihr umhüllt.
2. Das mittlere Blatt (*Lamina praetrachealis*) umhüllt die supra- und infrahyoidale Muskulatur, inseriert am Zungenbein, erstreckt sich über den Larynx, schließt die Schilddrüse ein und setzt sich auf der Trachea fort bis zur posterioren Sternumoberkante und lateral zur Klavikula und Skapula. An der Prominentia laryngis (mediane Schildknorpeloberkante) fusionieren oberflächliches und mittleres Faszienblatt. Der Raum zwischen oberflächlichem und mittlerem Faszienblatt wird auch als prätrachealer Raum bezeichnet.
3. Das tiefe Blatt (*Lamina praevertebralis*) liegt zwischen Wirbelsäule einerseits und den pharyngealen Konstriktormuskeln bzw. dem Ösophagus andererseits. Es umhüllt die Skalenusmuskulatur, den Truncus sympathicus und den N. phrenicus.

Die beschriebenen Verschiebeschichten ermöglichen im Zusammenwirken mit der Muskulatur Bewegungen von Larynx und Trachea in kranio-kaudaler Richtung. Dies ist für

Kapitel 3 · Anatomie und Topografie in Bezug zur Tracheotomie

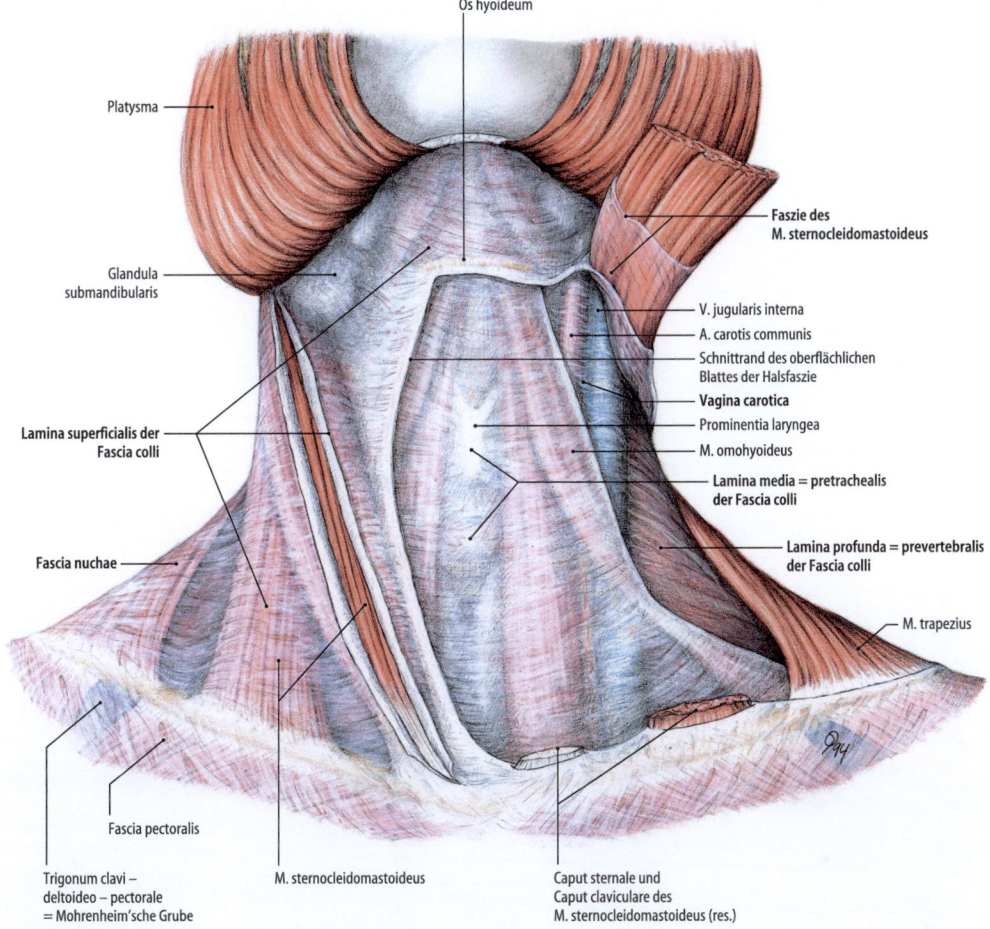

◘ Abb. 3.1   Faszien des Halses. (Aus Tillmann 2010, S.154)

physiologische Vorgänge wie Schlucken und Sprechen, aber auch für die beschriebene Kranialverlagerung der Trachea bei der Lagerung zur Tracheotomie von Bedeutung. Bei einer Tracheotomie werden die Faszienblätter durchbrochen; das kann sich auf die physiologische Mobilität des laryngo-trachealen Komplexes negativ auswirken, z. B. als postoperative Schluckstörung.

> Die Halsfaszie mit ihren Blättern vermittelt die physiologisch wichtige vertikale Mobilität des laryngo-trachealen Komplexes.

3.4   Halsmuskulatur

Von chirurgischer Relevanz sind die Mm. sternocleidomastoidei, die gerade Halsmuskulatur (Synonyma „strap muscles", infrahyoidale Muskeln) sowie die Mm. cricothyroidei (◘ Abb. 3.2). Ihre physiologische Funktion besteht in Kopfwendung (Mm. sternocleidomastoidei), vertikaler Mobilität des laryngotrachealen Komplexes (gerade Halsmuskulatur) und Spannung der Plica vocalis (Mm. cricothyroidei).

Die Mm. sternocleidomastoidei entspringen mit ihrem Caput sternale beidseits am

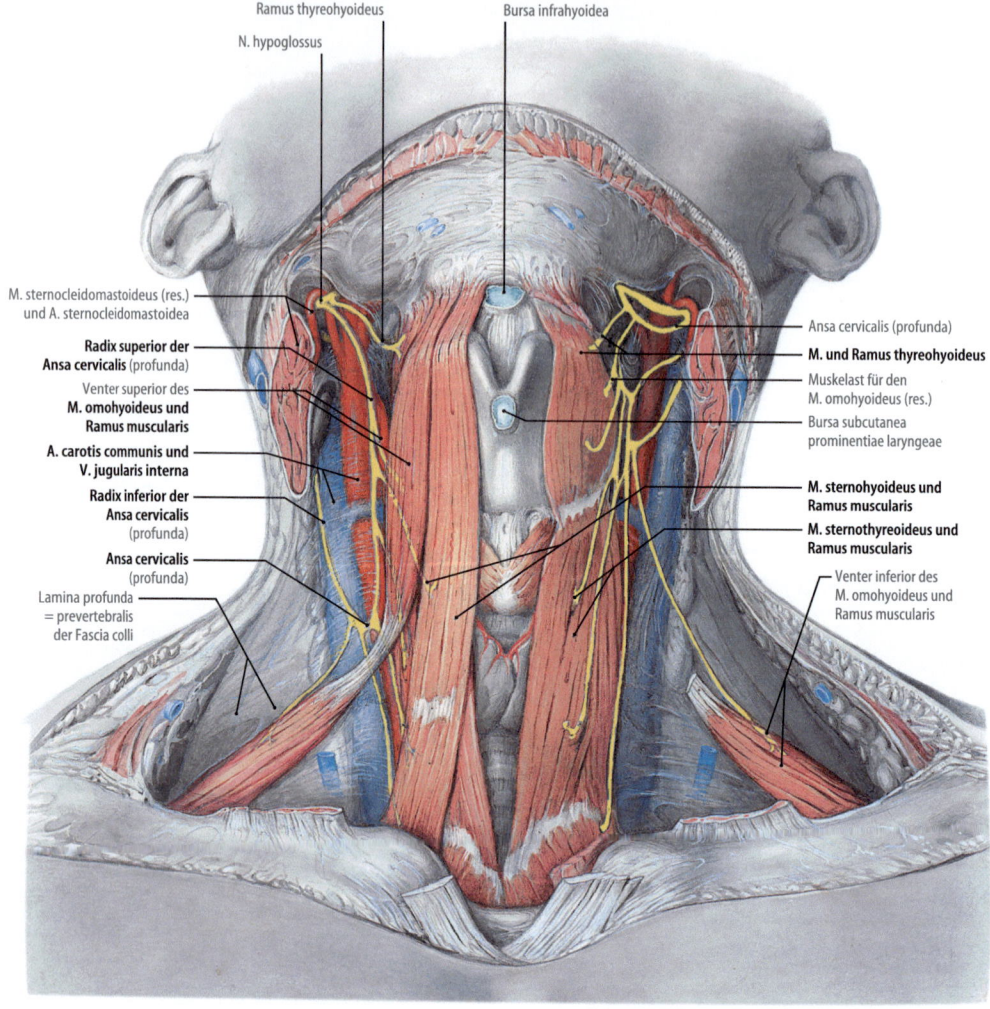

Abb. 3.2 Halsmuskeln, Ansicht von vorn. (Aus Tillmann 2010, S.149)

Sternum und ergeben so einen nach oben offenen V-förmigen Raum, dessen unterer Anteil die Fossa jugularis bildet. Diese Muskeln begrenzen den Operationssitus bei der Tracheotomie nach lateral. Die Mm. sternohyoidei und der Venter superior des M. omohyoideus bilden die oberflächliche Schicht der geraden Halsmuskulatur. Mit der unmittelbar darunter gelegenen tiefen Schicht der geraden Halsmuskulatur, die aus den Mm. sternothyroidei besteht, können sie bei der OCT nach lateral verlagert werden. Dies geschieht durch eine vertikale Inzision in der rapheartigen Mittellinie zwischen den Muskeln, deren Gefäßarmut ein weitgehend blutungsfreies Präparieren ermöglicht. Bei der Koniotomie verdienen die Mm. cricothyroidei Aufmerksamkeit: Ihre Pars recta liegt dem bei der Koniotomie zu durchtrennenden Ligamentum cricothyroideum unmittelbar seitlich an. Eine Verletzung dieses Muskels bedingt den Verlust seiner Spannungsfunktion für die Plica vocalis. Daraus ergibt sich eine Einschränkung der phonatorischen Funktion des Kehlkopfs; das Singen und Sprechen in erhöhter Stimmlage kann eingeschränkt sein.

> Die Schonung der geraden Halsmuskulatur durch Beiseitedrängen bei der OCT und durch die exakte Identifikation der Mittellinie bei der PDT beugt postoperativen Funktionsstörungen (Schluckstörungen) vor.

3.5 Schilddrüse

Die Schilddrüse steht in enger Lagebeziehung zu Larynx und Trachea. Ihre beiden Seitenlappen erreichen lateral den Schildknorpel, ihr Mittellappen (Isthmus) überlagert die Tracheavorderwand etwa in Höhe der 2. bis 4. Trachealspange. Gelegentlich kann ein Lobus pyramidalis als entwicklungsgeschichtliches Rudiment vom Isthmus nach kranial ziehend beobachtet werden. Schilddrüsenpathologien gehen häufig mit einer teils asymmetrischen Vergrößerung des Organs einher. In anatomisch-topografischer Hinsicht können daraus drei Besonderheiten resultieren:
1. Der bei der Tracheotomie zu durchtrennende prätracheale Schilddrüsenanteil kann eine deutliche Volumenvermehrung erfahren.
2. Durch asymmetrisches Schilddrüsenwachstum kann es zu Lateralverlagerungen der Trachea kommen, welche insbesondere für die PDT relevant sind, da hier eine streng mittige Punktion der Tracheavorderwand von entscheidender Bedeutung für die Risikominimierung des Eingriffs ist (Abb. 3.3). Deshalb ist zu Recht die Diaphanoskopie von endotracheal her eine Conditio sine qua non bei der PDT. Die Diaphanoskopie kann mittels flexibler Optiken gut, mittels starrer Optiken und Leuchtstäben wie beim Tracheotomie-Endoskop für Dilatationstracheotomien (TED) nach Klemm sehr gut realisiert werden (Klemm 2008).
3. Das Schilddrüsenwachstum kann eine kompressive Wirkung auf die Trachea haben. Dadurch kann es zu druckbedingten atrophisierenden Wirkungen auf die Tracheawand mit den Folgen einer

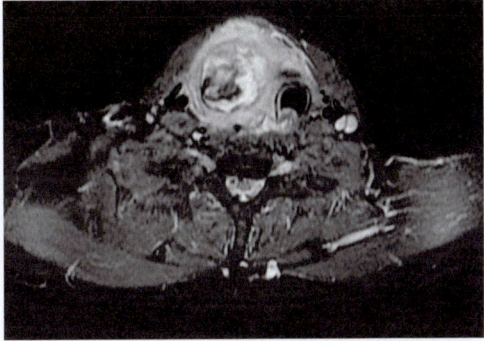

Abb. 3.3 Lateralverlagerung der Trachea durch Schilddrüsen-Prozess im CT-Schnittbild

trachealen Instabilität (Kollapssyndrom) und einer atmungsrelevanten Lumeneinengung kommen, die in ihrer Maximalvariante als sog. Säbelscheidentrachea imponiert (Abb. 3.4).

Die Schilddrüse als hoch stoffwechselaktives Organ verfügt über eine starke Durchblutung. Da bei einer Tracheotomie in loco typico regelhaft der Isthmus durchtrennt werden muss, ist die Vermeidung von Blutungskomplikationen aus der Schilddrüse durch sachgerechte chirurgische Blutstillung bei der OCT bzw. optimale Blutungsprävention bei der PDT von hoher Bedeutung (zur Blutversorgung der Schilddrüse s. unten).

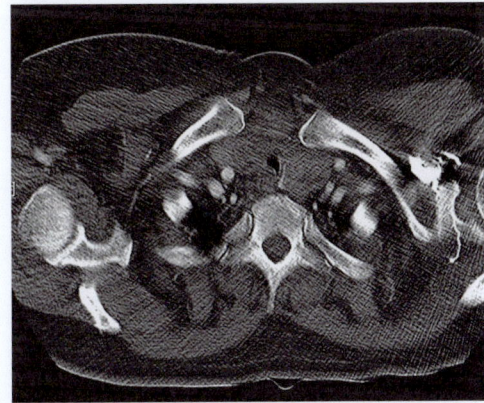

Abb. 3.4 Trachealkompression durch Schilddrüsenvergrößerung im CT-Schnittbild

> Die häufigen Variationen der Schilddrüsenanatomie in Form und Größe beeinflussen entscheidend die Lage und damit die chirurgische Zugänglichkeit der zervikalen Trachea.

3.6 Trachea

Die Trachea nimmt als unpaares Organ eine Ausnahmestellung ein. Bei allen chirurgischen Manipulationen muss bedacht werden, dass zwischen oberen und unteren Atemwegen nur diese eine luftführende Verbindung existiert. Der gefürchtete „Verlust des Atemwegs" ist eine mögliche Komplikation interventioneller Handlungen wie z. B. der Tracheotomie.

Die Trachea besteht aus etwa 16 bis 20 Cartilagines tracheales, in der Regel hufeisenförmigen hyalinen Knorpelspangen, die das Stützgerüst dieses Luftwegabschnitts bilden. Dorsal sind die Knorpelspangen durch den Paries membranaceus verbunden. In der dorsalen Wand ist der M. trachealis eingebettet. Zwischen benachbarten Spangen des Paries membranaceus befinden sich Bindegewebsflächen aus kollagenen und elastischen Fasern, die als Ligamenta interanularia bezeichnet werden. Kranial ist die Trachea bindegewebig am Ringknorpel angeheftet, der einzigen komplett ringförmig aufgebauten und damit maximal stabilen Struktur des Atemweges. Das kaudale Ende stellt die Bifurcatio tracheae mit ihrem Mittelsporn, der Carina tracheae, dar. Die Innenauskleidung der Trachea, die Tunica mucosa, besteht aus respiratorischem Epithel mit eingebetteten gemischten Drüsen. Deskriptiv-anatomisch teilt man die Trachea in eine Pars cervicalis und eine Pars thoracica ein. Die Gesamtlänge beider Teile beträgt bei Frauen ca. 10 cm, bei Männern ca. 12 cm (Lang 1995).

Von besonderer Bedeutung für die Tracheotomie ist die Form der Trachealspangen. In ◘ Abb. 3.5 wird deutlich, dass die Cartilagines tracheales häufig inkomplett sind, miteinander fusioniert oder gegabelt mit einer oder mehreren unregelmäßigen Öffnungen (Lang 1995). Außerdem sind die kranialen Spangen nicht selten untereinander und/oder mit dem Ringknorpel verwachsen. Sektionsbefunde zeigten bei 42 Obduktionen Fusionen von 1. Trachealspange und Ringknorpel in 35 % und zwischen 1. und 3. Trachealspange in 60–100 % (Schneider et al. 1997). Eigene Untersuchungen an tracheotomierten Patienten zeigten eine Gewebevielfalt und Möglichkeiten von Umbauvorgängen an den Trachealspangen (► Kap. 4). Die Gefahr, dass bei einer PDT die Punktion in Verknöcherungszonen erfolgt und daraus eine Trachealspangenfraktur resultiert, ist altersunabhängig. Dem damit verbundenen Risiko der späteren Entwicklung einer Trachealstenose kann durch sofortige Frakturreposition oder Abtragung der intraluminal dislozierten Spangenanteile begegnet werden (Klemm 2008).

> Asymmetrie der Trachealspangen ist die Norm, Verknöcherungen der Knorpelspangen sind in allen Altersgruppen anzutreffen.

Tracheotomien sollten zwischen der 2. und 4. Trachealspange angelegt werden, unabhängig davon ob sie als OCT oder PDT ausgeführt werden. Diese Empfehlung resultiert aus zwei Überlegungen: Eine weiter kranial angelegte Tracheotomie kann zu einer mechanischen Mitbeteiligung des Ringknorpels führen. Entzündliche Reaktionen führen zu Ossifikationsprozessen mit der konsekutiven Entwicklung von suprastomalen Ringknorpelstenosen (van Heurn et al. 1996). Weiter kaudal angelegte Tracheotomien erhöhen das Risiko für Komplikationen in der Pars thoracica wie z. B. Trunkus-Arrosionsblutungen (s. unten). Als äußere Landmarke für die Lage der 2. bis 4.Trachealspange steht in erster Linie der in aller Regel palpable Ringknorpel zur Verfügung. In älteren Publikationen wird empfohlen, die PDT 1 cm unter dem Ringknorpel durchzuführen. Begründet wird dies damit, dass in dieser Region die 2. bis 4. Trachealspange liege (Walz u. Eigler 1996). Eigene Untersuchungen im Institut für Pathologie „Georg Schmorl" des Städtischen Klinikums Dresden-Friedrichstadt zeigten an 130 obduzierten erwachsenen Personen, dass bei einer Punktion 1 cm unterhalb

Kapitel 3 · Anatomie und Topografie in Bezug zur Tracheotomie

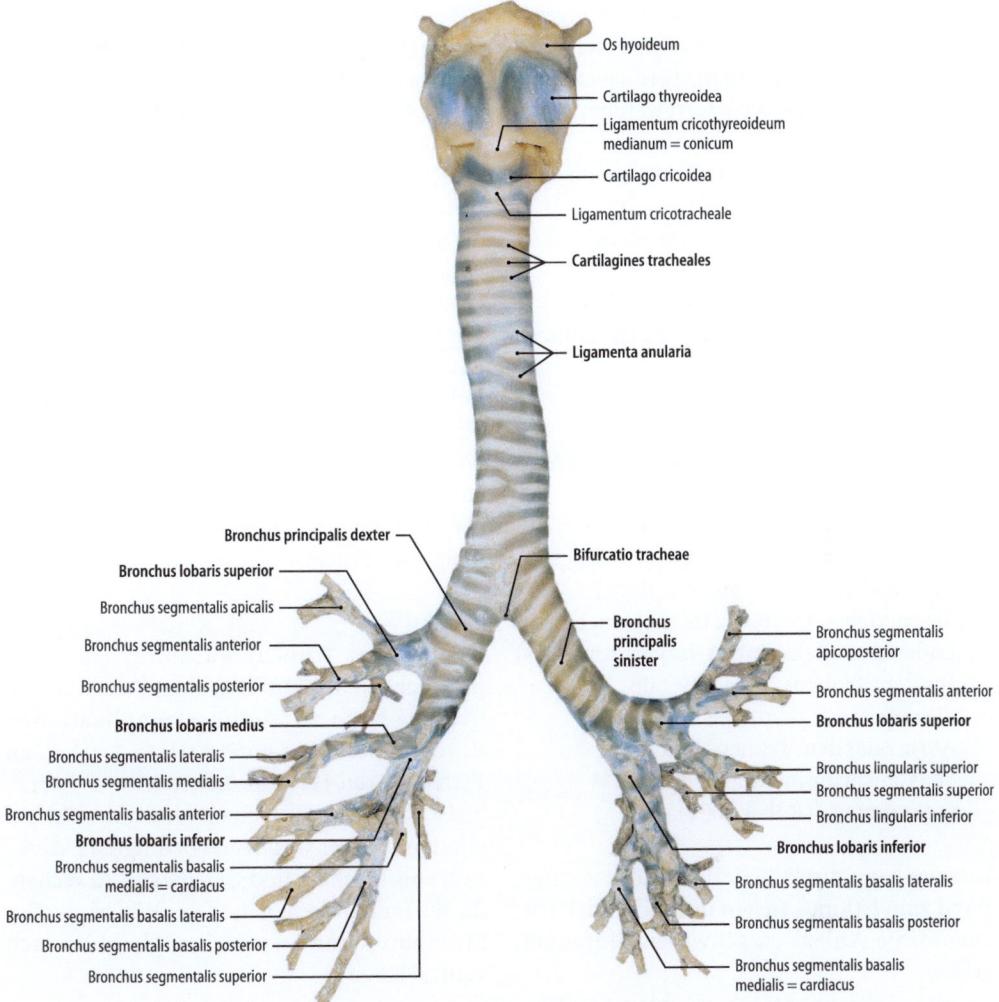

Abb. 3.5 Kehlkopf, Trachea und Bronchialbaum, Ansicht von vorn. (Aus Tillmann 2010, S. 260)

des Ringknorpels die Verletzungswahrscheinlichkeit für die 1. und 2. Trachealspange bei 38 % liegt (Klemm et al. 2007). Deshalb ist der Empfehlung von Dost und Jahnke (1997) zu folgen, die PDT 2 cm unterhalb des Ringknorpels auszuführen.

> Die Empfehlung, die Tracheotomie zwischen der 2. und 4. Trachealspange auszuführen, bedeutet für die PDT in aller Regel eine Punktion 2 cm unterhalb des Ringknorpels.

3.7 Tracheotomierelevante Gefäßsituation

3.7.1 Gefäßsituation allgemein

In Bezug auf die verschiedenen Methoden der Tracheotomie ist die Kenntnis der Gefäßsituation im Situs aus zwei Gründen bedeutsam:
- Erstens können durch adäquate, der Gefäßsituation angepasste Präparationstechniken *intraoperative* Blutungen minimiert werden.

— Zweitens können *postoperative* Blutungen durch Kenntnisse der Besonderheiten der zervikalen Blutversorgung vermieden und die Wundheilung verbessert werden.

Für die Tracheotomie bedeutsam sind folgende Gefäßsituationen:
1. die arterielle und venöse Versorgung der Schilddrüse,
2. die arterielle Versorgung der Trachea,
3. die Nachbarschaftsbeziehung zum Truncus brachiocephalicus.

Zu 1.
Die arterielle Versorgung erfolgt über 4 bis 5 Arterien:
— die paarige A. thyroidea superior mit einem Endast zum Kehlkopf (A. laryngea superior) aus der A. carotis externa,
— die paarige A. thyroidea inferior mit einem Endast zum Kehlkopf (A. laryngea inferior) aus dem Truncus thyrocervicalis,
— die unpaare A. thyroidea ima, aus der Aorta oder dem Truncus brachiocephalicus entspringend und in etwa 12 % vorkommend (Röher 2001).

Letztere kann direkt über der Tracheavorderwand zum Isthmus ziehen und so bei der Tracheotomie Anlass zu schweren Blutungen geben.

Ebenfalls praktisch wichtig für Blutungskomplikationen sind die venösen Abflüsse der Schilddrüse, die beträchtliche Varianz zeigen (Krmpotic-Nemanic 1988). Der Abfluss erfolgt gemeinsam mit den laryngealen Venen über die paarige V. thyroidea superior, V. thyroidea media und V. thyroidea inferior. Am unteren Schilddrüsenpol bilden die Venen den Plexus thyroideus impar, der späte postoperative Blutungen zum Beispiel durch kanülenbedingte Arrosion auslösen kann. Diese Gefahr besteht auch für die Venen, die oberflächlicher unterhalb der Lamina superficialis der Halsfaszie (s. oben) im Jugulum liegen und hier den Arcus venosus juguli, eine Verbindung zwischen den Vv. jugulares anteriores, bilden.

Zu 2.
Die arterielle Versorgung der zervikalen Trachea wird nach Miura und Grillo (1966) durch segmental angeordnete Rami tracheales aus der A. thyroidea inferior und den Aa. bronchiales gewährleistet. Diese Äste treten jeweils lateral in die Trachealwandung ein. Eine zu ausgiebige Dissektion der Trachea nach lateral kann deren Ernährung kompromittieren und damit zur Entwicklung von Trachealstenosen beitragen. Perfusionsstörungen in der trachealen Blutversorgung können auch durch zu hohe Drücke im Cuff von Endotrachealtuben bzw. Kanülen hervorgerufen werden. Mögliche Folgen sind Nekrosen der Tunica mucosa sowie des Paries membranaceus mit konsekutiver Ausbildung von Stenosen und tracheo-ösophagealen Fisteln.

Zu 3.
Die Lage des Truncus brachiocephalicus im prätrachealen Raum zwischen Sternum und Trachea kann zu Blutungskomplikationen durch Ausbildung einer arterio-trachealen Fistel führen (Abb. 3.6; Acklin u. Furrer 2010). Der Pathomechanismus ist wohl am ehesten in einer Cuffdruck-bedingten Lazeration von Trachea- und Gefäßwand zu suchen, da der Trunkus durch das feste Widerlager des Sternums keine Ausweichmöglichkeit nach ventral hat.

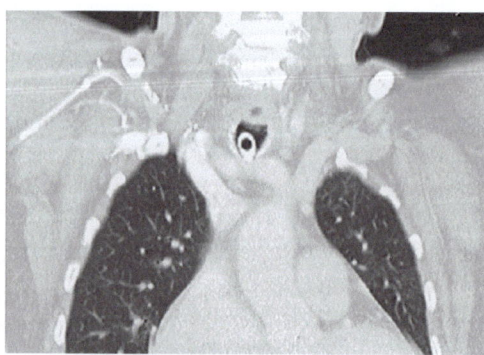

Abb. 3.6 Arrosionsblutung des Truncus brachiocephalicus durch Trachealkanüle, Angio-CT-Darstellung

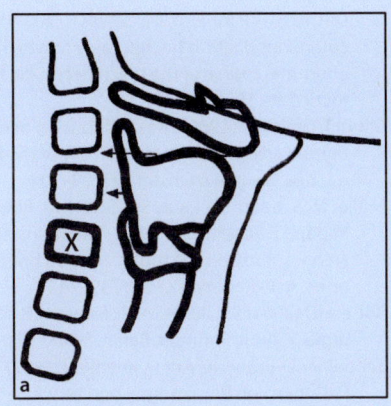
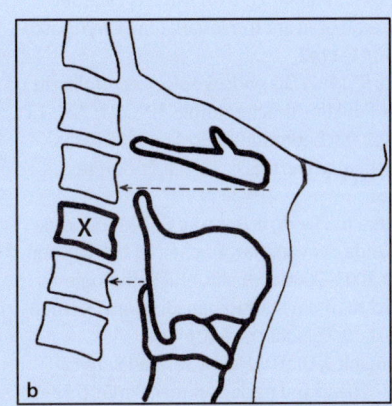

Abb. 3.7 Kehlkopfdeszensus. a Kehlkopfhochstand bei einem Kleinkind, b Kehlkopftiefstand im Alter, X 5. Halswirbelkörper. (In Anlehnung an Lanz u. Wachsmuth 2004, S. 276)

> Blutungen sind die häufigste Ursache für Früh- und Spätkomplikationen bei Tracheotomien.

3.7.2 Anatomische Varianten der Gefäßanatomie

Varianten in den Gefäßverläufen mit Relevanz für Blutungskomplikationen bei der Tracheotomie betreffen neben der bereits erwähnten A. thyroidea ima vor allem den Truncus brachiocephalicus und einen sog. Truncus bicaroticus. Ersterer kann als hochstehender oder elongierter Truncus brachiocephalicus im Operationssitus auftauchen. Als Truncus bicaroticus wird ein supraaortales Gefäß bezeichnet, aus welchem beide Karotiden entspringen (Becker et al. 2014). Die Häufigkeit wird mit bis zu 8 % angegeben (Müller et al. 2011). Zur Vermeidung schwerer Blutungskomplikationen wird zu präoperativer Sonografie geraten (Minnerup et al. 2009).

3.8 Kehlkopfdeszensus

Der sog. Descensus laryngis ist sowohl ein phylogenetisches als auch ein ontogenetisches Faktum: Im Verlauf der Stammesgeschichte der Säugetiere sinkt der Kehlkopf in Relation zur Halswirbelsäule ab. Die physiologische Folge ist eine Vergrößerung des Vokaltrakts mit der Möglichkeit einer differenzierteren Artikulation. Negativ wirkt sich die höhere Kollapsibilität aus und damit die Möglichkeit zur Entwicklung einer obstruktiven schlafbezogenen Atmungsstörung. Im Verlauf der Individualentwicklung steht der Schildknorpel beim Säugling etwa in Höhe des 3. Halswirbelkörpers; beim Erwachsenen sinkt der Larynx, und der Schildknorpel wird beim Mann etwa auf den 5. Halswirbel projiziert (Abb. 3.7). Für Frauen ist eine etwas höhere Lage als bei Männern typisch.

Mit dem Descensus laryngis ist auch ein Descensus tracheae verbunden. Daher findet man beim älteren Menschen den Larynx oft weit nach kaudal in das Jugulum verlagert. Erschwerte Reklinierbarkeit der Halswirbelsäule aufgrund degenerativer Veränderungen und eine Verlagerung der Verlaufsrichtung der Trachea nach kaudal-dorsal sind weitere Besonderheiten im Senium, die bei Tracheotomien zu beachten sind.

Literatur

Acklin YP, Furrer M (2010) Akute Truncus-brachiocephalicus-Blutung nach Entfernung einer perkutanen Dilatationstracheotomie. Unfallchirurg 113: 761–763

Becker C, Csatari Z, Pfeiffer J (2014) Truncus bicaroticus: an underestimated anatomic variation. Laryngoscope 124: 1141–1142

Dost P, Jahnke K (1997) Die endoskopisch kontrollierte dilatative Punktionstracheotomie. HNO 45: 724–731

Klemm E (2008) Tracheotomie-Endoskop für Dilatations-Tracheotomien (TED). 2. Aufl., Endo-Press, Tuttlingen

Klemm E, Roitzsch E, Dürig E, Haroske G (2007) Obduktionsbefunde der vorderen Trachea an 130 Leichen der Jahre 2003–2006 im Institut für Pathologie „Georg Schmorl" im Städtischen Klinikum Dresden-Friedrichstadt. Persönliche Mitteilung

Krmpotic-Nemanic J, Draf W, Helms J (1988) Surgical anatomy of head and neck. Springer, Berlin, S 12–13, 74–75

Lang J (1995) Anatomie – Topographie. In: Naumann HH (Hrsg) Kopf- und Hals-Chirurgie. Bd. 3, Thieme, Stuttgart, S 423

Lanz T von, Wachsmuth W (2004) Praktische Anatomie. Ein Lehr- und Hilfsbuch der anatomischen Grundlagen ärzlichen Handelns. 1. Bd./2. Teil Hals, Springer, Berlin

Minnerup J, Summ O, Oelschlaeger C, Niederstadt T, Dittrich R, Kleinheinz J, Dziewas R (2009) When percutaneous dilation tracheotomy maybe hazardous: abnormal course of the brachiocephalic trunk. Neurocrit Care 10: 336–338

Miura T, Grillo HC (1966) The contribution of the inferior thyroid artery to the blood supply of the human trachea. Surg Gyn Obstet 122: 99–102

Müller M, Schmitz BL, Pauls SW, Schick M, Röhrer S, Kapapa T, Schlötzer W (2011) Variations of the aortic arch – a study on the most common branching patterns. Acta Radiologica 52: 738–742

Röher HD (2001) Schilddrüse. In: Siewert JR (Hrsg) Chirurgie. 7. Aufl., Springer, Berlin, S 508–521

Schneider D, Eckel HE, Arlt U, Koebke J (1997) Vertikale Fusionen von Ringknorpel und zervikalen Trachealspangen. HNO 45: 339

Tillmann BN (2010) Atlas der Anatomie. 2. Aufl., Springer, Berlin

Van Heurn LW, Theunissen PH, Ramsay G, Brink RP (1996) Pathologic changes of the trachea after percutaneous dilatational tracheostomy. Chest 109: 1466–1469

Walz MK, Eigler FW (1996) Methodik der Punktionstracheotomie. Chirurg 67: 436–443

Histomorphologie von Trachealspangen tracheotomierter Patienten

G. Haroske

Literatur – 22

© Springer-Verlag GmbH Deutschland, ein Teil von Springer Nature 2018
E. Klemm, A. Nowak (Hrsg.), *Kompendium Tracheotomie und Atemwege*,
https://doi.org/10.1007/978-3-662-56824-8_4

Der hyaline Knorpel der Trachealspangen ist sowohl physiologischen als auch pathologischen Veränderungen unterworfen, deren Kombination uns bei der Untersuchung des Knorpelgewebes der Trachealspangen tracheotomierter Patienten entgegentritt.

Die wichtigsten physiologischen Veränderungen betreffen den normalen Alterungsprozess, der in einem weiten Variationsbereich verläuft. Bereits die normalen Wachstumsprozesse, die den Knorpel (◘ Abb. 4.1) an höhere mechanische Belastungen anpassen, können als Alterung verstanden werden: Mit zunehmendem Knorpelspangenvolumen verschlechtern sich die Ernährungsbedingungen der Chondrozyten mit Verminderung der Zellzahl pro Volumeneinheit und Degeneration der Interzellularsubstanz, sichtbar als sog. mukoide Degeneration, als Faserdemaskierung und als feinkörnige Verkalkung (Walter 1985; ◘ Abb. 4.2).

Diese degenerativen Prozesse sind offenbar Anreiz für die zunehmende Verknöcherung des Knorpelgewebes (Beneke et al. 1966). Zusätzlich kommt es zu veränderten Zugbelastungen der Kollagenfasern in der Interzellularsubstanz, die beim Überschreiten einer kritischen Schwelle ebenfalls zur Knochenbildung führen (Pesch et al. 1980; ◘ Abb. 4.3) Mit steigendem Lebensalter werden also häufiger und ausgedehnter sowohl mukoide Degenerationen der hyalinen Grundsubstanz als auch Ossifikationen derselben

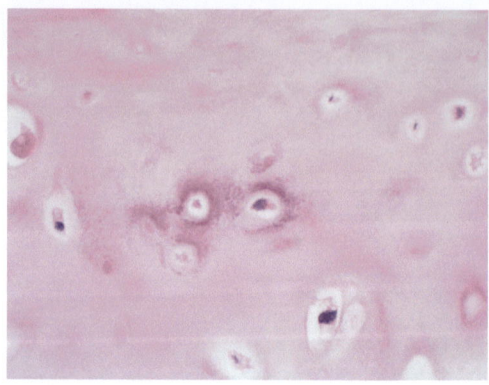

◘ **Abb. 4.2** Dystrophe Verkalkungen in der hyalinen Grundsubstanz. Trachealspange einer 83-jährigen Frau. Hämatoxylin-Eosin, Obj. x60

gefunden, die in groben Zügen einer Ausbreitung von kaudal nach kranial und von peripher nach zentral folgen (Walter 1985). Davon sind Männer wesentlich häufiger als Frauen betroffen (Sośnik u. Sośnik 2009). Im höheren Lebensalter treten Regenerationserscheinungen der Knorpelzellen in Form von Clustern oder Brutkapseln hinzu (Proschek 1977; ◘ Abb. 4.4).

Diese physiologischen Vorgänge werden im Fall eines traumatischen oder entzündlichen Geschehens in der Trachealwand durch pathologische Reizantwort mehr oder weniger stark moduliert.

Die Möglichkeiten der Antwortreaktion eines Gewebes auf Reizeinwirkung sind eher begrenzt: Wir sehen in aller Regel Veränderungen, die unter den Begriffen von Degeneration, Entzündung und Reparation subsumiert werden. Jede Antwortreaktion ist prozesshaft, das heißt, sie verläuft zeitabhängig und führt entweder zur Restitutio ad integrum oder zu einem mehr oder weniger stabilen Defektzustand. Funktionelle Störungen müssen sich dabei nicht zwangsweise in morphologisch fassbaren Veränderungen niederschlagen.

Von 103 Patienten (18–90 Jahre, Median 71 Jahre) der internistischen und operativen Intensivmedizin wurden in den Jahren 2006 bis 2009 bei notwendig gewordenen Tracheotomien die Mittelstücke der 2. oder 3. Trachealspange histologisch untersucht (Klemm et al. 2011).

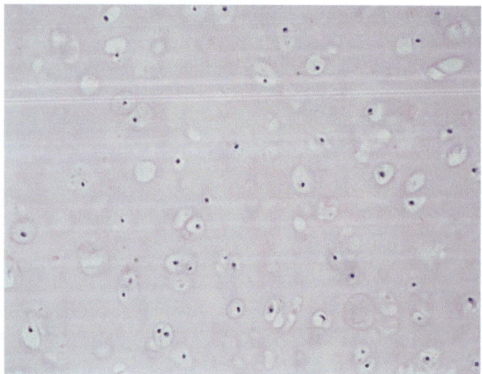

◘ **Abb. 4.1** Hyaliner Knorpel einer Trachealspange ohne Besonderheiten bei einem 59-jährigen Patienten. Hämatoxylin-Eosin, Obj. x20

Kapitel 4 · Histomorphologie von Trachealspangen tracheotomierter Patienten

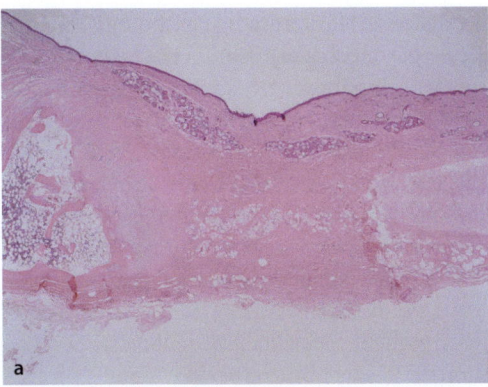 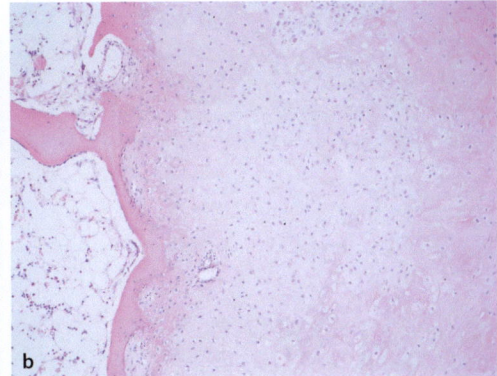

Abb. 4.3 a,b Ossifikation hyalinen Knorpels (**a**) mit Ausbildung blutbildenden Knochenmarks (**b**) in der Trachealspange einer 41-jährigen Frau. Hämatoxylin-Eosin, Obj. x10

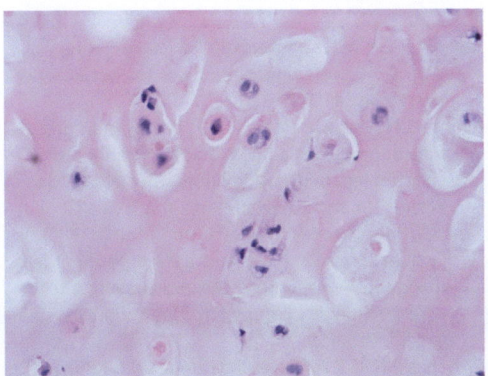

- Proliferationen des Knorpelgewebes (Brutkapseln) in 13 %
- Dystrophe bis avitale Knorpelzonen in 4 % (Abb. 4.5)
- Ossäre Metaplasien im Bindegewebe in 3 % (Abb. 4.6)
- Knorpelnekrosen in 2 %
- Entzündungsreaktionen in Schleimhaut- und Bindegewebsarealen in 32 % (Abb. 4.7)

Abb. 4.4 Mukoide Degeneration der Grundsubstanz und Brutkapseln von Chondrozyten im hyalinen Trachealspangenknorpel einer 49-jährigen Frau. Hämatoxylin-Eosin, Obj. x40

Zusammenhänge zwischen Lebensalter und diesen verschiedenen histologischen Gewebequalitäten und reaktiven Veränderungen fanden sich nicht.

Diese Trachealspangen zeigten nur in 26 Fällen (25 %) eine normale homogene Struktur hyalinen Knorpels. Bei allen anderen Fällen fanden sich unterschiedliche Veränderungen der physiologischen Knorpelalterung sowie pathologische reaktive Veränderungen auf vorangegangene Traumata und schwere Begleiterkrankungen:

- Kompakte und spongiöse Knochenstrukturen, z. T. mit orthologem blutbildenden Mark in 26 %
- Dystrophe (degenerative) Knorpelverkalkungen in 20 %

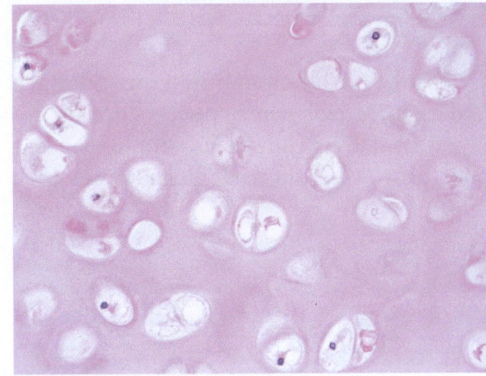

Abb. 4.5 Avitale Chondrozyten und mukoide Degeneration im Trachealspangenknorpel eines 85-jährigen Mannes. Hämatoxylin-Eosin, Obj. x40

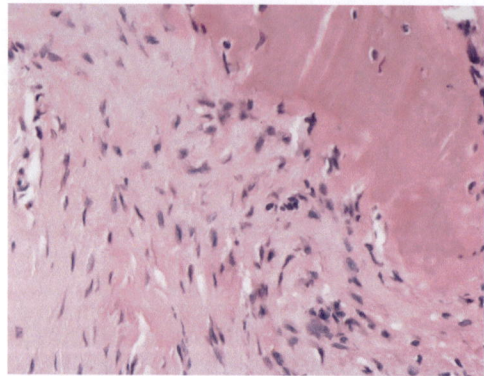

Abb. 4.6 Chronisch fortdauernde Perichondritis mit metaplastischer Knochenbildung nach 8 Wochen zurückliegender PDT bei einem 18-jährigen Mann. Hämatoxylin-Eosin, Obj. x40

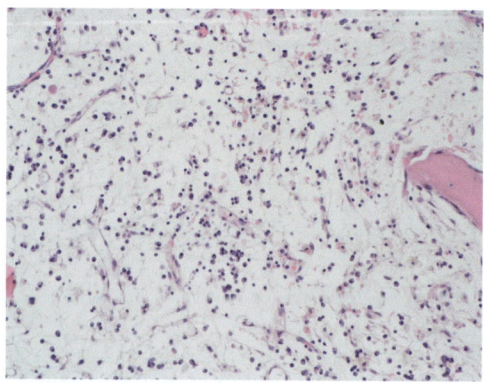

Abb. 4.7 Gering floride granulierende Entzündung im perichondralen Bindegewebe bei einem 81-jährigen Patienten. Geringgradige metaplastische Knochenbildung. Hämatoxylin-Eosin, Obj. x10

Nekrosen, perichondrale Entzündungen und ossäre Metaplasien im perichondralen Bindegewebe sind ein Hinweis auf vorausgegangene oder zum Zeitpunkt der Tracheotomie noch bestehende stärkergradige pathologische Prozesse, die offenbar aus den zur Tracheotomie führenden Umständen (z. B. schwerer Schock, Sepsis, ARDS) resultieren. Sie beeinflussen sowohl die mechanische Stabilität des trachealen Knorpelskeletts als auch die Elastizität der einzelnen Knorpelspangen negativ. In einem Viertel der Fälle zeigte sich eine fortgeschrittene, zentrale Partien der Trachealspangen erreichende Verknöcherung, die die Elastizität der Trachealspangen praktisch aufhebt. Sie stellt die bedeutendste Disposition für Spangenbrüche bei PDT dar.

Literatur

Beneke G, Endres O, Becker H, Kulka R (1966) Über Wachstum und Degeneration des Trachealknorpels. Virch Arch 341: 365–380

Klemm E, Nowak A, Haroske G (2011) Histomorphologische Befunde der 2. und 3. Trachealspange von Tracheotomiepatienten der Intensivmedizin. GMS Curr Poster Otolaryngol Head Neck Surg 7: Doc 43

Pesch H, Bogenberger T, Rudolf L, und Thull R (1980) Das Ossifikationsprinzip der Trachealknorpel. Röntgenologisch-morphometrische und experimentelle Untersuchungen. Europ Arch Oto-Rhino-Laryngology 227: 457–458

Proschek P (1977) Altersveränderungen des Knorpels und Arthrose der Schlüsselbeingelenke – eine histochemische Untersuchung. Dissertation, Universität Leipzig

Sośnik H, Sośnik K (2009) Investigations into human tracheal cartilage osseocalcineus metaplasia II. Histopathological examination of tracheal cartilages. Pol J Pathol 60 (4): 179–185

Walter D (1985) Zur Biomorphose der Carina tracheae. Dissertation, Universität Leipzig

Methoden der perkutanen dilatativen Tracheotomie

M. Jungehülsing

5.1 Einleitung – 24

5.2 Durchführung – 24
5.2.1 Voraussetzungen – 24
5.2.2 Prinzip – 24
5.2.3 Beatmung – 25
5.2.4 Punktion – 25
5.2.5 Endoskopie, Diaphanoskopie, Sonografie – 27
5.2.6 Dilatation – 27

5.3 Verfahren im Einzelnen – 27
5.3.1 Shelden-Tracheotomie – 27
5.3.2 Toye-Minitracheotomie – 28
5.3.3 Matthews-Minikoniotomie/Minitracheotomie – 28
5.3.4 PDT nach Ciaglia (Mehrfachdilatatoren und Blue Rhino) – 29
5.3.5 Perkutane Spreiztracheotomie nach Schachner bzw. Griggs (GWDF) – 29
5.3.6 Translaryngeale Tracheostomie (TLT) nach Fantoni – 30
5.3.7 PDT nach Frova und Quintel (Percu Twist®) – 30
5.3.8 Ciaglia Blue Dolphin® nach Zgoda und Berger – 31

5.4 Zusammenfassung – 31

Literatur – 32

© Springer-Verlag GmbH Deutschland, ein Teil von Springer Nature 2018
E. Klemm, A. Nowak (Hrsg.), *Kompendium Tracheotomie und Atemwege*,
https://doi.org/10.1007/978-3-662-56824-8_5

5.1 Einleitung

Die Zunahme langzeitintubierter intensivpflichtiger Patienten in den letzten Jahrzehnten und die Erkenntnis, dass langfristig Kehlkopf- und Trachealschäden vermieden werden können, wenn die Patienten früh tracheotomiert werden, hat dazu geführt, dass die Anzahl der Tracheotomien sprunghaft angestiegen ist (Zagli et al. 2010).

Auf der Suche nach einem schnellen, zuverlässigen Verfahren zur Tracheotomie publizierten als erste Shelden et al. 1955 eine Methode, die nach ihren eigenen Angaben sicher durchzuführen war und die vor allem auf eine Dissektion des Halses mit Darstellung der Trachea verzichten konnte. Toye und Weinstein stellten 1969 erstmals ein Verfahren zur perkutanen Dilatationstracheotomie vor. Dieses Verfahren konnte sich jedoch nicht durchsetzen, wohl wegen der schwierigen und im Vergleich zur konventionellen chirurgischen Tracheostomie nicht sehr sicheren Technik. Es vergingen noch 16 Jahre, bevor Pasquale Ciaglia die Technik erneut aufnahm und 1985 sein Verfahren der perkutanen Dilatationstracheotomie (PDT) publizierte.

Das Verfahren nach Ciaglia und spätere Modifikationen traten dann einen Siegeszug in der Intensivmedizin an. Interessant ist, dass keines der beschriebenen Verfahren von einem HNO-Arzt oder in einem HNO-Journal erstpubliziert wurde und dass die HNO-Gemeinschaft zunächst mit erheblichem Misstrauen reagierte. Wie jedes neue operative Verfahren zeigten die unterschiedlichen PDT-Verfahren eine Lernkurve. Heutzutage werden weltweit mehr als 9/10 der notwendigen Tracheotomien als PDT durchgeführt (Veenith et al. 2008). Eine weltweite Umfrage durch Vargas et al. (2015) zeigte, dass die am häufigsten praktizierte Methode der PDT die Single-step-Technik nach Ciaglia ist.

5.2 Durchführung

5.2.1 Voraussetzungen

Das Funktionieren der Trachea als singuläres Atemorgan ist Lebensvoraussetzung, oder anders gesagt, eine länger dauernde Verlegung der Trachea ist mit dem Leben nicht vereinbar. Prinzipiell kann jeder operative Eingriff an der Trachea zu ihrer Verlegung führen, dies gilt sowohl für die konventionelle Tracheotomie in Dissektionstechnik als auch für die perkutane Dilatationstracheotomie. Während aber die chirurgische Tracheotomie als Operation im Rahmen der operativen Ausbildung des chirurgischen Assistenten eine wichtige Rolle spielt und das Verfahren immer in Anleitung durch einen erfahrenen Facharzt erlernt wird, führten die Beschreibungen der PDT als vermeintlich einfaches, elegantes, schnelles und kostengünstiges Verfahren möglicherweise zu einer Unterschätzung einhergehender Risiken und damit zu gelegentlich fatalen Verläufen (Simon et al. 2013).

Grundsätzlich ist für die PDT dasselbe zu fordern wie für die offene chirurgische Tracheotomie: Das durchführende Team muss immer in der Lage sein, akute Komplikationen adäquat zu therapieren, im Einzelfall mit der Möglichkeit der interdisziplinären Zusammenarbeit.

> Der Anfänger sollte vor der Durchführung der perkutanen dilatativen Tracheotomie
> – die chirurgische Tracheostomie erlernen,
> – Kontraindikationen respektieren,
> – den Hals sonografieren,
> – Kehlkopf und Trachea endoskopieren.

5.2.2 Prinzip

Das grundsätzliche Prinzip der PDT hat sich seit der Beschreibung durch Ciaglia 1985 nicht mehr verändert: Zwischen der 2. bis 4. Trachealspange wird die Trachea mit einer Kanüle scharf punktiert.

Durch den Zugang wird ein Seldinger-Draht als Führung in die Trachea eingebracht. Über den Seldinger-Draht werden mit Hilfe unterschiedlicher Verfahren der Weichteilmantel des Halses und die Tracheavorderwand dilatiert. Zum Schluss wird durch die dilatierten Weichteile und die Tracheavorderwand ein Tubus in der Luftröhre platziert.

Kapitel 5 · Methoden der perkutanen dilatativen Tracheotomie

> **PDT-Prinzip**
>
> 1. Sonografie Halsweichteile
> 2. Endoskopie Trachea
> 3. Punktion Trachea
> 4. Einführen des Seldinger-Drahts in die Trachea
> 5. Dilatation
> 6. Kanüleninsertion
> 7. Endoskopische Kontrolle
> 8. Anschluss der Trachealkanüle, Entfernung des Endotrachealtubus

Die einzige Ausnahme zu diesem Vorgehen stellt das Verfahren nach Fantoni et al. (1996) dar, bei dem der Seldinger-Draht transoral ausgeführt wird und dann ein Dilatator retrograd von innen nach außen durch die Trachea geführt wird. Schachner et al. (1989), Griggs et al. (1990), Frova und Quintel (2002) sowie Zgoda und Berger (2005) haben weitere Modifikationen zur PDT beschrieben. Letztlich kann heute festgestellt werden, dass die Verfahren nach Schachner und nach Griggs, aber auch nach Fantoni aus unterschiedlichen Gründen nur noch selten durchgeführt werden.

Durchgesetzt haben sich hingegen die Verfahren nach Ciaglia („Blue Rhino"), nach Frova („Percu Twist") und nach Zgoda („Ciaglia Blue Dolphin").

In ◘ Tab. 5.1 sind die Erstbeschreiber, die Verfahren und ihre wesentlichen Merkmale aufgeführt.

5.2.3 Beatmung

Die Beatmung erfolgt entweder konventionell über einen Trachealtubus oder mit Hilfe der Hochfrequenz-Jetventilation (O'Rourke u. Crone 1983), heute jedoch besser mit der superponierten Hochfrequenz-Jetventilation, wenn starre Tracheoskopieverfahren zur Anwendung kommen (► Abschn. 15.1 „Transtracheale Hochfrequenz-Jetventilation" und 16.3).

5.2.4 Punktion

Eine Punktionskanüle wird zwischen 2. bis 4. Trachealspange durch die Halshaut und die prätrachealen Strukturen in die Trachea vorgeschoben. Kann Luft aspiriert werden, ist das Lumen der Trachea erreicht (◘ Abb. 5.1).

Die Trachea soll etwa bei 12 Uhr punktiert werden, damit es nicht zur Scherung oder Zerreißung im seitlichen Anteil der Trachea oder zur Verletzung von lateral der Trachea gelegenen Strukturen kommt. Durch die inserierte Kanüle wird nun ein Seldinger-Draht (Seldinger 1953) nach kaudal oder bei TLT-Fantoni nach kranial geführt, der während des gesamten Punktionsvorgangs zur Sicherung des Zugangs und zur Führung der Dilatatoren in der Trachea liegen bleibt (◘ Abb. 5.2).

> ❯ Mit dem Skalpell werden dann die Haut und Unterhaut nach rechts und links lateral der Kanüle über wenige Millimeter eröffnet, um die folgende Bougierung zu erleichtern.

Bei der Punktion kann es selbstverständlich zu Verletzungen der durchaus variablen, im Punktionsbereich liegenden Strukturen kommen.

Dies ist desaströs, wenn es sich dabei um eine A. anonyma oder um den Aortenbogen (u. a. bei Patienten mit Fassthorax) handelt (Ayoub u. Griffiths 2007) und nicht ungefährlich, wenn es sich um den Schilddrüsenisthmus oder die V. jugularis interna handelt.

> **Trachealpunktion, typische Fehler und Gefahren**
>
> 1. Tangentiale Punktion → Trachealverletzung, spätere Stenose
> 2. Hinterwandverletzung → Via falsa, Ösophagusperforation, Emphysem
> 3. Gefäß-, Schilddrüsenpunktion → Blutung
> 4. Paratracheale Punktion → Via falsa, Pneumothorax

● **Tab. 5.1** Perkutane Tracheotomieverfahren chronologisch

Bezeichnung	Erstbeschreiber	Journal	Jahr	Methode
Punktionstracheotomie	Shelden et al.	Journal of Neurosurgery	1955	Punktion, Seldinger-Draht, Skalpell
Punktionstracheotomie	Toye u. Weinstein	Surgery	1969	Punktion, Seldinger-Draht, Dilatation mit Bougie und Skalpell, 6,2-mm-Beatmungstrokar
Minikoniotomie	Matthews u. Hopkinson	British Journal of Surgery	1984	Punktion, 4-mm-Beatmungstrokar, Koniotomie
PDT	Ciaglia et al.	Chest	1985	Punktion, Seldinger-Draht, Dilatation mit Hohlbougies zunehmender Durchmesser
PDT	Schachner et al.	Critical Care Medicine	1989	Punktion, Seldinger-Draht, Spreizklemme
GWDF „Guide-wire dilating forceps"	Griggs et al.	Journal of Surgical Gynecology and Obstetrics	1990	Punktion, Seldinger-Draht, Spreizklemme mit Seldinger-Draht-Bohrung
TLT „Translaryngeal tracheostomy"	Fantoni et al.	Minerva Anesthesi-ologia	1996	Punktion, Seldinger-Draht transoral, retrograde transtracheale Dilatation
„Blue Rhino"	Ciaglia	Chest	1999	Punktion, Seldinger-Draht, sich verjüngender Hohlbougie
„Percu Twist"	Frova u. Quintel	Critical Care Medicine	2002	Punktion, Seldinger-Draht, dilatierende Hohlschraube
„Ciaglia Blue Dolphin"	Zgoda u. Berger	Chest	2005	Punktion, Seldinger-Draht, Ballondilatation

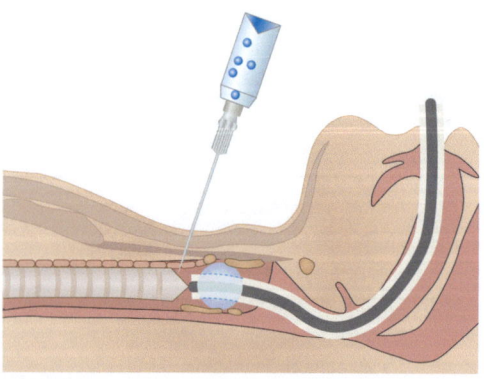

● **Abb. 5.1** Punktion der Trachea unterhalb der 2. Trachealspange und Aspiration von Luft unter endoskopischer Kontrolle

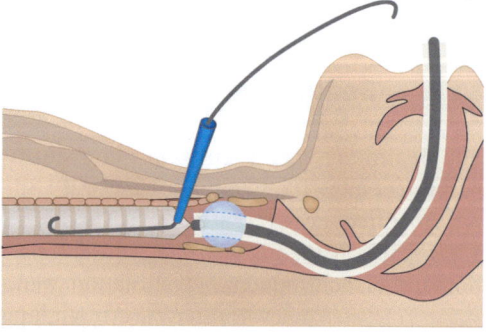

● **Abb. 5.2** Seldinger-Draht

5.2.5 Endoskopie, Diaphanoskopie, Sonografie

Es wird heute als Sicherheit für die scharfe Punktion der Trachea entweder eine Diaphanoskopie (Marelli et al. 1990) oder eine Sonografie vor oder während der Punktion (Rajajee et al. 2011) empfohlen. Zu fordern ist eine die PDT begleitende Endoskopie, welche weltweit nach Analysen von Vargas et al. 2015 auch zu 69 % praktiziert wird.

Hierbei kann sowohl eine
1. flexible Bronchoskopie durch den liegenden Tubus, als auch eine
2. starre Tracheoskopie z. B. nach Klemm (2006) oder mit Hilfe der
3. Laryngoskopie im Sinn einer Stützlaryngoskopie, z. B. mit einem JL-Rohr (Sharp u. Castellanos 2009) angewandt werden.

Während die flexible Bronchoskopie bei typischer Beatmung durch den Trachealtubus durchgeführt wird, kommt bei den starren Verfahren mit dem Tracheoskop oder dem Laryngoskop auch die Jetventilation zur Anwendung. Positive Erfahrungen liegen mit der SHFJV vor (▶ Kap. 16.3).

Die endoskopische Kontrolle der Punktion der Trachea hat folgende Ziele:
1. Sichern der Punktion zwischen 2.–4. Trachealspange und Schutz vor Ringknorpelverletzungen durch Visualisierung der inneren Anatomie,
2. Sicherung der Punktion der Trachea im Bereich 12 Uhr, Schutz vor Trachealverletzungen durch tangentiale Punktion,
3. Vermeiden einer Perforation der Hinterwand der Trachea und damit der Eröffnung des Ösophagus,
4. Vermeidung einer Via falsa mit Entstehung eines Pneumothorax,
5. rechtzeitige Diagnose einer Blutung in die Trachea,
6. frühzeitige Erkennung eines Trachealspangenbruchs und ggf. Abtragung von disloziertem Knorpel.

5.2.6 Dilatation

Vor der Dilatation erfolgt eine Hautinzision. Nun unterscheiden sich die Verfahren in der Art, in der die Weichteile und die Tracheavorderwand dilatiert werden. Während Ciaglia 1985 zunächst eine Reihe von Hohlbougies mit ansteigendem Durchmesser zum Dilatieren benutzte, löste er selbst dieses Verfahren durch einen einzigen, sich verjüngenden, weichen Hohlbougie 1999 ab (Blue Rhino). Ciaglia selbst berichtete, dass die starren Dilatatoren zu gefährlich seien, nachdem er mehrere Tracheahinterwanddissektionen im eigenen Krankengut beobachtet hatte.

Schachner und Griggs schlugen zur Dilatation der Weichteile der Trachea unterschiedliche Klemmen zum Spreizen vor. Frova konstruierte eine Hohlschraube, mit der durch langsames Drehen eine Dilatation erreicht wird (Percu Twist). Zgoda schließlich führte zur Dilatation des Weichgewebes einen Ballonkatheter (Ciaglia Blue Dolphin) wie zur Koronardilatation über den Seldinger-Draht ein. Nur Fantoni schlug eine retrograde Dilatation vor.

Nach ausreichender Dilatation wird eine geeignete Trachealkanüle in den dilatierten Kanal in die Trachea eingeführt. Die Trachealkanüle liegt den Halsweichteilen mit Druck an, der aus der Elastizität des gedehnten Gewebes resultiert. Dieser feste Abschluss bewirkt, dass es bei PDT seltener zu lokalen Infektionen kommt als bei der chirurgischen Tracheotomie (Delaney et al. 2006).

5.3 Verfahren im Einzelnen

Der Vollständigkeit halber sollen auch die kaum oder nicht mehr durchgeführten Punktionstracheotomien beschrieben werden.

5.3.1 Shelden-Tracheotomie

Shelden et al. (1955) hatten ein spezielles Instrument entwickelt. Sie punktierten die Trachea blind unterhalb des Krikoid mit einer Kanüle,

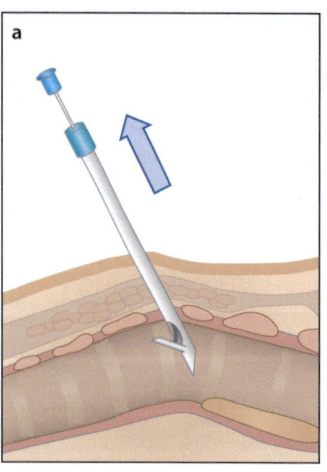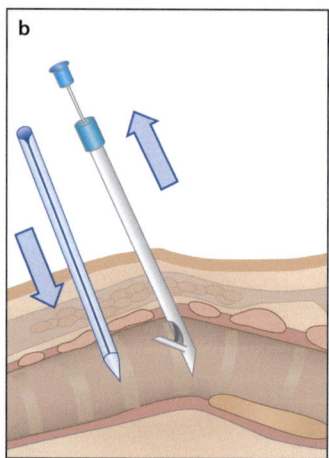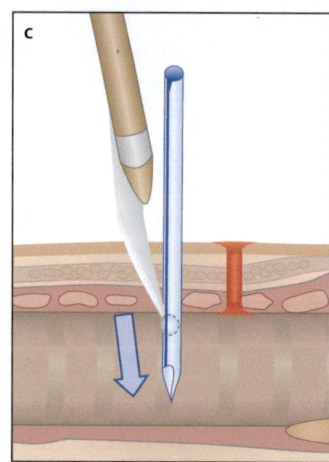

Abb. 5.3 Tracheapunktion. (Shelden et al. 1955)

die einem Hohlraumdübel glich. Nach erfolgter Punktion wurde ein Widerhaken aus der Kanüle ausgeklappt, die Trachea angehakt, luxiert und 2 cm unterhalb mit einer zweiten rundrinnenartigen Kanüle erneut punktiert. Über die zweite Führung wurde ein vorn mit einem Knopf versehenes Skalpell scharf horizontal in die Trachea eingeführt, auf seinem Weg die Halsweichteile und die Trachea auftrennend. Über diese Öffnung wurde dann die Silberkanüle eingeführt, am Hals fixiert und die Führungskanüle sowie die obere Kanüle entfernt. Später ließen Shelden und Mitarbeiter die erste Kanüle weg und punktierten die Trachea nur noch mit der hohlrinnenartigen Führungskanüle (◘ Abb. 5.3).

5.3.2 Toye-Minitracheotomie

Toye und Weinstein (1969) waren die ersten, die eine PDT durchführten. Die Trachea wurde blind punktiert mit einer längs aufklappbaren Kanüle, die Lage der Kanüle über Aspiration von Luft gesichert. Über die Kanüle wurde dann ein spezieller Dilatator zunächst mit seinem drahtartigen Ende eingeführt, dann die Nadel entfernt. Der Dilatator hatte etwas weiter oberhalb ein randständig herausragendes kleines Messer, das den nötigen Platz durch Inzision der Halshaut bei weiterem Einführen schaffte. Die Trachealkanüle mit Cuff war seitlich am Dilatator angebracht. Das Verfahren dauerte etwa 30 Sekunden und es kam bei 14 % der berichteten 100 Fälle zu Komplikationen. Toye et al. nutzten das Verfahren allerdings auch bei Kindern ab 8 Jahren und im Notfall (Toye u. Weinstein 1986).

5.3.3 Matthews-Minikoniotomie/ Minitracheotomie

Matthews et al. beschrieben 1984 eine Weiterentwicklung der Shelden-Tracheotomie zur Koniotomie und Tracheotomie, die zunächst als Alternative zur konventionellen chirurgischen Tracheotomie gedacht war. Eine horizontale Inzision in Höhe der Membrana thyreohyoidea ermöglicht das Durchschieben einer vorn spitzen Führung in Seldinger-Technik und ein blindes Einlegen einer 4-mm-Kanüle (◘ Abb. 5.4). Das Verfahren wurde später eingesetzt zur Bronchiallavage bei obstruierenden supraglottischen Prozessen und konnte mit Jetbeatmung kombiniert werden. Gefahren waren Blutungen, Emphysem, Kehlkopfverletzungen und die akzidentelle Dekanülierung. Bei Spezialindikationen wird das Verfahren auch heute noch angewendet: Bei der akut exazerbierten, beatmungspflichtigen COPD ist eine „offene Beatmung", Sprechen und Husten möglich. Es

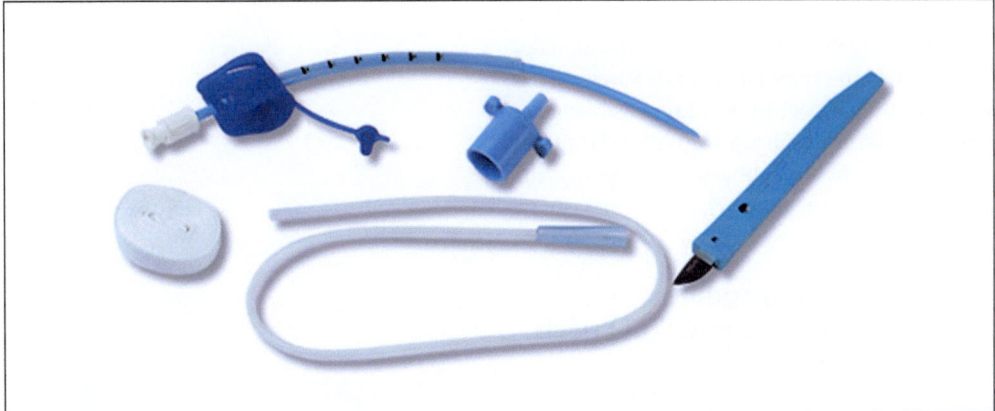

◘ Abb. 5.4 Matthews Portex® Mini-Trach-II-Kit. (Matthews u. Hopkinson 1984)

bildet sich kein Sekretbecken über dem Cuff, nosokomiale Pneumonien mit Problemkeimen seien seltener (Gregoretti et al. 2006).

5.3.4 PDT nach Ciaglia (Mehrfachdilatatoren und Blue Rhino)

Ciaglia et al. führten 1985 die eigentliche perkutane Dilatationstracheotomie über den Seldinger-Draht ein. Nach Punktion und Einlage des Seldinger-Drahts erweiterte er den Zugang zur Trachea mit insgesamt 7 starren Hohlbougies aus Kunststoff. Zum Schluss wurde eine über die zweitdickste Bougie gestülpte Trachealkanüle eingelegt. Ciaglia selbst erklärte 1999 sein erstes Verfahren von 1985 wegen teilweise katastrophaler Komplikationen mit Verletzungen der Tracheahinterwand und Eröffnung des Ösophagus für obsolet und ersetzte die starren Bougies durch einen einzelnen gebogenen, weichen und sich verjüngenden Hohlbougie. Er forderte außerdem als Voraussetzung zur Durchführung die kontrollierende Endoskopie (Ciaglia 1999; ◘ Abb. 5.5). Das Blue-Rhino-Verfahren ist heute das mit Abstand am häufigsten durchgeführte Verfahren. Es ist in einem Schritt einfacher und schneller durchzuführen, kostengünstig und scheint in der Hand des Erfahrenen relativ sicher. Als Gefahren werden vor allem Trachealspangenbrüche und Tracheahinterwandverletzungen

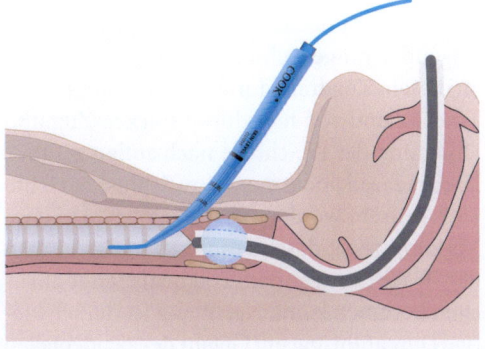

◘ Abb. 5.5 Ciaglia Blue Rhino. (Ciaglia 1999)

genannt. Blutungen und Emphysem treten nur sehr selten auf (Kornblith et al. 2011).

5.3.5 Perkutane Spreiztracheotomie nach Schachner bzw. Griggs (GWDF)

Schachner et al. (1989) und Griggs et al. (1990) beschrieben eine neue Methoden der PDT: Beide führten die Dilatation mit Hilfe einer Klemme durch, die über den Seldinger-Draht in die Trachea geführt wird. Mit der Klemme werden dann Weichgewebe und Trachea horizontal so lange gespreizt, bis die Trachealkanüle hineingeschoben werden kann. Die Besonderheit der Griggs-Klemme liegt darin, dass sie eine Bohrung für den Seldinger-Draht hat

(„Guide-wire dilating forceps", GWDF), über die sie sicher eingeführt werden kann. Nachteil der Verfahren ist das traumatisierende Spreizen, das zu Zerreißungen der im Punktionsgebiet gelegenen Strukturen führen kann und damit vor allem schwer beherrschbare Blutungen verursacht (Yurtseven et al. 2007).

5.3.6 Translaryngeale Tracheostomie (TLT) nach Fantoni

Bei der Methode nach Fantoni et al. (1996) wird nach typischer Punktion der Trachea der Seldinger-Draht aus dem Mund herausgeführt. Ein sich verjüngender Hohlbougie mit nachfolgender umgedrehter Trachealkanüle wird an diesem Zugdraht durch den Kehlkopf in die Trachea und von hier durch starken Zug und Dilatation der Weichteile nach außen geführt. Die Trachealkanüle muss zum Schluss noch um 180° gedreht werden (◘ Abb. 5.6). Vorteil des Verfahrens ist, dass es nicht zu in das Lumen der Trachea ragenden Trachealspangenbrüchen kommen kann. Nachteilig ist die schwierige Durchführung mit Gefahr des akzidentellen Herausziehens des Tubus beim Dilatations- und Drehvorgang.

> Bei malignen Tumoren des oberen Aerodigestivtrakts besteht die Gefahr der Verschleppung von Tumorgewebe in das Tracheostoma mit der Folge von Impfmetastasen (Knipping et al. 2016), ► Kap. 10.8.

5.3.7 PDT nach Frova und Quintel (Percu Twist®)

Frova und Quintel (2002) entwickelten zur Dilatation eine Hohlschraube, die über den Seldinger-Draht eingeführt wird und unter langsamer Rechtsdrehung die erforderliche Dilatation erzeugt (◘ Abb. 5.7). Neben der Ciaglia-Blue-Rhino-Technik ist das Verfahren nach Frova heute das am meisten verbreitete Verfahren zur PDT. Gemäß dem Voltaireschen Bonmot

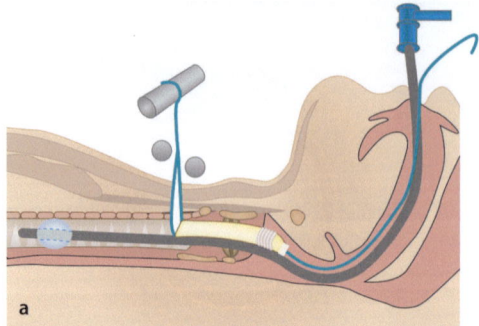
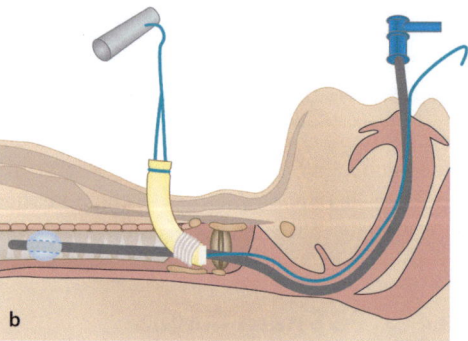
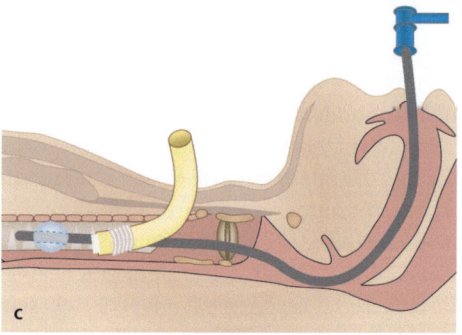

◘ Abb. 5.6 a–c TLT nach Fantoni (Fantoni u. Ripamonti 1996). a Herausführen des Seldinger-Drahts über den Mund und retrogrades Einfädeln des Dilatators neben einer sehr schmalen Trachealkanüle. b Dilatieren der Trachealvorderwand und Halsweichteile durch Zug. c Drehen der Beatmungskanüle nach unten

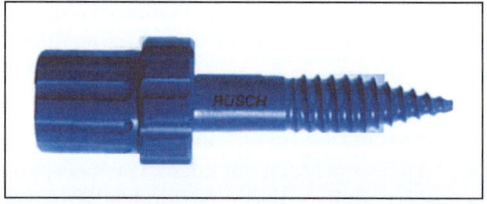

◘ Abb. 5.7 Percu Twist®. (Frova u. Quintel 2002)

„Le mieux est l'ennemi du bien" (Voltaire, Dictionnaire philosophique 1764) hat sich das Verfahren weit etablieren können, weil der die Dilatation bewirkende Kraftvektor nach dorsal und kaudal, der bei den Verfahren nach Ciaglia zu Trachealverletzungen führen kann, wegfällt. Weiterhin kommt es seltener als bei den Methoden nach Schachner und Griggs zu Zerreißungen der vor der Trachea gelegenen Strukturen (Yurtseven et al. 2007). Voraussetzung ist, dass mit der Schraube nicht in die Tiefe der Trachea hineingebohrt wird, sondern nachdem das Gewinde im Gewebe gegriffen hat, man beim Drehen maßvoll an der Schraube zieht.

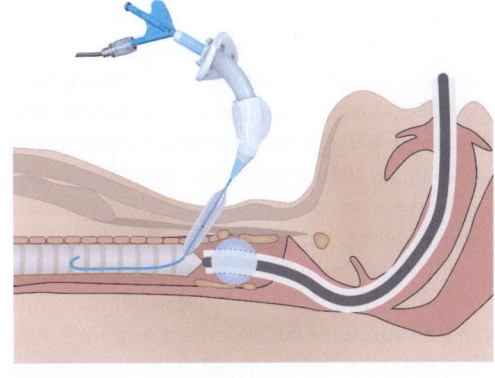

Abb. 5.8 Ciaglia Blue Dolphin®. (Zgoda u. Berger 2005)

5.3.8 Ciaglia Blue Dolphin® nach Zgoda und Berger

Die Modifikation von Zgoda und Berger (2005) ist das jüngste und nach Meinung des Autors eleganteste PDT-Verfahren. Nach Punktion und Seldinger-Draht-Insertion wird ein Set in die Trachea eingeführt, das vorn einen Ballon zur Dilatation und dahinter die Trachealkanüle trägt. Nach Füllen des Ballons mit NaCl 0,9 % auf einen Druck von 11 bar für 10 Sekunden (mit einer aus der Koronarangioplastie bekannten Pumpe) wird nach Dilatation die Flüssigkeit wieder abgelassen (◘ Abb. 5.8). Der Bougie wird weiter vorgeschoben, bis die Trachealkanüle endoskopisch kontrolliert sicher in der Trachea liegt und der Bougie mit dem deflatierten Ballon herausgezogen werden kann. Die Methode kommt mit einem einzigen dilatierenden Werkzeug aus, ein Wechsel zwischen Dilatator und trachealtubustragender Führung ist nicht mehr notwendig. Es entsteht kein nach dorsal-kaudal gerichteter Kraftvektor, dementsprechend sind Verletzungen der Trachealhinterwand bisher nicht beschrieben und Trachealspangenbrüche scheinen seltener zu sein als bei den anderen Verfahren. Die auf die Weichteile wirkenden Kräfte sind stumpf, so dass bisher in der Literatur auch keine Blutungszwischenfälle beschrieben sind (Gromann et al. 2009, Cianchi et al. 2010). Allerdings sind die Erfahrungen bisher noch begrenzt; der Grund hierfür ist möglicherweise der Kostenfaktor.

5.4 Zusammenfassung

Die Einführung der PDT hat als neues Verfahren zur Tracheotomie von 1985 bis heute zu erbitterten Diskussionen über Vor- und Nachteile der konventionellen chirurgischen Tracheotomie im Vergleich zur PDT geführt. Dies ist sicher auf zwei wesentliche Gründe zurückzuführen: Ein Teil der Anwender überschätzte die neuen Verfahren und verfuhr entsprechend dem Satz von Maslow „If you have a new hammer, everything looks like a nail" (Abraham Maslow, The psychology of science 1966). Ein anderer Teil der Mediziner wollte die Tracheotomie in Dissektionstechnik erhalten gemäß dem Motto: „Never change a winning team" (A. Ramsey, BBC-Reporter während der Fußball WM 1970).

Eine ganze Reihe von Metaanalysen verglich in den letzten Jahren die unterschiedlichen Verfahren miteinander in Bezug auf Parameter wie
- Geschwindigkeit der Durchführung,
- perioperative Morbidität und Mortalität,
- Kosten,
- Spontanverschlussrate,
- kosmetische Aspekte.

Da in diesen Metaanalysen mindestens 4 unterschiedliche Verfahren der perkutanen Dilatationstracheotomie mit mindestens 3 unterschiedlichen chirurgischen Tracheotomieverfahren verglichen werden, sind die Aussagen solcher Metaanalysen entsprechend allgemein und gelegentlich nicht wirklich überzeugend (Dulgerov et al. 1999, Friedman u. Mizock 1999, Cheng u. Fee 2000, Delaney et al. 2006). Vergleiche zwischen PDT und chirurgischen Tracheotomien in einem Cochrane-Review durch Brass et al. 2016 konnten in Schlüsselfragen keine überzeugende Unter- oder Überlegenheit für eine der beiden Vorgehensweisen erkennen.

Heute lässt sich das Folgende feststellen: Es handelt sich bei der PDT nicht mehr um ein konkurrierendes, sondern um ein komplementäres Verfahren zur konventionellen offen-chirurgischen Tracheostomie. Die Frage, welches Verfahren bei welchem Patienten angewandt wird, muss individuell entschieden werden und orientiert sich
- an den anatomischen Voraussetzungen,
- der geplanten Dauer der Beatmung,
- dem „Outcome" des Patienten,
- an der Erfahrung der durchführenden Ärzte
- sowie den vorhandenen Ressourcen.

Notwendige Voraussetzung für die Durchführung der PDT ist die Endoskopie (flexibel oder starr) während des Eingriffs sowie die vor oder während dem Eingriff durchzuführende Diaphanoskopie oder Sonografie der Halsweichteile. Das Verfahren sieht als Tracheotomie keine Epithelisierung der Tracheaöffnung und damit Schaffung eines selbsttragenden Tracheostomas vor. Patienten, bei denen nur eine kurze intensivmedizinische Beatmungsdauer geplant ist, profitieren von der ordnungsgemäß durchgeführten PDT, da
- der Eingriff schneller durchzuführen ist als die chirurgische Tracheotomie,
- der Eingriff auf der Intensivstation durchgeführt werden kann,
- sich das Tracheostoma nach Entfernung binnen kurzer Zeit ohne zusätzlichen Eingriff spontan verschließt und
- die ästhetischen Langzeitergebnisse denen der chirurgischen Tracheotomie überlegen sind.

Bei Patienten, bei denen eine Langzeitintubation abzusehen ist, sollte ein chirurgisches, epithelisiertes Tracheostoma angelegt werden, um folgende Risiken zu verringern:
- akzidentelle Dekanülierungen auf peripheren Stationen,
- frustrane Rekanülierungsversuche mit Gefahr einer Via falsa,
- Mediastinalemphysem,
- Asphyxie des Patienten mit Exitus letalis.

Zudem zeigt das nicht epithelisierte Dilatationstracheostoma häufiger
- Schrumpfungstendenzen und
- hyperplastische polypöse Schleimhautwucherungen.

Nie darf bei Eingriffen an der Trachea vergessen werden, dass es sich um ein singuläres und unbedingt lebensnotwendiges Organ handelt, und dass Komplikationen unmittelbar auch zum Tod des Patienten führen können (▶ Kap. 10.9). Deshalb ist wie bei jedem in der Medizin angewandten Verfahren auch für die PDT zu fordern, dass die durchführenden Ärzte das Management bei Komplikationen beherrschen und die Infrastruktur zur Lösung von Problemen vorhanden ist.

Literatur

Ayoub OM, Griffiths MV (2007) Aortic arch laceration: a lethal complication after percutaneous tracheostomy. Laryngoscope 117: 176–178

Brass P, Hellmich M, Ladra A, Ladra J, Wrzosek A (2016) Percutaneous techniques versus surgical techniques for tracheostomy (review). Cochrane Database of Systematic Review 2016 Issue 7. https://doi.org/10.1002/14651858

Cheng E, Fee WE Jr (2000) Dilatational versus standard tracheostomy: a meta-analysis. Ann Otol Rhino Laryngol 109: 803–807

Ciaglia P, Firsching R, Syniec C (1985) Elective percutaneous dilatational tracheostomy. A new simple bedside procedure; preliminary report. Chest 87: 715–719

Ciaglia P (1999) Technique, complications, and improvements in percutaneous dilatational tracheostomy. Chest 115: 1229–1230

Cianchi G, Zagli G, Bonizzoli M et al. (2010) Comparison between single-step and balloon dilatational tracheostomy in intensive care unit: a single-centre, randomized controlled study. Br J Anaesth 104: 728–732

Delaney A, Bagshaw SM, Nalos M (2006) Percutaneous dilatational tracheostomy versus surgical tracheostomy in critically ill patients: a systematic review and meta-analysis. Crit Care 10: R55

Dulguerov P, Gysin C, Perneger TV, Chevrolet JC (1999) Percutaneous or surgical tracheostomy: a meta-analysis. Crit Care Med 27: 1617–1625

Fantoni A, Ripamonti D, Lesmo A, Zanoni CI (1996) Translaryngeal tracheostomy. A new era. Minerva Anestesiol 62: 313–325

Friedman Y, Mizock BA. (1999) Percutaneous versus surgical tracheostomy: procedure of choice or choice of procedure. Crit Care Med 27: 1684–1685

Frova G, Quintel M (2002) A new simple method for percutaneous tracheostomy: controlled rotating dilation. A preliminary report. Intensive Care Med 28: 299–303

Gregoretti C, Squadron V, Fogliati C, Olivieri C, Navalesi P (2006) Transtracheal open ventilation in acute respiratory failure secondary to severe chronic obstructive pulmonary disease exacerbation. Am J Respir Crit Care Med 173: 877–881

Griggs WM, Worthley LI, Gilligan JE, Thomas PD, Myburg JA (1990) A simple percutaneous tracheostomy technique. Surg Gynecol Obstet 170: 543–545

Gromann TW, Birkelbach O, Hetzer R (2009) Balloon dilatational tracheostomy: initial experience with the Ciaglia Blue Dolphin method. Anesth Analg 108: 1862–1866

Klemm E (2006) Tracheotomy-endoscope for dilatational percutaneous tracheostomy (TED). Laryngo Rhino Otol 85: 628–632

Knipping S, Schmidt A, Bartel-Friedrich S (2016) Der Einsatz der perkutanen Dilatationstracheotomie im Rahmen der Kopf-Hals-Tumorchirurgie. Laryngo Rhino Otol 95: 29–36

Kornblith LZ, Burlew CC, Moore EE et al. (2011) One thousand bedside percutaneous tracheostomies in the surgical intensive care unit: time to change the gold standard. J Am Coll Surg 212: 163–170

Marelli D, Paul A, Manolidis S et al. (1990) Endoscopic guided percutaneous tracheostomy: early results of a consecutive trial. J Trauma 30: 433–435

Matthews HR, Hopkinson RB (1984) Treatment of sputum retention by minitracheotomy. Br J Surg 71: 147–150

O'Rourke PP, Crone RK (1983) High-frequency ventilation. A new approach to respiratory support. JAMA 250: 2845–2847

Rajajee V, Fletcher JJ, Rochlen LR, Jacobs TL (2011) Real-time ultrasound-guided percutaneous dilatational tracheostomy: a feasibility study. Crit Care 15: R67

Schachner A, Ovil Y, Sidi J, Rogev M, Heilbronn Y, Levy MJ (1989) Percutaneous tracheostomy – a new method. Crit Care Med 17: 1052–1056

Seldinger SI (1953) Catheter replacement of the needle in percutaneous arteriography; a new technique. Acta Radiol 39: 368–376

Shelden CH, Pudenz RH, Freshwater DB, Crue BL (1955) A new method for tracheotomy. J Neurosurg 12: 428–431

Simon M, Metschke M, Braune SA et al. (2013) Death after percutaneous dilatational tracheostomy: a systematic review and analysis of risk factors. Crit Care 17: R258

Sharp DB, Castellanos PF (2009) Clinical outcomes of bedside percutaneous dilatational tracheostomy with suspension laryngoscopy for airway control. Ann Otol Rhino Laryngol 118: 91–98

Toye FJ, Weinstein JD (1969) A percutaneous tracheostomy device. Surgery 65: 384–389

Toye FJ, Weinstein JD (1986) Clinical experience with percutaneous tracheostomy and cricothyroidotomy in 100 patients. J Trauma 26: 1034–1040

Vargas M, Sutherasan Y, Antonelli M et al. (2015) Tracheostomy procedures in the intensive care unit: an international survey. Crit Care 19: 291. https://doi.org/10.1186/s13054-015-1013-7

Veenith T, Ganeshamoorthy S, Standley T et al. (2008) Intensive care unit tracheostomy: a snapshot of UK practice. Int Arch Med 1: 21

Yurtseven N, Aydemir B, Karaca P et al. (2007) PercuTwist: a new alternative to Griggs and Ciaglia's techniques. Eur J Anaesthesiol 24: 492–497

Zagli G, Linden M, Spina R et al. (2010) Early tracheostomy in intensive care unit: a retrospective study of 506 cases of video-guided Ciaglia Blue Rhino tracheostomies. J Trauma 68: 367–372

Zgoda MA, Berger R (2005) Balloon-facilitated percutaneous dilatational tracheostomy tube placement: preliminary report of a novel technique Chest 128: 3688–3690

Methoden der chirurgischen Tracheotomie/Tracheostomie

S. Koscielny

6.1 Begriffsdefinition: Tracheotomie oder Tracheostomie – 36

6.2 Ziele der Operation – 36

6.3 Indikationen und Kontraindikationen – 36

6.4 Ort der Tracheotomie: Operationssaal oder Intensivstation? – 37

6.5 Durchführung des Eingriffs – 38

6.6 Chirurgische Tracheotomie bei Fetthals – 42

6.7 Nachsorge nach der Operation – 42
6.7.1 Platzhalter – 44

6.8 Komplikationen der chirurgischen Tracheotomie – 44

Literatur – 45

© Springer-Verlag GmbH Deutschland, ein Teil von Springer Nature 2018
E. Klemm, A. Nowak (Hrsg.), *Kompendium Tracheotomie und Atemwege*,
https://doi.org/10.1007/978-3-662-56824-8_6

Tracheotomien sind seit Mitteilungen in der Antike einer der ältesten chirurgischen Eingriffe. Heute erscheinen chirurgische Tracheotomien als „Routineeingriffe" im klinischen Alltag und für den damit weniger Vertrauten als ein vermeintlich einfacher und problemloser Eingriff. Der Erfahrene weiß um die Probleme einer Tracheotomie in schwierigen anatomischen Situationen, bei ausgedehnten Tumorleiden, postoperativen und strahlentherapeutischen Veränderungen oder erheblicher Adipositas. Dem erfahrenen Trachealchirurgen werden immer wieder Situationen begegnen, die entstanden sind, weil durch Missachtung der Grundsätze dieses scheinbar so „banalen" Eingriffs schwerwiegende, aufwendig zu therapierende Gesundheitsschäden für den Betroffenen entstanden sind.

6.1 Begriffsdefinition: Tracheotomie oder Tracheostomie

Im angloamerikanischen Schrifttum wird mit „tracheostomy" und „tracheotomy" in der Regel dasselbe chirurgische Verfahren gemeint. Gemäß der griechischen Wortwurzeln differenzieren wir, soweit möglich, zwischen **Tracheostomie** (= Anlage eines epithelisierten Tracheostomas) und **Tracheotomie** (= Anlage eines Luftröhrenschnitts). Genau genommen stellt die Tracheostomie eine Unterform der Tracheotomie dar (Bartels 2005, Koscielny u. Guntinas-Lichius 2009).

6.2 Ziele der Operation

Die Ziele sind die Sicherung des singulären Atemwegs unter Ausschaltung des oberen Atemwegs und/oder die Verbesserung der Bronchialtoilette.

6.3 Indikationen und Kontraindikationen

Die **Indikationen** zu chirurgischen Tracheotomien sind:

1. Jede **Verlegung des oberen Atemwegs** (Pharynx, Larynx):
   Hierzu zählen die Tumoren des oberen Luft- und Speisewegs ebenso wie schwere Mittelgesichtstraumen und Fehlbildungen. Patienten mit einer doppelseitigen Rekurrensparese profitieren nach dem Ereignis von einer Tracheotomie, danach sollte allerdings bei fehlender Erholung beider Nerven nach ca. 12 Monaten eine Glottiserweiterung und ein Tracheostomaverschluss geplant werden.
2. Patienten mit **akuten Blutungen im Nasen- oder Pharynxbereich**.
3. **Akute Schwellungen** (Insektenstich, angioneurotisches Ödem):
   Hier ist die Tracheotomie die Ultima ratio zur Sicherung des Atemwegs.
4. Patienten mit einer **chronischen Aspiration**:
   Hier stellt das Tracheostoma mit der geblockten Trachealkanüle einen wichtigen Gesichtspunkt für den Aspirationsschutz der unteren Atemwege dar. Patienten mit einer zu erwartenden chronischen Aspiration (Z. n. neurochirurgischen Eingriffen, Hirnblutungen, Apoplex, chronische neurologische Erkrankungen) sollten auf der Intensivstation interdisziplinär besprochen werden, da sie von einer chirurgischen Tracheotomie im Vergleich zur Punktionstracheotomie profitieren.
5. Tracheotomien bei **Kindern und Jugendlichen**:
   Wegen der kleinen Dimensionen des kindlichen Atemwegs und der Weichheit der Knorpelstrukturen sollten diese Patienten offen-chirurgisch tracheotomiert werden. Für die Punktionstracheotomie besteht hier eine absolute Kontraindikation.
6. Optimierung der **Bronchialtoilette**:
   Patienten mit einer eingeschränkten Funktion des Abhustens bedürfen in der Regel der längerfristigen Versorgung mit einem Tracheostoma, weshalb sie chirurgisch tracheotomiert werden sollten.
7. Ausgeprägte **Störungen der Blutgerinnung**:

Aufgrund der besseren Möglichkeiten zur chirurgischen Blutstillung und der besseren Übersicht bei größeren Blutungen sollte in dieser Situation chirurgisch tracheotomiert werden.
8. **Schwierige anatomische Situationen**: Für Patienten mit einer großen Struma, nicht palpablen Larynxstrukturen, fehlender anatomischer Übersicht von außen oder zervikalen Tumorprozessen stellt die chirurgische Tracheotomie wegen der schrittweisen Darstellung der verdeckten Anatomie das sicherere Verfahren dar. Ebenso ist für Patienten mit fehlender Überstreckbarkeit der Halswirbelsäule nach Unfall oder Operation die chirurgische Tracheotomie indiziert.
9. **Intensivmedizinische Indikationen**: Patienten mit schweren Gasaustauschstörungen während der Intensivtherapie sollten aufgrund einer stabileren Atemsituation chirurgisch tracheotomiert werden. Das gilt auch für Patienten, bei denen die Möglichkeit der oralen Reintubation nicht oder erschwert gegeben ist. Eine frühzeitige Tracheotomie bei Beatmungsdauern über 7 Tagen kann neben der Reduktion der laryngealen Komplikationen ebenfalls zur Reduktion der Salivation, des Atemwiderstands durch Reduktion des Totraums und besserer Toleranz der Beatmung bei reduziertem Medikamentenbedarf beim Intensivpatienten führen (Durbin 2010).
10. **Längerfristige Notwendigkeit des Tracheostomas**: Dieser Punkt sollte immer mit den Kollegen der Intensivmedizin diskutiert werden. Patienten, die längerfristig das Tracheostoma benötigen (z. B. nach Apoplex, neurochirurgischen Eingriffen oder schweren neurologischen Erkrankungen) und perspektivisch über eine Rehabilitationseinrichtung oder Pflegeeinrichtung nachbetreut werden müssen, profitieren im weiteren Verlauf von einer chirurgischen Tracheotomie. Das sichere Tracheostoma mit der mukokutanen Anastomose erleichtert den Kanülenwechsel sowie die Pflege und steigert die Patientensicherheit.

Die chirurgische Tracheotomie hat keine absoluten Kontraindikationen. Die **relativen Kontraindikationen** sind:

1. fehlende Einwilligung des Patienten oder seines gesetzlichen Vertreters bei elektiver Indikation,
2. unausgeglichene Gerinnungssituation bei planbarer Tracheotomie,
3. vitale Gefährdung des Patienten durch die Operation bei planbarer Tracheotomie (z. B. Gefahr der Hirndrucksteigerung).

> Die chirurgische Tracheotomie ist immer und bei nahezu jedem Patienten an jedem Ort in Allgemeinanästhesie oder Lokalanästhesie durchführbar.

6.4 Ort der Tracheotomie: Operationssaal oder Intensivstation?

Die chirurgische Tracheotomie als klassisches chirurgisches Verfahren ist mit der Durchführung im Operationssaal im Erfahrungsschatz des Chirurgen verankert. Allerdings handelt es sich heute in der Mehrzahl der Patienten um Schwerkranke und Intensivtherapiepflichtige. Für diese Patientengruppe kann es durch den notwendigen Transport in und aus dem Operationssaal zu einer zusätzlich erheblichen vitalen Gefährdung kommen. Ein weiterer Gesichtspunkt ist in Zeiten knapper materieller und personeller Ressourcen der nicht unerhebliche Aufwand für den Transport eines Intensivpatienten.

Hinzu kommt, dass die Tracheotomie durch die Eröffnung des per se mit den Atemwegskeimen besiedelten Atemwegs keine sterile Operation ist.

In der Diskussion mit Intensivmedizinern, die häufig die scheinbar einfacheren und selbst durchzuführenden Punktionsverfahren bevorzugen, gehen Patientensicherheit und das beste Verfahren bei der jeweiligen Grunderkrankung vor. Die Tracheotomie ist nur eine unterstützende Maßnahme.

Wang et al. (1999) berichteten über 200 bettseitige Tracheotomien ohne größere Komplikationen. Die Kostenanalyse ergab 233 US-$

für die bettseitige chirurgische Tracheotomie, 1000 US-$ für die Dilatationstracheotomie und 3000 US-$ für die chirurgische Tracheotomie im Operationssaal. You et al. (2011) berichteten über 163 bettseitige Tracheotomien im Vergleich zur selben Zahl im Operationssaal. Sie fanden keinen Unterschied in den Komplikationen, jedoch eine Kostenreduktion von 4600 US-$ pro bettseitiger Tracheotomie und ein frühzeitigeres Weaning, da die Tracheotomie eher erfolgte.

> Jeder HNO-Chirurg sollte gemeinsam mit den Intensivmedizinern eine Lösung erarbeiten, um den Großteil der chirurgischen Tracheotomien bettseitig durchzuführen, mit angemessenem Sicherheitsstandard. Ausnahmen können Patienten mit BMI ≥ 40 und Patienten mit schwer korrigierbaren Gerinnungsstörungen darstellen, da die technischen Gegebenheiten im Operationssaal deutlich besser sind.

6.5 Durchführung des Eingriffs

Idealerweise findet der Eingriff im Operationssaal unter optimalen technischen und personellen Bedingungen statt. Alternativ ist die bettseitige Tracheotomie unter ähnlichen Kautelen möglich. Der Eingriff kann sowohl in Intubationsnarkose oder Lokalanästhesie mit oder ohne anästhesiologisches Stand-by erfolgen.

Das Operationsfeld des Halses wird rasiert. In der Regel sollte der Patient mit überstrecktem Hals auf dem Rücken gelagert sein, z. B. indem eine Rolle unter die Schultern gelegt wird. Dies ist bei einem Eingriff in Lokalanästhesie nicht immer möglich, da es zur Speichelaspiration mit Hustenreiz kommen kann, die eine latente Ateminsuffizienz verschlechtert. In einem solchen Fall muss der Eingriff mit hochgelagertem Oberkörper durchgeführt werden. Eine Tracheotomie in Lokalanästhesie sollte aufgrund der erforderlichen Schnelligkeit und möglicher lagerungsbedingter Erschwernisse

immer von einem erfahrenen Operateur durchgeführt werden.

Nach Hautdesinfektion und steriler Abdeckung, wird der Eingriff schrittweise durchgeführt:

- **Identifikation der Landmarken für die anatomische Orientierung**:
Die palpatorische Darstellung des Schild- und Ringknorpels sowie des Jugulums ist immer erforderlich. Sollte der Kehlkopf nicht palpiert werden können, wird die Mittellinie durch Jugulum und Kinnspitze identifiziert und am Übergang des unteren zum mittleren Drittel in kraniokaudaler Achse der Hautschnitt durchgeführt (◘ Abb. 6.1).
- **Infiltration des Lokalanästhetikums**:
Zur Reduktion des Blutverlusts und des lokalen Traumas empfiehlt sich die fächerförmige Infiltration mit Lidocain 0,5–1,0 % mit Adrenalin 1 : 100.000.

Wird der Eingriff in Lokalanästhesie durchgeführt, sollten auch die tieferen Schichten infiltriert werden. Vor der Eröffnung der Trachea sollte in diesem Fall etwas Lokalanästhetikum in das Trachealumen appliziert werden, um den Hustenreiz bei Eröffnung der Trachea zu dämpfen. Dabei sind die zulässigen Höchstdosen von Lidocain zu beachten (3 mg/kg/Tag ohne Adrenalin; 5 mg/kg/Tag mit Adrenalinzusatz).

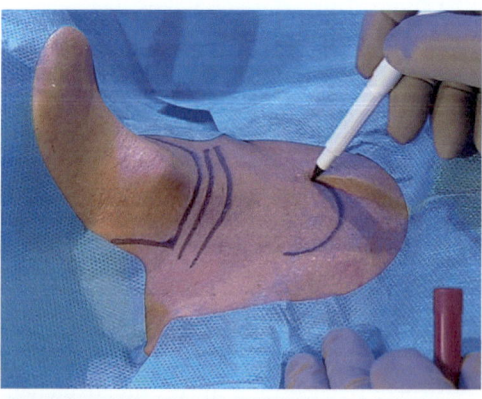

◘ **Abb. 6.1** Anzeichnen anatomischer Landmarken

Kapitel 6 · Methoden der chirurgischen Tracheotomie/Tracheostomie

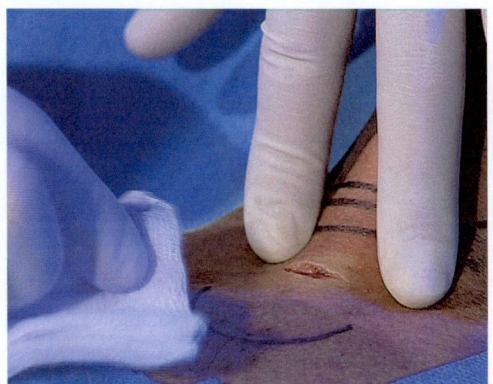

Abb. 6.2 Hautschnitt

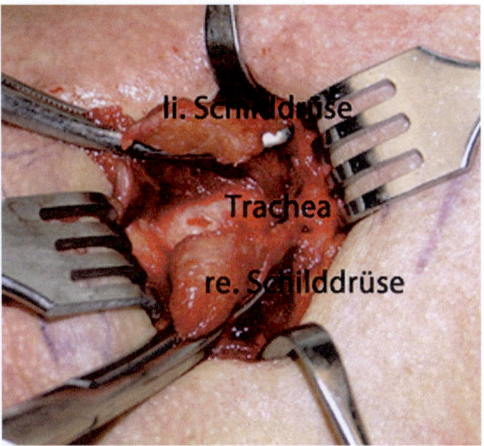

Abb. 6.3 Durchtrennung und Unterbindung des Schilddrüsenisthmus

- **Hautschnitt:**
  Der Hautschnitt sollte immer im Verlauf der Hautspannungslinien „relaxed skin tension lines" (RSTL) quer zum Verlauf der Trachea erfolgen (Abb. 6.2). Nur so sind gute ästhetische Ergebnisse zu erzielen. Der früher übliche Längsschnitt sollte aus diesen Gründen vermieden werden.
- **Durchtrennung des Platysmas, Unterbindung gerader Halsvenen**
- **Trennung der geraden Halsmuskulatur in der Linea alba:**
  Die Durchtrennung soll streng in der Mittellinie der Linea alba erfolgen, um Blutungen zu vermeiden und die Orientierung im Situs zu erleichtern.
- **Durchtrennung des Schilddrüsenisthmus:**
  Nach Durchtrennung der geraden Halsmuskulatur stößt man auf die Schilddrüse, die sich in anatomischen Varianten darstellen kann (Abb. 6.3). Hier ist vorsichtiges extrakapsuläres Präparieren erforderlich, um heftige Blutungen aus den Schilddrüsenvenen zu vermeiden. Es wird zunächst von kranial her der Ringknorpel identifiziert (als wichtige bei der späteren Anlage des Stomas zu schonende Leitstruktur) und durch eine Querinzision der Faszie der Schilddrüsenisthmus von der Trachea abgehoben. Jetzt kann der Schilddrüsenisthmus mit einer mit der Spitze zur Trachea gerichteten Klemme oder geschlossenen Schere unterfahren und weiter von der Trachea abgelöst werden. Anschließend wird der Schilddrüsenisthmus mit zwei großen gebogenen Klemmen ausgeklemmt und mit dem Skalpell durchtrennt. Wichtig ist, dass sich die Spitzen der Klemmen kaudal eng überkreuzen, um Blutungen aus nicht erfassten Schilddrüsenanteilen zu vermeiden. Nach Durchtrennung werden die beiden Enden extrakapsulär mit resorbierbarer kräftiger Naht umstochen. Sollte es nicht möglich sein, den gesamten Isthmus auf einmal zu durchtrennen, wird die gesamte Prozedur wiederholt. Danach ist die zervikale Trachea vollständig dargestellt. Eine zu ausgedehnte seitliche Freilegung der Trachea sollte vermieden werden, um die seitlich hereinziehenden nutritiven Gefäße der Trachea und den tiefer liegenden N. recurrens nicht zu gefährden.
- **Anlage des Tracheostomas:**
  Der Operateur soll Ringknorpel und Trachealspangen sicher identifizieren und danach die Inzision vornehmen. Idealerweise erfolgt die Eröffnung der Trachea zwischen der 2. und 3. oder 3. und 4. Trachealspange, um eine ausreichende Distanz des Tracheostomas zum Ringknorpel zu erhalten. Die eigentliche Inzision der Trachea erfolgt quer im

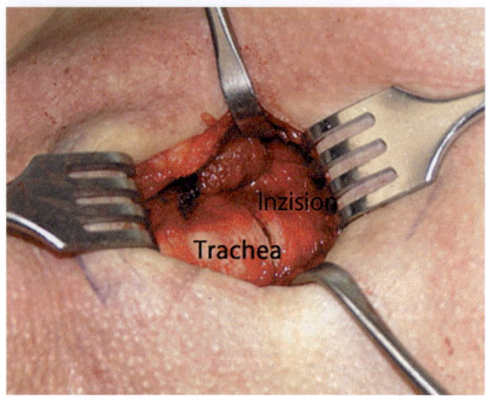

◘ **Abb. 6.4** Inzision der Trachea

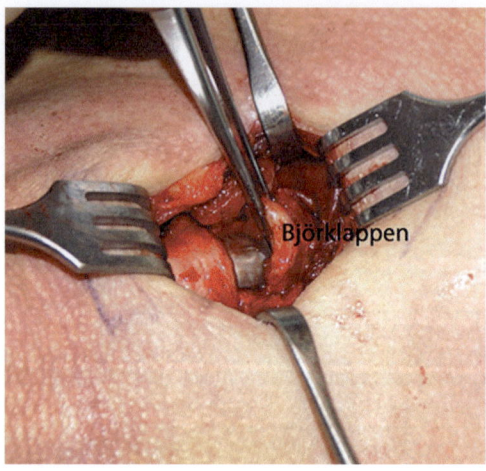

◘ **Abb. 6.5** Anlage des Björk-Lappens

interkartilaginären Spalt (◘ Abb. 6.4). Es gibt zwei Möglichkeiten zur Anlage des Stomas:
- *Die Visiertracheotomie:* Die Querinzision selbst wird zum Tracheostoma und die jeweils kaudal und kranial liegende Spange wird durch umschlingende Nähte mit der Haut verbunden. Vorteil dieses Vorgehens ist ein geringes Trauma für die Trachealknorpel ohne Substanzverlust. Diese Art des Tracheostomas ist für temporäre, kurzzeitige Tracheotomien vorzuziehen (Jung et al. 2004, Probst et al. 2004).
- *Anlage eines Tracheostomas mit Björk-Lappen:* Die kaudale Trachealspange wird rechts und links vertikal inzidiert, sodass der vordere Teil als ein kaudal gestielter Lappen mit der Haut vernäht werden kann (◘ Abb. 6.5). Dieses Verfahren hat den Vorteil, dass bei dickeren Hälsen die zum Jugulum anatomisch vorgegebene zunehmende Distanz zwischen Trachea und Haut spannungsfreier überbrückt werden kann. Nachteil ist eine größere Knorpelschädigung der Trachea. Die erwünschte Rückverlagerung des Knorpellappens beim Tracheostomaverschluss ist allerdings nur selten möglich, da der Lappen in seiner ursprünglichen Form durch Resorption nicht mehr auffindbar ist.

Bei allen Trachealinzisionen ist darauf zu achten, dass die seitlichen Anteile der genutzten Trachealspange so gering wie möglich tangiert werden, um für den späteren Tracheostomaverschluss einen ausreichend stabilen und großen Tracheadurchmesser zu erhalten.

> Alle anderen Verfahren, die in der Literatur beschrieben werden, z. B. das Ausschneiden eines Knorpelfensters (Donald 1997, Montgomery 2002) oder die Längsinzision der Trachea über mehrere Spangen sollten wegen größeren Substanzdefekten von Trachealknorpel mit der Gefahr einer späteren Trachealstenose und einem deutlich erhöhtem Aufwand an plastischer Rekonstruktion beim Verschluss nicht mehr angewendet werden.

- **Schaffung der mukokutanen Anastomose**: Es werden zunächst kaudal und kranial ca. 3 resorbierbare Fäden mit atraumatischer Nadel gelegt, um die Haut spannungslos an der kranialen und kaudalen Trachealspange unter Einschluss des kaudalen Björk-Lappens zu fixieren und danach alle Fäden geknotet. Dabei ist wichtig, dass der Assistent mit 2 chirurgischen Pinzetten die Haut so weit an die Trachea annähert, dass spannungsfreie Nähte resultieren (◘ Abb. 6.6). Hautfalten und Taschenbildungen („dog ears") sind zu vermeiden. Weiter entscheidend sind jetzt die seitlichen

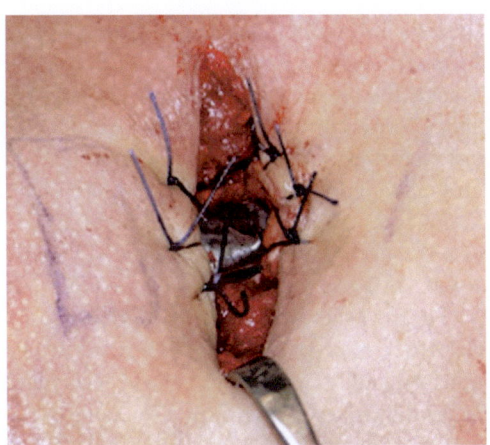

Abb. 6.6 Mukokutane Anastomose

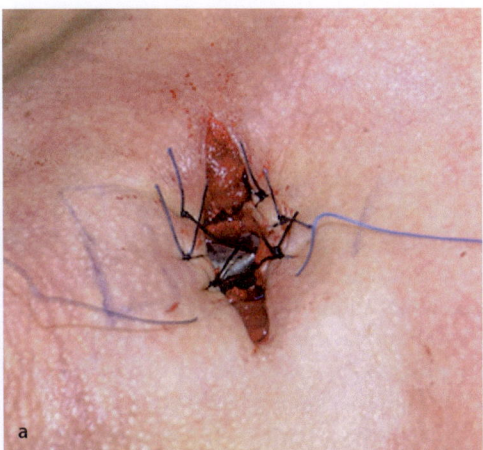

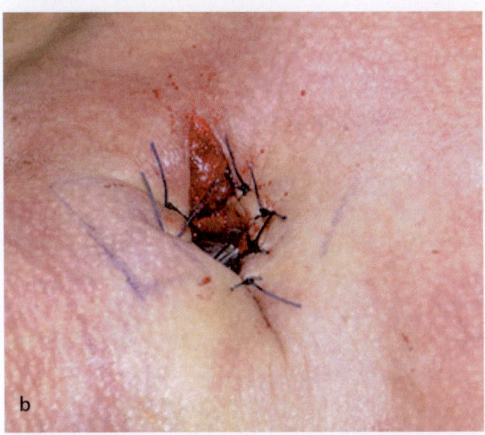

Abb. 6.7 a Seitennähte, b Seitennähte geknüpft

Nähte, um eine zirkuläre mukokutane Anastomose zu erreichen, wodurch die Infektionsgefahr des Tracheostomas deutlich reduziert wird. Dazu wird erst die Haut des kaudalen oder kranialen Lappens durchstochen, danach die seitliche Trachealwand und anschließend die Haut des anderen Hautlappens von der Unterseite her (◘ Abb. 6.7). Bei der Knüpfung aller Nähte achte man darauf, dass die oft zarten Trachealspangen nicht zerreißen. Die Neigung zu Spangenbrüchen ergibt sich aus den Gewebequalitäten (▶ Kap. 4).

— Führt man das auf beiden Seiten des Tracheostomas aus, resultiert ein sicher zirkulär epithelisiertes Tracheostoma (◘ Abb. 6.8). Um Spannungsarmut zu erreichen, muss gelegentlich eine umschriebene subkutane Fettreduktion erfolgen, die bei einem späteren Verschluss wieder rückgängig gemacht werden kann. Bei Anlage der peristomalen Nähte ist der Cuff des Trachealtubus instrumentell zu schützen, um eine sichere Beatmung zu gewährleisten. In Absprache mit dem Anästhesisten kann dabei eine kaudale Tubusverlagerung hilfreich sein.

— **Einsetzen der Trachealkanüle**: Nach Beendigung der Operation erfolgt der Einsatz der Kanüle, deren Intaktheit vorher zu prüfen ist. Der Anästhesist entblockt den oro-trachealen Tubus und zieht diesen zurück. Zeitgleich erfolgt der vorsichtige Einsatz der Trachealkanüle. Ein Nasenspekulum mit langen Branchen

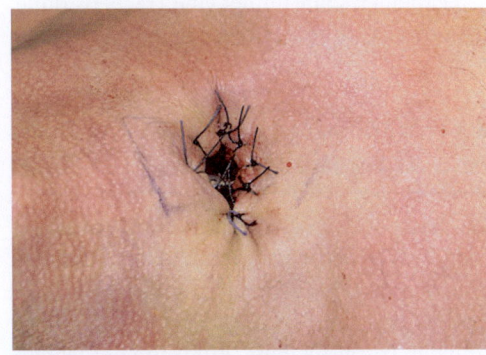

Abb. 6.8 Fertiges Tracheostoma

(Killian-Spekulum) als Hilfsmittel zum schonenden Offenhalten des Tracheostomas ist zu empfehlen. Größe und Art der Kanüle sind individuelle Entscheidungen.

6.6 Chirurgische Tracheotomie bei Fetthals

Patienten mit einem BMI ab 30 kg/m^2 gelten als Risikopatienten. Die chirurgische Tracheotomie sollte in Allgemeinanästhesie in einem OP-Saal durchgeführt werden. Zu der überstreckten Lagerung wird ein Stretchverband unter dem Kinn mit Straffung des Operationsfelds durch Rückzug nach kranial und dann anschließender Markierung der Leitstrukturen empfohlen. Eine unkomplizierte Nachsorge wird durch die systematische Fettreduktion am Hals („defatting tracheotomy") erleichtert (Gross et al. 2002, Fattahi et al. 2017). Die systematische Fettreduktion sollte aus weiteren Gründen erfolgen:

- deutlich bessere anatomische Übersicht,
- Verkürzung der Tiefe des Stomakanals,
- Spannungsreduktion im zirkulären Stomaschacht und
- Vermeidung des gefürchteten Kulissenphänomens bei dem Wechsel der Trachealkanüle.

Die Trachealkanüle sollte durch dicke Nähte an der Halshaut gesichert werden, da eine akzidentelle Dekanülierung gerade in dieser Risikogruppe fatale Folgen haben kann. Bei adipösen Patienten sollte immer eine Tracheostomie, keine Tracheotomie erfolgen.

6.7 Nachsorge nach der Operation

Das funktionelle Hauptproblem besteht postoperativ im Wegfall der Nasenfunktionen (Filterung, Anfeuchtung, Anwärmung, Riechen), verbunden mit einer Verborkungsneigung der Trachea und der Trachealkanüle. Aufgrund der fehlenden Nasenfunktionen bei Tracheostomaatmung ist eine intensive Inhalationstherapie zur Anfeuchtung der Atemluft erforderlich. Das Trachealsekret sollte regelmäßig mit einem flexiblen Sauger mit steuerbarem Sog (sog. Fingertip) abgesaugt werden. Um Sekretansammlungen im Kehlkopf und oberer Trachea bei geblockten Kanülen zu vermeiden, sind Kanülen mit separatem Absaugkanal verfügbar (Beispiele: ◘ Abb. 6.9, ▶ Kap. 19, ◘ Abb. 19.3).

Für die Mikroklimatisierung ist es günstig, wenn der tracheotomierte Patient auf seiner Trachealkanüle eine sog. künstliche Nase trägt. Dabei handelt es sich um einen Schaumstofffilter, der neben der Grobfilterung der Atemluft die Feuchtigkeit der Ausatemluft zurückhält und damit die Einatemluft befeuchtet. Der erhebliche Flüssigkeitsverlust des Tracheotomierten über die Atemluft wird so vermindert.

Der erste geplante Kanülenwechsel nach chirurgischer Tracheotomie erfolgt in der Regel am 2. postoperativen Tag, um eine gewisse Ruhephase für die Wundheilung zu erreichen. Der Kanülenwechsel sollte immer unter guter Beleuchtung und Bereitschaft eines Absaugsystems erfolgen. Nach Entfernung der alten Kanüle wird das Tracheostoma gereinigt, desinfiziert und danach die neue Kanüle eingesetzt. Bei anatomisch schwierigen Situationen (dicker Hals, tief liegendes Tracheostoma) hat sich der Wechsel über einen Mandrin (z. B. Absaugkatheder) und mit Hilfe eines Nasenspekulums bewährt.

In problematischen Situationen bei Verlegung der Kanüle und Atemnot kann aufgrund des epithelisierten Tracheostomas jederzeit die Kanüle gewechselt werden.

Im weiteren Verlauf müssen mobile Patienten, die planmäßig mit dem Tracheostoma entlassen werden sollen bzw. deren Angehörige, den selbstständigen Kanülenwechsel und die Pflege des Tracheostomas erlernen. Weiterhin ist für diese Patientengruppe die Versorgung über eine Hilfsmittelverordnung mit einem sog. Erstausstattungsset erforderlich, das ein Absaug- und ein Inhaliergerät sowie Hilfsmittel zur Kanülenpflege beinhaltet (◘ Abb. 6.10).

Bewährt hat sich stets die Zusammenarbeit mit einer erfahrenen Hilfsmittelfirma und einem Sozialdienst im Bereich der Tracheostomapflege.

Kapitel 6 · Methoden der chirurgischen Tracheotomie/Tracheostomie

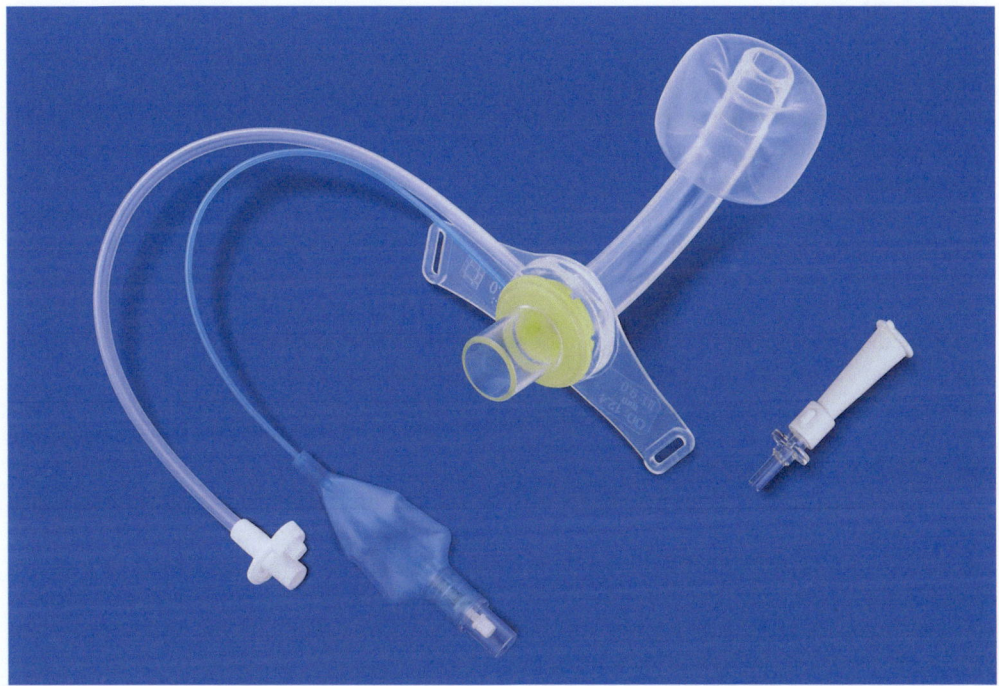

Abb. 6.9 Absaugbare Kanüle PRIMA-DYS. (Mit freundl. Genehmigung von HEIMOMED Kerpen, Deutschland)

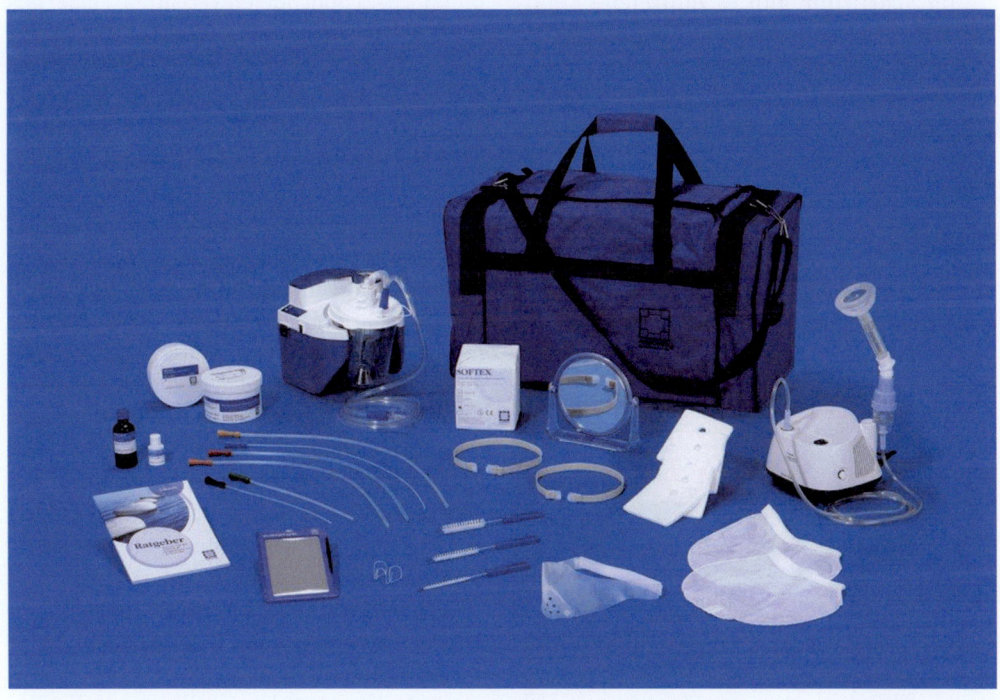

Abb. 6.10 Erstausstattungstasche. (Mit freundl. Genehmigung von HEIMOMED Kerpen, Deutschland)

6.7.1 Platzhalter

Ist ein Tracheostomaverschluss auf Grund der Grunderkrankung und der zu bewältigenden Atemarbeit unsicher, sollte immer an die Möglichkeit gedacht werden, einen Platzhalter in das Stoma einzusetzen (◘ Abb. 6.11), um eine Retracheotomie zu vermeiden. Mit dieser Entscheidung kann ein Patient problemlos in die Rehabilitation überführt werden (▶ Kap. 17).

Spezielle Hinweise zur Stomapflege finden sich in ▶ Kap. 18 und 19.

6.8 Komplikationen der chirurgischen Tracheotomie

Typische Komplikationen sind die Nachblutungen. Bei geringen Sickerblutungen kann eine Streifentamponade in das Tracheostoma um die Kanüle gelegt und an der Kanüle fixiert, helfen. Größere Blutungen erfordern eine operative Revision, wobei ggf. eine Gerinnungssubstitution erforderlich sein kann.

Im Schrifttum gibt es zahlreiche Publikationen mit retrospektiven Vergleichen der chirurgischen und Dilatationstracheotomie (Koscielny u. Guntinas-Lichius 2009, Johnson-Obaseki et al. 2016). Hier wird eine erhöhte Rate an Wundinfektionen nach chirurgischer Tracheotomie aufgeführt. So beschrieben Meininger et al. (2011) Wundinfektionsraten von 4,8 % bei Dilatationstracheotomien und 12,4 % bei chirurgischen Tracheotomien. Ähnliches fanden Oliver et al. (2007) in einer Metaanalyse.

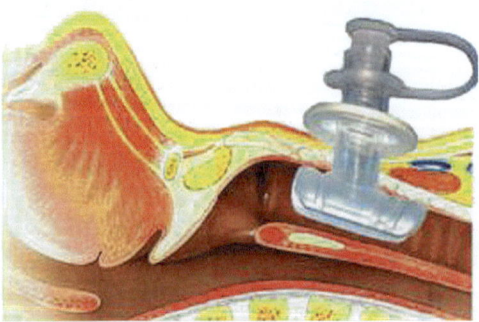

◘ Abb. 6.11 Platzhalter in situ

Straetmans et al. (2009) berichteten über 10,9 % Wundinfektionen und 4,2 % Nachblutungen bei 303 chirurgischen Tracheotomien. Es wird allerdings in allen Arbeiten nie die Art der Epithelisierung des Tracheostomas beschrieben, was zu einem Publikationsbias führt. Mit der oben aufgeführten zirkulären Epithelisierung haben wir nur sehr wenige postoperative Wundinfekte in den letzten Jahren gesehen. Ebenso fehlen prospektiv randomisierte Arbeiten zum Vergleich der chirurgischen und Dilatationstracheotomien.

Während die frühen Komplikationen relativ gut untersucht sind, gibt es zu **Spätkomplikationen** nur kursorische Berichte in der Literatur, ohne dass eine evidenzbasierte Studienlage existiert. Diese Berichte beschreiben immer wieder Einzelfälle von schweren *Trachealstenosen*, ohne das valide Angaben zur Inzidenz gemacht werden können (Koscielny u. Guntinas-Lichius 2009). Deshalb ist hinsichtlich der Spätkomplikationen eine gesicherte Aussage derzeit nicht zulässig und bleibt zukünftigen prospektiv randomisierten Studien überlassen. Gleiches gilt für die knorpelschonenderen Verfahren. Leider gibt es bis auf die Arbeit von Jung et al. (2004) keine Nachuntersuchungen über den längerfristigen postoperativen Verlauf nach Verschluss eines chirurgischen Tracheostomas. In einem aktuellen systematischen Review konnte bezüglich der Mortalität sowie intra- und postoperativer Blutungskomplikationen keine signifikante Differenz zwischen offen-chirurgischen und perkutan dilatativen Tracheotomien festgestellt werden (Johnson-Obaseki et al. 2016). Wichtig für die chirurgische Tracheotomie zur Vermeidung von Komplikationen ist die exakte anatomische Orientierung und Darstellung der Leitstrukturen. Denn der absolut schlechteste Fall ist eine Tracheotomie durch den Ringknorpel (◘ Abb. 6.12) aufgrund falscher anatomischer Orientierung, wie wir bei einem uns vorgestellten Patienten diagnostizieren mussten.

Sehr **seltene Komplikationen** sind:
- die postoperative Rekurrensparese,
- der Pneumothorax,
- die tracheo-ösophageale Fistel und
- subkutane oder mediastinale Emphyseme.

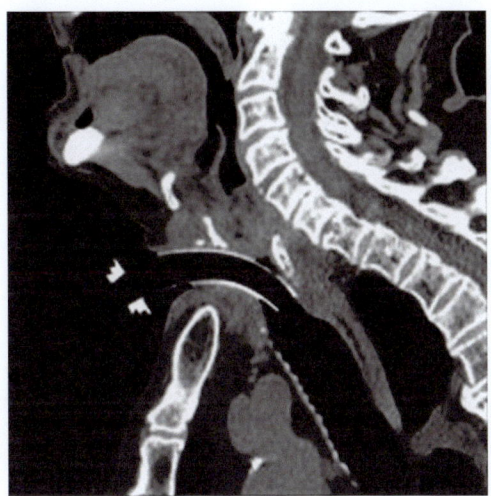

◘ Abb. 6.12 Tracheotomie durch den Ringknorpel

Eine postoperative Rekurrensparese gehört zu den Raritäten von Komplikationen, ist aber bei zu weit seitlicher Präparation möglich. Emphyseme können entstehen, wenn der Patient gegen die geblockte Kanüle hustet. Tracheo-ösophageale Fisteln nach sachgerechter chirurgischer Tracheotomie sind sehr selten möglich. Allerdings ist im Nachhinein immer schlecht zu differenzieren, ob die Fistel operationsbedingt oder durch trophische Störungen bei Langzeitintubation entstanden ist. Wir haben in den letzten 20 Jahren 2 tracheo-ösophageale Fisteln nach Tracheotomie behandelt. Beide Patienten hatten Durchblutungsstörungen und waren zuvor längere Zeit intubiert (hämorrhagischer Schock, ausgeprägte Arteriosklerose).

> Insgesamt ist die chirurgische Tracheotomie bei Einhaltung der chirurgischen Prinzipien ein sicherer und komplikationsarmer Eingriff.

Literatur

Bartels, H (2005) Techniken der Tracheotomie/Tracheostomie. Chirurg 76: 507–516

Donald PJ (1997) Trachealchirurgie. In: Herberhold C, Panje WR (Hrsg) Kopf- und Hals-Chirurgie. Bd. 3, Thieme, Stuttgart

Durbin CG (2010) Tracheotomy: why, when and how? Respir Care 55: 1056–1068

Fattahi T, Chafin C, Bunnel A (2017) Tracheostomy in the morbidly obese: difficulties and challenges. J Oral Maxillofac Surg. https://doi.org/10.1016/j.joms.2016.12.030

Gross ND, Cohen JI, Andersen PE, Wax MK (2002) "Defatting" tracheotomy in morbidly obese patients. Laryngoscope 112: 1940–1944

Johnson-Obaseki S, Veljkovic A, Javidnia H (2016) Systematic review complication rates of open surgical versus percutaneous tracheostomy in critically ill patients. Laryngoscope 126: 2459–2467

Jung HP, Henker M, Klemm E (2004) Langzeitergebnisse der intercartilaginären Visier-Tracheotomie. Mitteilungen Norddeutsche Gesellschaft für Otolaryngologie und zervikofaciale Chirurgie, Demeter, S 43–46

Koscielny S, Guntinas-Lichius O (2009) Update Punktionstracheotomie – Indikationen, Grenzen und Management von Komplikationen. HNO 57: 1291–130

Meininger D, Walcher F, Byhan C (2011) Tracheotomie bei intensivmedizinischer Langzeitbeatmung. Chirurg 82: 107–115

Montgomery WW (2002) surgery of the trachea. In: Montgomery WW (ed) Surgery of the larynx, trachea, esophagus and neck. Saunders, Philadelphia

Oliver ER, Gist A, Gilespie B (2007) Percutaneous versus surgical tracheotomy: an updated meta-analysis. Laryngoscope 112: 1570–1575

Pratt LW, Ferlito A, Rialdo A (2008) Tracheotomy: historical review. Laryngoscope 118: 1597–1606

Probst G, Dubiel S, Deitmer T (2004) Die knorpelerhaltende interkartilaginäre Visiertracheotomie. Mitteilung erster Erfahrungen mit einem alternativen, schonenden, konservativen Operationsverfahren. Laryngo Rhino Otol 83: 461–465

Straetmans J, Schlöndorff G, Herzhoff G, Windfuhr JP, Kremer B (2009) Complications of midline-open tracheotomy in adults. Laryngoscope 120: 84–97

Wang SJ, Sercarz JA, Blackwell KE, Aghamohammadi M, Wang MB (1999) Open bedside tracheotomy in the intensive care unit. Laryngoscope 109: 891–893

You DB, Schiff B, Martz S, Fraioli RE, Smith RV, Kvetan V, Fried MP (2011) Open bedside tracheotomy: impact on patient care and patient safety. Laryngoscope 21: 515–520

Die pädiatrische Tracheotomie

D. Thurnher

7.1 Einführung – 48

7.2 Anatomische Vorbemerkungen – 48
7.2.1 Anatomische Unterschiede im oberen Atemweg des Kleinkindes zum Erwachsenen – 48
7.2.2 Anatomische Besonderheiten von Säuglingen/Kleinkindern für das Notfall-Airwaymanagement – 49

7.3 Lagerung des Patienten und anatomische Landmarken – 49
7.3.1 Lagerung – 49
7.3.2 Anatomische Landmarken – 50

7.4 Durchführung der pädiatrischen Tracheotomie – 50
7.4.1 Allgemeine Vorbemerkungen – 50
7.4.2 Die konventionell-chirurgische Tracheotomie – 50
7.4.3 Die Sternplastik/Starplasty nach Koltai – 51
7.4.4 Vergleich der konventionell-chirurgischen Methode mit der Starplasty – 54

7.5 Nachsorge – 55

7.6 Komplikationen – 55
7.6.1 Frühkomplikationen – 56
7.6.2 Spätkomplikationen – 56

7.7 Dekanülierung – 56

Literatur – 56

© Springer-Verlag GmbH Deutschland, ein Teil von Springer Nature 2018
E. Klemm, A. Nowak (Hrsg.), *Kompendium Tracheotomie und Atemwege*,
https://doi.org/10.1007/978-3-662-56824-8_7

7.1 Einführung

Die Indikationen für die chirurgische Atemwegsicherung in der pädiatrischen Population haben sich in den letzten Jahren deutlich verändert. Pädiatrische Tracheotomien wurden früher meist als Notfallmaßnahmen im Rahmen akuter Atemwegobstruktionen wie z. B. akuter Epiglottitis durchgeführt. Impfprogramme, rationale Antibiotikatherapie und Fortschritte in der pädiatrischen Intensivmedizin und Anästhesie haben dazu geführt, dass heutzutage Tracheotomien bei Säuglingen und Kleinkindern meist selektiv, u. a. bei neurodegenerativen Erkrankungen oder auch bei Kindern mit nicht so seltenen Brandverletzungen, durchgeführt werden.

Jede Notwendigkeit für eine längerfristige maschinelle Beatmung ist deshalb eine Indikation für eine pädiatrische Tracheotomie (Trachsel u. Hammer 2006), wobei z. B. bei Verbrennungen das Ausmaß der betroffenen Körperoberfläche über die nachfolgende Dauer der Tracheostomie entscheidet (Sen et al. 2015).

50–70 % der tracheotomierten Kinder sind heutzutage unter einem Jahr alt (Lewis et al. 2003, Ogilvie et al. 2014), darunter finden sich sehr viele Dauerkanülenträger.

Typische Indikationen für eine pädiatrische Tracheotomie sind:
1. Langzeitintubation durch pulmonale Malformationen und/oder Infektionen, Bronchodysplasien oder neuromuskuläre Erkrankungen
2. Atemwegobstruktionen durch eine subglottische Stenose, eine bilaterale Stimmlippenparese, laryngeale Atresien oder einem in der pädiatrischen Population seltenen Kopf- und Halsmalignom

7.2 Anatomische Vorbemerkungen

7.2.1 Anatomische Unterschiede im oberen Atemweg des Kleinkindes zum Erwachsenen

Säuglinge und Kleinkinder haben ein im Verhältnis zum Körper sehr großes Hinterhaupt, einen relativ kurzen Hals und einen weichen Brustkorb. Daher kann bei Säuglingen oder Kleinkindern in Rückenlagerung durch die hinterkopfbedingte Halsbeugung bereits eine Atemwegsobstruktion die Folge sein. Daher ist vor Beginn jeglicher chirurgischen Intervention eine Schulterrolle zu platzieren (Ondik et al. 2007).

Der Kehlkopf des Säuglings und Kleinkindes ist wesentlich trichterförmiger als der des Erwachsenen und steht auch wesentlich höher im Hals. Beim Säugling/Kleinkind ist die Epiglottis auf Höhe der Halswirbel C2–3/C3–4 lokalisiert, während sie beim Erwachsenen auf Höhe der Halswirbel C4–5 steht. Daraus resultiert beim Kleinkind ein spitzerer Winkel zwischen Zungengrund und Glottis als beim Erwachsenen. Die engste Stelle des kindlichen Atemwegs stellt nach klinisch-anatomischen (Eckel et al. 2000) sowie neuen radiologischen Vermessungen (Wani et al. 2017) der subglottische Bereich dar und nicht wie ursprünglich angenommen das Krikoid (Hotzki 1993), beim Erwachsenen ist es die Glottisebene. Die Trachea ist beim Kleinkind mit ca. 5 cm sehr kurz und hat einen Durchmesser von 4–5 mm. Auch kleine Verletzungen können in dem engen Atemweg bereits zu Ödemen mit hohen Atemwegwiderständen führen.

7.2.2 Anatomische Besonderheiten von Säuglingen/Kleinkindern für das Notfall-Airwaymanagement (Ondik et al. 2007)

1. Die im Verhältnis größere Zunge des Säuglings/Kleinkindes, die nahe zum harten Gaumen liegt, was eine Intubation deutlich erschweren kann.
2. Eine im Verhältnis größere und auch steifere Epiglottis, die mit ca. 45° zur Vertikalebene deutlich weiter nach hinten über die Glottis gekippt ist als beim Erwachsenen.
3. Die Größe des Ligamentum cricothyroideum (Ligamentum conicum) da hier beim Erwachsenen im Fall einer Situation „can't intubate – can't ventilate" eine Krikothyroidotomie (= Koniotomie) durchgeführt wird. Beim Säugling hat das Ligamentum conicum eine Fläche von ca. 3 x 3 mm und die Trachea einen Durchmesser von ca. 4–5 mm.
4. Weiterhin stehen bei Säuglingen und Kleinkindern die Lungenspitzen über die Klavikula nach kranial, was die Gefahr eines Pneumothorax und Emphysems deutlich erhöht.
5. Das im Verhältnis zum Körper sehr große Hinterhaupt bei Säuglingen und Kleinkindern erfordert eine andere Lagerung des Patienten als beim Erwachsenen, da die Flexion des Kopfes schneller zu einem Kollaps der Atemwege führt.
6. Aufgrund der geringen anatomischen Dimensionen des Larynxskeletts dürfen beim Säugling und Kleinkind (also unter 5 Jahren) keine „klassische" Koniotomie und auch bei Jugendlichen unter 15 Jahren keine perkutane dilatative Tracheotomie durchgeführt werden.

Die pädiatrische Tracheotomie ist kein Notfalleingriff, sondern meist ein elektiv-chirurgischer Eingriff.

Im Notfall-Airwaymanagement von Säuglingen und Kleinkindern stehen aus den geschilderten Gründen folgende Maßnahmen zur Verfügung:

- endotracheale Intubation
- Etablierung eines extraglottischen Atemwegs mittels einer Larynxmaske. Sofern in einer Notfallsituation mit einer Larnyxmaske die Oxygenierung und Ventilation möglich ist, kann auch sofort eine Tracheotomie durchgeführt werden.
- Beatmung über Gesichtsmaske
- Nadelkoniotomie/Nadeltracheotomie als Notfallmaßnahme in einer Situation „can't intubate – can't ventilate" (Durchführung ▶ Kap. 8).

Wenn das Kind mit nichtinvasiven Maßnahmen einigermaßen zu oxygenieren ist, soll von präklinischen Versuchen einer invasiven Atemwegsicherung unbedingt Abstand genommen werden. Diese Versuche erscheinen nur indiziert, wenn diese die einzige Möglichkeit zum Erhalt des Lebens darstellt (Russo et al. 2014).

7.3 Lagerung des Patienten und anatomische Landmarken

7.3.1 Lagerung

Um das im Verhältnis zum Körper sehr große Hinterhaupt des Säuglings/Kleinkindes auszugleichen, ist es auch in einer Atemnotsituation unbedingt erforderlich, eine entsprechend große Schulterrolle zu platzieren und gleichzeitig das Kinn des Säuglings/Kleinkindes zu reklinieren. Hierzu hält ein Helfer das Kinn des Kindes nach hinten, während der Operateur einen breiten und langen Pflasterstreifen vom Kinn zur OP-Tischhinterkante zu beiden Seiten des Kopfes klebt (Carr 2007). Werden diese beiden Prozeduren auch unter Zeitdruck nicht sorgfältig ausgeführt, werden die unten geschilderten weiteren Maßnahmen eventuell kompromittiert sein.

7.3.2 Anatomische Landmarken

Nach entsprechender Lagerung ist beim Säugling die am leichtesten zu tastende Landmarke das Jugulum. Die prominenteste Landmarke des Larynxskeletts ist der Ringknorpel, der Schildknorpel ist in diesem Alter meist noch hinter dem Zungenbein gelegen. Im anterioren Hals des Kleinkindes ist noch viel subkutanes Fett vorhanden, welches gegebenenfalls das Tasten der Landmarken erschweren kann. Das Jugulum und die Position des Krikoids werden mit einem Markierstift eingezeichnet (◘ Abb. 7.1).

7.4 Durchführung der pädiatrischen Tracheotomie

7.4.1 Allgemeine Vorbemerkungen

Im Gegensatz zur Tracheotomie beim Erwachsenen kann die Operation nicht in Lokalanästhesie, sondern nur unter Allgemeinnarkose erfolgen. Bei beiden hier vorgestellten operativen Methoden an Kindern handelt es sich um sehr kleine Operationsgebiete mit einer Trachea, die wenige Millimeter im Durchmesser beträgt. Es empfiehlt sich die Benutzung von chirurgischen Vergrößerungsbrillen und die Unterstützung durch zwei Assistenzärzte. Allein aufgrund der Dimensionen der anatomischen Strukturen und der eventuell lebenslangen Konsequenzen sollte die Operation in den Händen von erfahrenen Atemwegchirurgen liegen.

7.4.2 Die konventionell-chirurgische Tracheotomie (Carr 2007)

Vorgehensweise:
- Überstrecken des Kopfes
- Markierung der Landmarken
- Infiltration des Operationsgebietes mit Lokalanästhetikum:
  Bei Säuglingen und Kleinkindern handelt es sich um ein Operationsgebiet von wenigen Quadratzentimetern, bei der Starplasty sogar mit nur einer kreuzförmigen Hautmarkierung von ungefähr 1 x 1 cm im Zentrum. Dieses Areal wird mit z. B. Xylonest® 0,5 % mit Adrenalin 1 : 250.000 unterspritzt (Dosis an Körpergewicht und Körperzustand anpassen, ab 6. Lebensmonat).
- Horizontaler Hautschnitt und Hautlappenpräparation:
  Während früher die primär vertikale Hautinzision streng in der Mittellinie bei Kindertracheotomien gängig war (Masing 1983), ist dieser Zugang heute selten geworden; er wurde für die horizontale Inzision verlassen (Carr 2007).
  Vor der Inzision wird eine entsprechende horizontale Markierung eingezeichnet. Die horizontale Hautinzision erfolgt in der Mitte zwischen Jugulum und Krikoid, wobei die Länge der Inzision auch vom Alter des Kindes abhängig ist (ca. 1,5–2,5 cm). Anschließend werden ein oberer und unterer oberflächlicher Hautlappen präpariert. Beim Säugling oder Kleinkind ist immer reichlich subkutanes Fett vorhanden. Dieses muss sorgfältig mit kalten oder auch heißen Instrumenten, z. B. mit der monopolaren Nadel, entfernt werden, sodass die Faszie der infrahyoidalen Muskulatur zur Darstellung kommt. Allerdings sollte das Fett nicht mit der in diesem Alter noch großen Thymusdrüse verwechselt werden,

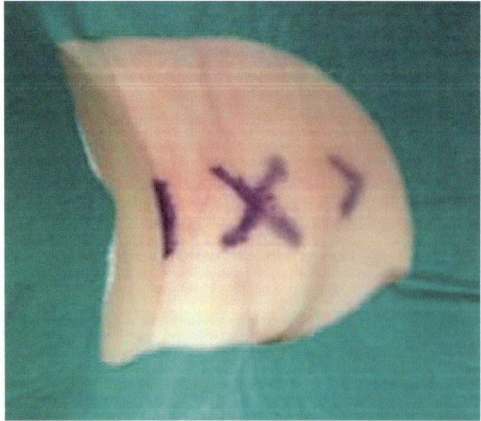

◘ Abb. 7.1 Markierung von Jugulum, Krikoid und der Operationsstelle

die sich durch eine etwas dunklere Farbe auszeichnet.
- *Spalten der infrahyoidalen Muskulatur und Durchtrennen des Isthmus der Schilddrüse:*
Der Chirurg und seine Assistenz fassen die infrahyoidale Muskulatur beidseitig der Linea alba und der Operateur eröffnet dieselbe. Die Muskulatur wird vom Isthmus der Schilddrüse bzw. der Vorderwand der Trachea abpräpariert. Der Isthmus der Schilddrüse wird dargestellt und kann beim Säugling und Kleinkind leicht mit einem Elektroinstrument, z. B. mit einer monopolaren Nadel, durchtrennt werden. In diesem Fall kann auf eine Ligatur der Isthmusstümpfe in aller Regel verzichtet werden.

> Bei Gebrauch von Elektroinstrumenten am oder im Atemweg ist streng auf eine frühzeitige Absenkung der Sauerstoffkonzentration in der Atemluft auf unter 30 Vol.-% zu achten, da sonst die Gefahr eines Brands im Atemweg droht. Dies sollte vorab mit dem Anästhesisten besprochen werden. Anschließend wird die Tracheavorderwand mit zarten Schiebebewegungen mit einem Stieltupfer dargestellt.

- *Vertikale Inzision der Trachea und Anlage eines Tracheostomas:*
Vor der Eröffnung des Atemwegs sollte das anästhesiologische Team darüber informiert werden. Die Tracheavorderwand wird in Höhe der Trachealspangen 3 und 4 in der Mittellinie vertikal inzidiert. Die Trachearänder werden nun mit 4 Nähten an der Haut fixiert, damit das Stoma bei einer akzidentellen Dekanülierung offen bleibt. Zur Erleichterung des Kanülenwechsels können diese Hautnähte lang belassen werden, um durch beidseitigen Zug daran das Stoma erweitern zu können.
Beim Säugling und Kleinkind sollte eine alleinige horizontale Inzision der Trachea, die beim Erwachsenen üblich ist, vermieden werden, da dies die Entstehung einer suprastomalen subglottischen Stenose fördern kann (Fry et al. 1985).
- *Einlage einer Kanüle:*
Nun zieht der Anästhesist den Endotrachealtubus soweit zurück, dass die Spitze gerade noch am Oberrand des Stomas zu sehen ist. Jetzt kann eine entsprechend große Kanüle eingeführt und am Stomarand bzw. um den Hals mit einem Kanülenband gesichert werden.

7.4.3 Die Sternplastik/Starplasty nach Koltai (1998)

Die Vorgehensweise ist zu Beginn gleich wie bei der Standardmethode.
- *Überstrecken des Kopfes*
- *Markierung der Landmarken*
- *Einzeichnung der Schnittmarkierung:*
Bei der Starplasty wird auf halber Höhe zwischen den Markierungen für das Krikoid und das Jugulum ein Quadrat mit einer Seitenlänge von 1 cm mit den Eckpunkten eingezeichnet. Die Eckpunkte werden nun zu einem um 45° gekippten Kreuz verbunden, was dann der Schnittführung der Hautinzision entspricht (◘ Abb. 7.1). Dieses Areal wird mit 1 ml Xylonest® 0,5 % mit Adrenalin 1 : 250.000 unterspritzt.
- *Hautinzision und Hebung der Hautlappen:* Die Hautinzision erfolgt mit einer kleinen Klinge (Nr. 15) (◘ Abb. 7.2). Die

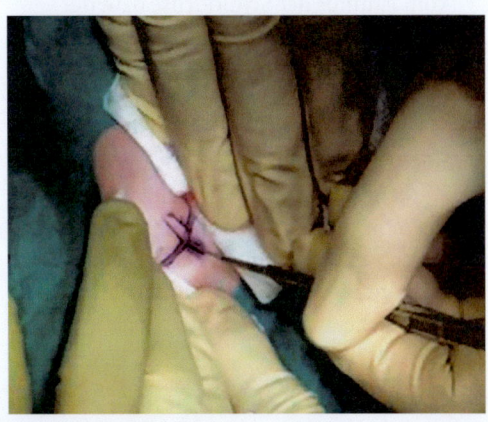

◘ Abb. 7.2 Hautinzision

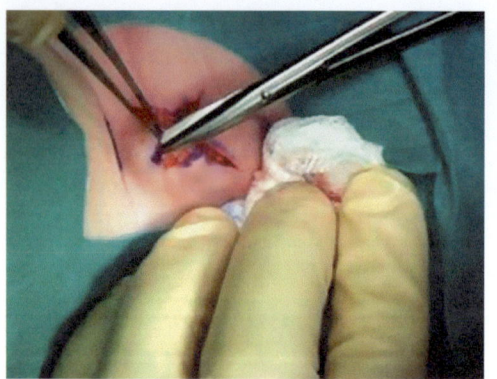

◘ **Abb. 7.3** Unterminieren der Hautläppchens

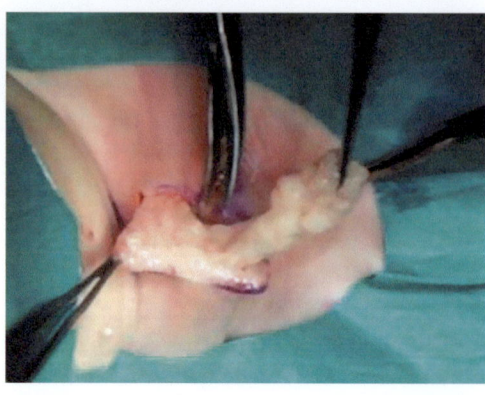

◘ **Abb. 7.4** Resektion des subkutanen Fettgewebes

kleinen Hautdreiecke werden über deren Grenze hinaus mit einer Schere unterminiert (◘ Abb. 7.3). Die Hautränder werden nun vom Assistenten, z. B. mit feinen Einzinkerhaken, gehalten. Im kleinen Operationsgebiet wird das reichlich vorhandene subkutane Fett sichtbar. Im nächsten Schritt wird das subkutane Fett im OP-Bereich bis zur Faszie der infrahyoidalen Muskulatur scharf mit kalten oder heißen Instrumenten entfernt (◘ Abb. 7.4).
— *Spalten der infrahyoidalen Muskulatur und Durchtrennen des Isthmus der Schilddrüse:* Der nächste Schritt wird in Analogie zur Standardmethode durchgeführt: Chirurg und Assistent fassen die infrahyoidale Muskulatur beidseitig der Linea alba, diese wird scharf durchtrennt (◘ Abb. 7.5). Anschließend wird die Muskulatur vom Isthmus der Schilddrüse bzw. der Vorderwand der Trachea abpräpariert und nach lateral retrahiert. Der Isthmus der Schilddrüse wird dargestellt und kann beim Säugling und Kleinkind leicht z. B. mit der monopolaren Nadel durchtrennt werden (◘ Abb. 7.6). Alternativ dazu kann der Isthmus auch konventionell ligiert und durchtrennt werden. Anschließend wird die paratracheale Faszie durchtrennt und die Trachealvorderwand dargestellt (◘ Abb. 7.7).

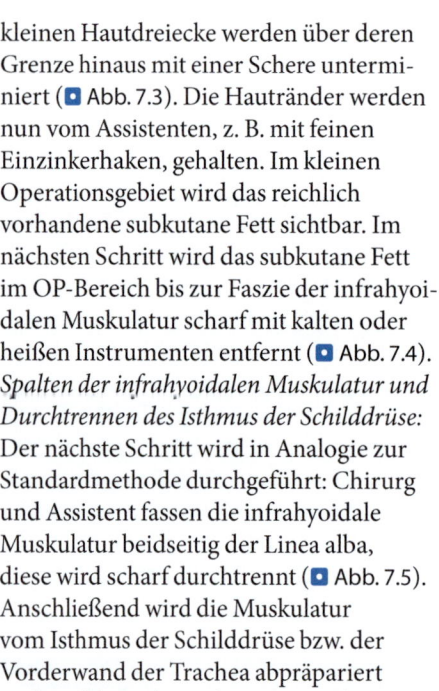

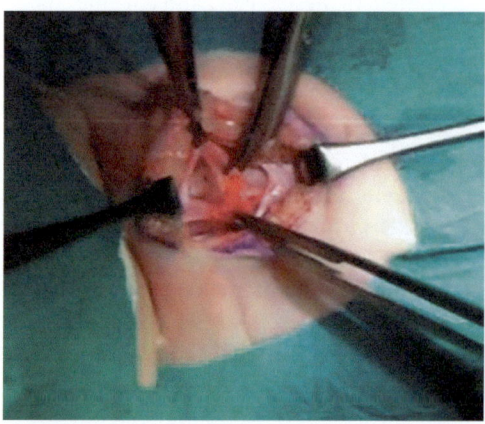

◘ **Abb. 7.5** Durchtrennen der Linea alba

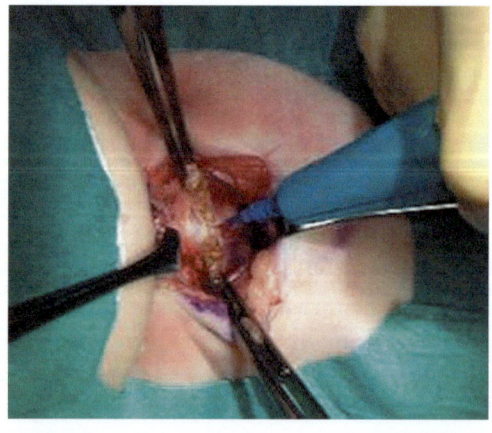

◘ **Abb. 7.6** Durchtrennen des Schilddrüsenisthmus

Kapitel 7 · Die pädiatrische Tracheotomie

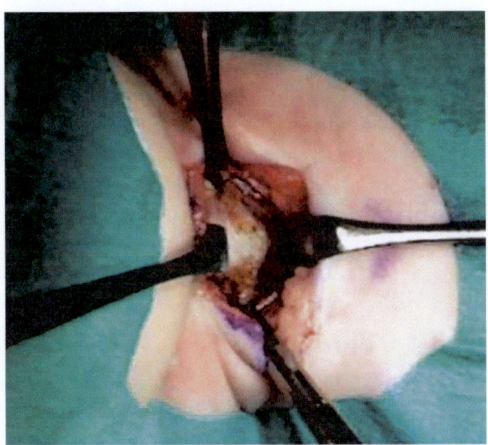

◘ Abb. 7.7   Tracheavorderwand

— *Kreuzförmige Inzision der Trachea und Anlage eines Tracheostomas:*
Bei der Starplasty wird eine plus- oder kreuzförmige Inzision in die Trachea geschnitten. Die horizontale Inzision erfolgt zwischen 2 Trachealspangen. Anschließend werden 1–2 Trachealspangen ober- und unterhalb der horizontalen Inzision vertikal in der Mediane durchtrennt (◘ Abb. 7.8 a und b). Da die kreuzförmigen Hautinzisionen und die kreuzförmigen Trachealinzisionen um 90° gegeneinander versetzt sind, werden nun die jeweiligen Hautläppchenspitzen in die passenden Knorpelecken und die jeweiligen Knorpelläppchenspitzen in die passenden Hautecken genäht (◘ Abb. 7.9). Dafür verwendet man je nach Größe des Säuglings oder Kleinkindes einen resorbierbaren Faden, z. B. Vicryl 4-0 oder 5-0, wobei hier jeweils eine vertikale Rückstichnahme gesetzt wird, sodass die Naht jeweils außerhalb des Tracheostomas zu liegen kommt (◘ Abb. 7.10). Das Endergebnis der Starplasty ist ein kleines kreisförmig eingenähtes Tracheostoma, welches durch den Gewebezug stabil ist und auch bei akzidenteller Dekanülierung nicht kollabiert (◘ Abb. 7.11 a und b).

— *Einlage einer Trachealkanüle:*
Nun zieht der Anästhesist den Endotrachealtubus so weit zurück, dass die Spitze

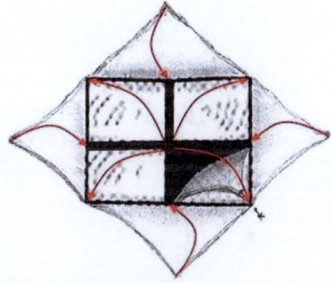

◘ Abb. 7.9   Einnaht der Haut- und Knorpelspitzen (Zeichnung C. Gerstenberger)

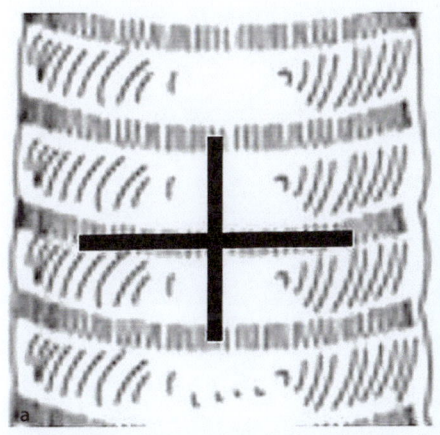
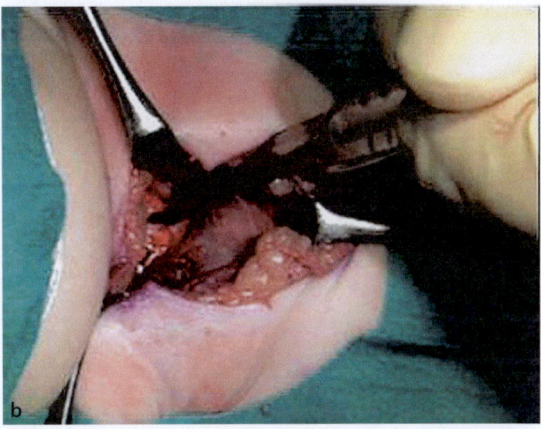

◘ Abb. 7.8   a Inzisionsschema (Zeichnung C. Gerstenberger), b kreuzförmige Eröffnung der Trachea

gerade noch am oberen Rand des Stomas zu sehen ist. Jetzt kann eine entsprechend große Kanüle eingeführt werden (◘ Abb. 7.12), welche an der Haut um das Tracheostoma angenäht oder mit einem Kanülenband gesichert wird.

> **Intraoperative Gefahrenquellen**
> Beim Säugling und Kleinkind stehen die Pleuraspitzen weiter über die Schlüsselbeine nach kranial als beim Erwachsenen. Bei beiden chirurgischen Verfahren der Tracheotomie sollte eine Präparation weit nach lateral vermieden werden.
> Der Truncus brachiocephalicus steht bei Säuglingen/Kleinkindern deutlich höher als beim Erwachsenen und überkreuzt die Trachea im Halsbereich in variabler Höhe. Nach medianer Spaltung der infrahyoidalen Muskulatur sollte der Chirurg den Bereich des Jugulums palpieren, um einen eventuell vorhandenen „hochreitenden" Truncus brachiocephalicus frühzeitig zu erkennen.

7.4.4 Vergleich der konventionell-chirurgischen Methode mit der Starplasty

Der Vorteil der Starplasty gegenüber der Standardmethode ist ein kleines und stabiles, zirkulär eingenähtes Tracheostoma.

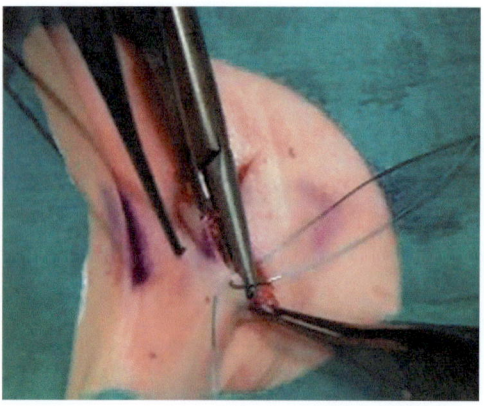

◘ **Abb. 7.10** Anlage von Rückstichnähten für die Einnaht des Stomas

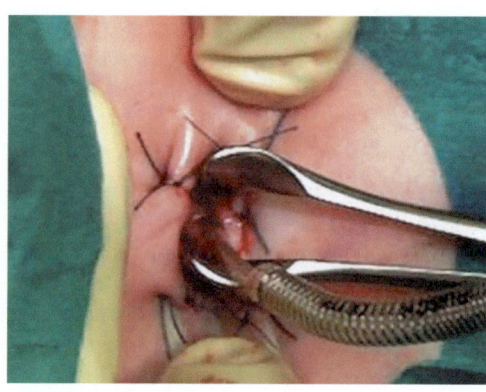

◘ **Abb. 7.12** Einführen der Trachealkanüle

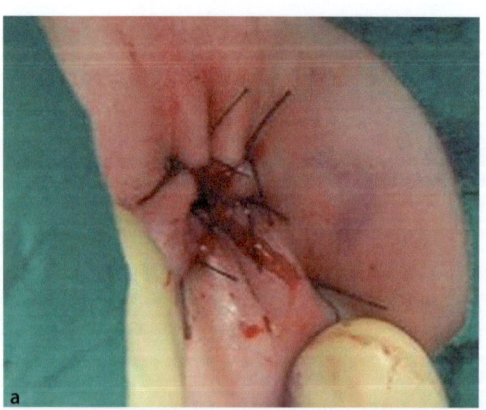

a

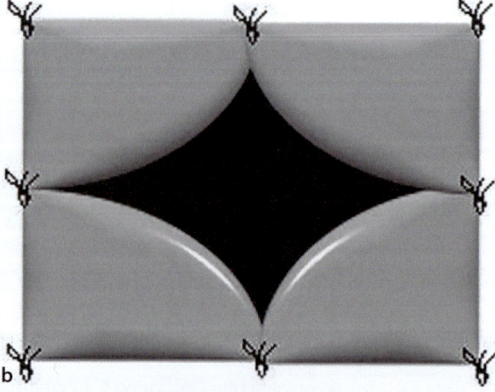

b

◘ **Abb. 7.11** a Fertiges Stoma, b Schema des eingenähten Tracheostomas nach Starplasty (Zeichnung C. Gerstenberger)

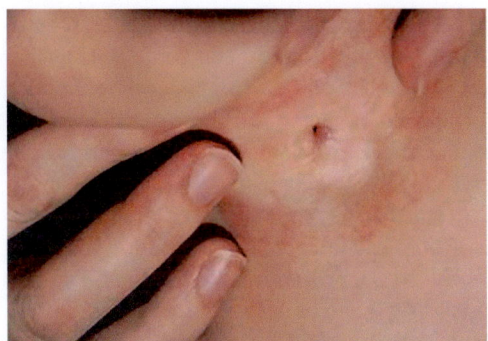

Abb. 7.13 Persistierende tracheokutane Fistel nach Starplasty

In der Literatur sind frühe Komplikationen nach Starplasty als sehr selten anzusehen (Schwarz et al. 2017). Selbst bei akzidenteller Dekanülierung kommt es zu keinem Stomakollaps und einer möglicherweise daraus resultierenden letalen Komplikation. Ein weiterer Vorteil der Starplasty ist eine geringere Rate an Wundinfektionen und ein vermindertes Emphysem- und Pneumothoraxrisiko (Eliashar et al. 2004). Der Nachteil ist eine längere OP-Dauer. Es kann davon ausgegangen werden, dass in den meisten Fällen nach Dekanülement eine persistierende tracheokutane Fistel zurückbleiben wird, die sekundär verschlossen werden muss (Sautter 2006) (◘ Abb. 7.13). Allerdings wird die Rate von tracheokutanen Fisteln nach einer Standardtracheotomie auch mit bis zu 31 % angegeben (Carron et al. 2000).

> Die Starplasty sollte bei kindlichen Patienten mit chronischen Erkrankungen, insbesondere neurologischer Natur mit geringer Hoffnung auf ein Dekanülement, stets in Betracht gezogen werden (Gupta et al. 2015).

7.5 Nachsorge

Hauptgefahren in der Nachsorge sind akzidentelle Dekanülierung und Verlegung der Kanülen durch Borken. Aufgrund der kleinen Atemwege, der geringen Durchmesser der Kanülen und der Unfähigkeit der Kleinkinder sich bemerkbar zu machen, können beide Situationen sehr rasch lebensbedrohlich sein. In der Nachsorge sollten die Kleinkinder deshalb häufiger visitiert werden, als dies beim Erwachsenen üblich ist. Stomapflege, Kanülenwechsel und Anfeuchtung der Atemluft erfolgen nach gleichen Kriterien wie bei Erwachsenen. Allerdings sollte eine Intervention, z. B. ein Kanülenwechsel, nur im Beisein geschulten Personals erfolgen. Neben der Assistenz für den eigentlichen Kanülenwechsel ist eine zweite Fachkraft zum notwendigen Halten des Kindes erforderlich. Da eine der häufigsten letalen Komplikationen Verlegungen der Kanülen mit Krusten oder Borken sind, müssen diese regelmäßig gepflegt und gewechselt werden.

7.6 Komplikationen

Die pädiatrische Tracheotomie ist ein chirurgischer Eingriff mit hoher Morbidität und Mortalität, die ca. 2- bis 3-fach höher sind als beim Erwachsenen (Corbett et al. 2007). Bei Untersuchungen von Corbett et al. (2007) und Douglas et al. (2015) lag die Mortalität bei Kindern nach erfolgter Tracheotomie bei ungefähr 20 %. Die Rate an direkt Tracheotomie-bezogenen Todesfällen wird in der Literatur mit 0,5–3,6 % angegeben (Solares et al. 2004, Mahadevan et al. 2007). In einer retrospektiven Kohortenstudie mit insgesamt 18.806 tracheotomierten Kindern und Jugendlichen konnten Berry et al. (2010) zeigen, dass eine signifikante Korrelation zwischen erhöhter Mortalität und Tracheotomie bei Kindern besteht:
- mit kongenitalen Herzfehlern,
- Lebensalter unter 1 Jahr,
- Frühgeburten.

In der Literatur wird allgemein zwischen frühen Komplikationen bis 7 Tage nach OP und späten Komplikationen nach mehr als 7 Tagen nach OP unterschieden. Ein Review zeigte Frühkomplikationen in 5,6–22,6 % und Spätkomplikationen bis zu 85,4 % (Song et al. 2014).

Eine sehr häufige Erscheinung sind Granulationsbildungen am Stoma, die meist ohne

Konsequenzen für den weiteren Verlauf sind und in der Literatur oft nicht als echte Komplikationen gewertet werden.

7.6.1 Frühkomplikationen

Zu den häufigen frühen Komplikationen zählen (Kremer et al. 2002):
- Emphysem,
- Pneumomediastinum,
- Pneumothorax,
- Blutungen durch Wundgranulationen,
- durch Verkrustung verlegte Kanüle,
- akzidentelle Dekanülierung.

Verlegte Kanülen und akzidentelle Dislokationen der Kanüle sind potenziell lebensgefährlich. Es sollte streng auf adäquate Luftbefeuchtung, Stomapflege und regelmäßigen Kanülenwechsel geachtet werden.

Akzidentelle Kanülendislokationen oder ein komplettes Dekanülement werden in der Literatur mit 1–18 % angegeben (Carr et al. 2001), wobei dies bei Kleinkindern häufiger vorkommt als bei Säuglingen, da diese motorisch aktiver sind.

7.6.2 Spätkomplikationen

Zu den häufigen späten Komplikationen zählen:
- suprastomale Enge,
- Kollaps,
- subglottische Stenose,
- Tracheomalazie,
- tracheokutane Fistel.

Subglottische Stenosen als Langzeitfolge einer pädiatrischen Tracheotomie sind in der Literatur relativ selten und werden mit einer Rate von 3–6 % angegeben (Solares et al. 2004). Stenosen haben weitreichende Konsequenzen (▶ Kap. 12).

7.7 Dekanülierung

In der Literatur schwanken die erfolgreichen Dekanülierungsraten pädiatrischer Tracheotomiepatienten durch unterschiedliche Grunderkrankungen von 0 % (Eliashar et al. 2004) bis zu 70 % (Mahadevan et al. 2007), wobei bei Patienten mit chronisch-neuromuskulären Erkrankungen die Dekanülierungsrate sehr niedrig ist.

Im Durchschnitt werden die Raten erfolgreicher Dekanülierungen um 35 % in der Literatur angegeben (Ozmen et al. 2009, Douglas et al. 2015).

Literatur

Berry JG, Graham RJ, Robertson DW et al. (2010) Patient characteristics associated with in-hospital mortality in children following tracheotomy. Arch Dis Child 95: 703–710

Carr MM, Poje CP, Kingston L et al. (2001) Complications in pediatric tracheostomies. Laryngoscope 111: 1925–1928

Carr MM (2007) Pediatric tracheotomy. Oper Tech Otolaryngol 18: 127–133

Carron JD, Derkay CS, Strope GL et al. (2000) Pediatric tracheotomies: changing indications and outcomes. Laryngoscope 110: 1099–1104

Corbett HJ, Mann KS, Mitra I et al. (2007) Tracheostomy – A 10-year experience from a UK pediatric surgical center. J Ped Surg 42: 1251–1254

Douglas CM, Poole-Cowley J, Morrissey S et al. (2015) Paediatric tracheostomy – An 11-year experience at a Scottish paediatric tertiary referral centre. Int J Pediatr Otorhinolaryngol 79 (10): 1673–1676

Eckel HE, Sprinzl GM, Sittel C (2000) Anatomy of the glottis and subglottis in the pediatric larynx. HNO 48: 501–507

Eliashar R, Gross M, Attal P et al. (2004) „Starplasty" prevents tracheotomy complications in infants. Int J Pediatr Otorhinolaryngol 68 (3): 325–329

Fry TL, Jones RO, Fischer ND et al. (1985) Comparisons of tracheostomy incisions in a pediatric model. Ann Otol Rhinol Laryngol 94: 450–453

Gupta A, Stokken J, Krakovitz P et al. (2015) Tracheostomy in neurologically compromised paediatric patients: role of starplasty. J Laryngol Otol 129: 1009–1012

Hotzki J (1993) Die Gefährdung des Kehlkopfes durch die Intubation im frühen Kindesalter. Deutsch Ärztebl 31: 1131–1134

Koltai PJ (1998) Starplasty A new technique of pediatric tracheotomy. Arch Otolaryngol Head Neck Surg 124: 1105–1111

Kremer B, Botos-Kremer AI, Eckel HE et al. (2002) Indications, complications, and surgical techniques for paediatric tracheostomy-an update. J Pediatr Surg 37: 1556–1562

Lewis CW, Carron JD, Perkins JA et al. (2003) Tracheotomy in pediatric patients: A national perspective. Arch Otolaryngol Head Neck Surg 129 (5): 523–529

Mahadevan M, Barber C, Salkeld L et al. (2007) Pediatric tracheotomy: 17 year review. Int J Pediatr Otorhinolaryngol 71: 1829–1835

Masing H (1983) Tracheotomie im Kindesalter. In: Rügheimer E (Hrsg) Intubation, Tracheotomie und bronchopulmonale Infektionen. Springer, Berlin

Ogilvie LN, Kozak JK, Chiu S et al. (2014) Changes in pediatric tracheostomy 1982–2011: a Canadian tertiary children´s hospital review. J Pediatr Surg 49 (11): 1549–1553

Ondik MP, Kimatian S, Carr MM (2007) Management of the difficult airway in the pediatric patient. Oper Tech Otolaryngol 18: 12–21

Ozmen S, Ozmen OA, Unal OF et al. (2009) Pediatric tracheotomies: A 37-year experience in 282 children. Int J Pediatr Otorhinolaryngol 73: 959–961

Sautter NB, Krakovitz BR, Solares CA, Koltai PJ (2006) Closure of persistent tracheocutaneous fistula following „starplasty" tracheostomy in children. Int J Pediatr Otorhinolaryngol 70: 99–105

Schwarz Y, Muhanna N, Raveh D et al. (2017) Starplasty tracheostomy: case series and literature review. Eur Arch Otorhinolaryngol 274: 2261–2266

Sen S, Heather J, Palmieri T et al. (2015) Tracheostomie in pediatric burn patients. Burns 41: 248–251

Solares A, Krakovitz P, Hirose K et al. (2004) Starplasty: revisiting a pediatric tracheostomy technique. Otolaryngol Head Neck Surg 131: 717–722

Song JJ, Choi IJ, Chang H et al. (2014) Pediatric tracheostomy revisited: A nine-year expericence using intercartilaginous incision. Laryngoscope 125: 485–492

Russo SG, Trieschmann U, Nicolai T (2014) Atemwegsmanagement bei Kindern in Notfallsituationen. Notfall Rettungsmed 17: 105–111

Trachsel D, Hammer J (2006) Indications for tracheostomy in children. Paediatr Respir Rev 7: 162–168

Wani TM, Rafiq M, Talpur S et al. (2017) Pediatric upper airway dimensions using three-dimensional computed tomography imaging. Paediatr Anaesth 27 (6): 604–608

Die Koniotomie, eine lebensrettende Notfallmaßnahme

D. Thurnher

8.1 Definition – 60

8.2 Einführung – 60

8.3 Chirurgische Anatomie – 61
8.3.1 Oberflächenanatomie – 61
8.3.2 Ligamentum conicum – 61

8.4 Indikation – 61
8.4.1 Kontraindikationen – 62

8.5 Methoden der Koniotomie – 62
8.5.1 Methode der chirurgischen Koniotomie – 62
8.5.2 Methode der Nadelkoniotomie – 63

8.6 Zusammenfassung – 65

Literatur – 65

© Springer-Verlag GmbH Deutschland, ein Teil von Springer Nature 2018
E. Klemm, A. Nowak (Hrsg.), *Kompendium Tracheotomie und Atemwege*,
https://doi.org/10.1007/978-3-662-56824-8_8

8.1 Definition

Die Koniotomie (= Krikothyreotomie) bezeichnet die chirurgische Durchtrennung des Ligamentum conicum (= Ligamentum cricothyroideum), das sich zwischen Schild- und Ringknorpel des Larynx aufspannt. Da in diesem Bereich der Atemweg der Haut am Nächsten kommt, kann dieser mit der Durchtrennung dieses Ligaments sehr schnell, sicher und komplikationsarm eröffnet und gesichert werden. Dies kann auf chirurgischem Weg oder mit an die Seldinger-Technik angelehnten Nadel-Kathetersystemen als Nadelkoniotomie oder mit Trokarsystemen erfolgen.

8.2 Einführung

Die Koniotomie ist eine potenziell lebensrettende Maßnahme in einer „Can't intubate – can't ventilate"-Situation. Scheitert die Atemwegsicherung auf den ersten 3 Ebenen (Ebene 1: Spontanatmung, unterstützte Beatmung oder kontrollierte Beatmung mit einer Gesichtsmaske; Ebene 2: extraglottische Atemweghilfe; Ebene 3: Endotrachealtubus), so soll bei drohender Asphyxie eine Oxygenierung über einen translaryngealen oder transtrachealen Zugang erfolgen. Keinesfalls darf die Invasivität dieser Maßnahme oder deren im Einzelfall zweifelhafter Erfolg dahingehend interpretiert werden, aus vermeintlichen Sicherheitsaspekten eine indizierte Koniotomie zu unterlassen (S1 Leitlinie: Atemwegsmanagement Airwaymanagement), da dies fatale Konsequenzen nach sich zieht (zerebrale Hypoxie, Tod).

Die Notwendigkeit eine Koniotomie durchführen zu müssen, ist ein seltenes Ereignis. Koniotomien im schwierigen Atemwegsmanagement der prähospitalen Phase bei Traumapatienten wurden in einem retrospektiven Review mit 0,6 % ausgewiesen (Lockey et al. 2014), für den hospitalen Bereich mit 0,06 % (Rosenstock et al. 2016). Weiterhin wurden in den letzten Jahren neue Verfahren zur Atemwegsicherung eingeführt (Intubationshilfen, Videolaryngoskopie, Larynxmasken etc.) und die Ausbildung im Bereich des schwierigen Atemwegs verbessert (Simulationstraining).

Koniotomien aller Verfahren können an Kadavern oder Modellen geübt werden, wobei selbst Ungeübte nach einigen Durchgängen je nach Studie nach ca. 40–70 Sekunden erfolgreich waren. Die am Modell erreichte Kompetenz zur Durchführung einer chirurgischen Koniotomie lässt sich direkt auf die Durchführung am Kadaver übertragen (Melchiors et al. 2015). In manchen Studien ist die nichtchirurgische Koniotomie zeitlich leicht überlegen (Eisenburger 2000, Wong 2003, Schaumann 2005). In der Studie von Chrisman et al. (2016) benötigte die chirurgische Koniotomie – durchgeführt von erfahrenen Anästhesisten am Schweinemodell – die kürzeste Zeit, an zweiter Stelle lag das VBM Surgicric II Chirurgisches Koniotomie-Set, am längsten dauerte die Koniotomie mit dem Melker®-Set (Chrisman et al. 2016). In einem systematischen Review konnten keine signifikanten Unterschiede in Bezug auf Methode oder verwendete Seldinger-basierte Sets für die Koniotomie festgestellt werden (Langvad et al. 2013). Neben dem Zeitfaktor sind natürlich die Erfolgsquoten der verschiedenen Methoden wichtig. In einer randomisierten Studie durch Helm et al. (2013) mit in der Koniotomie unerfahrenen jungen Anästhesisten, durchgeführt an frischen Leichen mit anschließender Sofortobduktion, ließ sich für die chirurgische Technik eine signifikant höhere Erfolgsrate mit 100 % gegenüber der Punktionstechnik mit 67 % feststellen. Für die Punktion mit transtrachealer Jetventilation fand sich in einem systematischen Review eine Misserfolgsquote von 42 % (Duggan et al. 2016).

In den Leitlinien der Difficult Airway Society (UK) wird in einer „Can't intubate – can't oxygenate"-Situation die chirurgische Koniotomie bevorzugt (Frerk et al. 2015).

Braun et al. (2017) demonstrierten, dass Laien ohne oder mit nur minimalen anatomischen Vorkenntnissen nach kurzer Einweisung in der Lage waren, mit zwei Haushaltsgeräten (Taschenmesser und Kugelschreiber) in 80 % eine Koniotomie erfolgreich durchzuführen, allerdings nicht immer in adäquater Zeit.

8.3 Chirurgische Anatomie

Die Kenntnis und schnelle Identifikation der chirurgischen Landmarken durch Palpation stellen die Grundlage für die Durchführung einer Koniotomie dar, gleichgültig nach welcher Methode sie durchgeführt wird (Reidenbach 1996, Boon et al. 2004, Thurnher et al. 2007). Im Vergleich mit der Halssonografie zur korrekten Auffindung des Ligamentum conicum ist die Palpation durch den erfahrenen Kliniker gleichwertig (Yildiz et al. 2016).

8.3.1 Oberflächenanatomie

Zuerst wird der Oberrand des Schildknorpels (Incisura superior der Cartilago thyroidea) mit Zeigefinger und Daumen getastet. Insbesondere bei Männern mit dem vergleichsweise prominenten „Adamsapfel" gelingt dies leicht. Mit dem Zeigefinger wird nun die Vorderkante des Schildknorpels nach kaudal verfolgt, bis man in eine Vertiefung gleitet. Dies ist die Stelle, wo sich das Ligamentum cricothyroideum (= Ligamentum conicum) zwischen Schildknorpel und Ringknorpel (Cartilago cricoideum) aufspannt. Bei Personen mit sehr schlankem Hals kann die Einziehung der Haut an dieser Stelle gesehen werden. Gleitet man nun mit dem Zeigefinger aus dieser Vertiefung heraus weiter nach kaudal, tastet man den relativ prominenten Ringknorpel, auf den weiter kaudal die Trachealringe folgen. Unterhalb des Ringknorpels liegt vor der Trachea die variabel groß ausgebildete Schilddrüse, die, außer bei Personen mit einem sehr schlanken Hals, die direkte Palpation der Trachealringe unmöglich macht. Eine weitere Oberflächenlandmarke ist die obere Thoraxapertur, das Jugulum, welches kranial des Sternums getastet werden kann.

8.3.2 Ligamentum conicum

Das Ligamentum conicum spannt sich zwischen Schild- und Ringknorpel auf und stellt anatomisch gesehen den anteromedialen Teil des Conus elasticus dar. Dieses fibröse Band ist relativ schlecht durchblutet. In diesem Bereich findet sich kein klinisch relevantes Gefäß bzw. Nerv. Die einzige Ausnahme sind die variabel vorkommende Arteria und Vena cricothyroidea, die Arterie ist ein Ast der Arteria laryngea superior. Diese Gefäße verlaufen von beiden Seiten kommend horizontal im oberen Anteil des Ligaments, also am Unterrand des Schildknorpels. Weiterhin kann ein variabel verlaufender Processus pyramidalis der Schilddrüse über das Ligamentum conicum ziehen, allerdings meist auf der linken Seite. In der anatomischen Studie von Develi et al. (2016) haben deshalb die Autoren den rechten unteren Quadranten als beste Punktionsstelle für eine Nadelkoniotomie definiert.

> Am Ligamentum conicum kommt der Atemweg der Halshaut am nächsten, weshalb im Notfall nur diese Stelle geeignet ist, den Atemweg schnell und komplikationsarm von außen zu erreichen.

8.4 Indikation

— „Can't intubate – can't ventilate" oder "Can't intubate – can't oxygenate" (CiCo): Die Endstrecke der Algorithmen für das Management des schwierigen Atemwegs ist das „Can't intubate – can't ventilate"-Szenario. Hier wird seit vielen Jahren einheitlich in allen Leitlinien ein invasives Vorgehen im Sinn einer Koniotomie empfohlen (Caplan et al.1993). Die in der Vergangenheit immer wieder erwähnte und propagierte „Nottracheotomie", in der englischen Literatur als „slash tracheotomy" bezeichnet, ist in der echten Notfallsituation durch die vor der Eröffnung der Trachea nötige Ligatur des Schilddrüsenisthmus zu langwierig und komplikationsbehaftet. Im Gegensatz dazu ist die Koniotomie eine chirurgisch einfache Prozedur, welche nach einigen Instruktionen am Kadaver oder Simulationsmodell auch vom Anfänger in der Regel in kurzer Zeit durchgeführt werden kann.

- *Traumapatienten mit HWS-Verletzungen*
- *Schwere Mittelgesichtsfrakturen*
- *Starke Blutungen aus dem oberen Aerodigestivtrakt*
- *Starke Ödeme im Bereich des oberen Aerodigestivtrakts*
- *Trismus*
- *Fremdkörperobstruktion*

8.4.1 Kontraindikationen

Absolute Kontraindikationen
Die Möglichkeit der problemlosen Intubation stellt natürlich eine Kontraindikation zur Koniotomie dar. Schwerste Larynxtraumen oder Abriss der Trachea mit Retraktion in den Thorax machen eine Koniotomie unmöglich.

Relative Kontraindikationen
Säuglinge und Kleinkinder unter 5 Jahren haben ein sehr kleines Ligamentum conicum, was eine chirurgische Koniotomie sehr erschwert oder gar unmöglich macht (Barasch et al. 2005). Beim Säugling hat z. B. das Ligament eine Größe von 3 x 3 mm. In diesem Fall sollte selbst der Versuch einer chirurgischen Intervention unterlassen werden und sofort eine Nadelkoniotomie durchgeführt werden.

8.5 Methoden der Koniotomie

Neben der chirurgischen „klassischen" Koniotomie kann als Alternativmethode, insbesondere bei Säuglingen und Kleinkindern, eine sogenannte Nadelkoniotomie mit nachfolgend möglicher Jetventilation durchgeführt werden. Dieses Beatmungsverfahren wird im klinischen Umfeld Anwendung finden.

8.5.1 Methode der chirurgischen Koniotomie (Katos u. Goldenberg 2007)

1. *Überstrecken des Kopfes:*
   Der Kopf sollte soweit als möglich rekliniert werden. Wenn es die Zeit und Situation erlauben, sollte eine Schulterrolle unterlegt werden.
2. *Identifikation der chirurgischen Landmarken:*
   Nachdem die Vertiefung zwischen Ring- und Schildknorpel, also das Ligamentum conicum, identifiziert wurde, fixiert der Chirurg den Larynx mit seiner nichtdominanten Hand und verändert diese Position nicht mehr.
3. *Vertikaler Hautschnitt von 2–3 cm über dem Ligamentum conicum:*
   Ein vertikaler Hautschnitt verläuft hier eigentlich gegen die Hautspannungslinien (relaxed skin tension lines), hat aber den Vorteil, dass die gleichfalls vertikal verlaufenden Vv. jugulares anterior nicht eröffnet werden. Starke Blutungen aus diesen oft kaliberstarken Venen könnte die Durchführung der Notfallmaßnahme erschweren. Würde bei einer initial durchgeführten horizontalen Inzision die kraniokaudale Ausdehnung des Ligamentum conicum falsch eingeschätzt, müsste dann sogar eine zweite horizontale Inzision durchgeführt werden. Aus diesem Grund wird die vertikale Inzision empfohlen, ausgenommen es handelt sich um halschirurgisch versierte HNO-Ärzte (Hsiao u. Pacheco-Fowler 2008).
4. *Horizontaler Schnitt durch das Ligamentum conicum:*
   Der Schnitt durch das Ligament sollte mit Hinsicht auf die Arteria cricothyroidea wenn möglich am Oberrand des Krikoids und nicht am Unterrand des Thyroids geführt werden. Dabei sollte die Spitze der Klinge leicht nach kaudal geneigt werden, um eine Verletzung der direkt oberhalb liegenden Stimmlippen zu vermeiden (◘ Abb. 8.1). Weiterhin darf die Klinge nicht zu tief inseriert werden, damit eine Verletzung der dorsalen subglottischen Region vermieden wird.
5. *Offenhalten der Koniotomiestelle:*
   Nachdem das Ligament horizontal durchtrennt wurde, muss ein Abstand zwischen

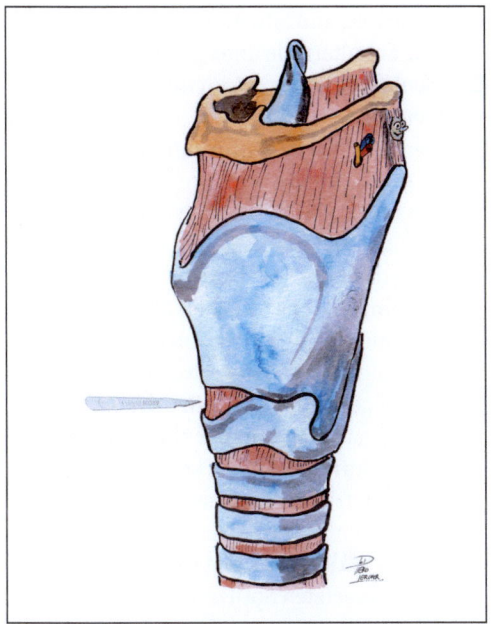

Abb. 8.1 Koniotomie: Die Durchtrennung des Ligamentum conicum erfolgt zwischen Ring- und Schildknorpel. (Abbildung von Piero Lercher, mit freundlicher Genehmigung aus Thurnher et al. 2011)

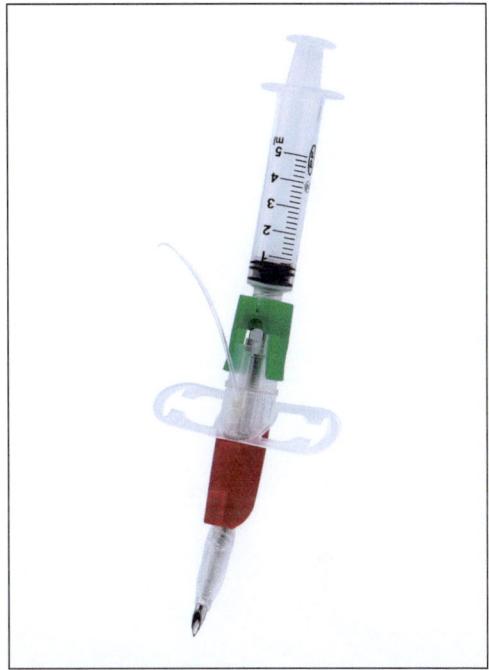

Abb. 8.2 Ein fertiges Trokar-Kanülen-System, das sog. Quick-Trach®. (Freundlicherweise zur Verfügung gestellt von der Fa. VBM Medizintechnik GmbH)

Thyroid und Krikoid offen gehalten werden, bis eine Kanüle eingeführt werden kann. Hierzu kann, sofern vorhanden, ein Krikoidhacken verwendet werden. Alternativ kann die bereits eingeführte Klinge „aufgestellt" werden. Der kaudale Zug durch die immer noch den Larynx fixierende Hand führt zusätzlich zu einem größeren Abstand zwischen Schild- und Ringknorpel.

6. *Einführen einer Kanüle:*
   Die Beatmung des Patienten kann nur vorrübergehend über eine Koniotomie erfolgen. Nachdem der Patient stabilisiert wurde, muss die Koniotomie innerhalb von 72 Stunden in eine Tracheotomie konvertiert werden, da sonst die Gefahr der subglottischen Stenose besteht. Eine Metaanalyse konnte allerdings zeigen, dass insgesamt nur knapp 2 % der koniotomierten Patienten in späterer Folge eine subglottische Stenose entwickeln (Talving et al. 2010).

Eine Alternative zum oben geschilderten chirurgischen Ablauf stellt die vereinfachte „rapid four-step technique" (RFST) dar als Palpation-Inzision-Traktion-Intubation (Brofeldt et al. 1996). Hier wird nach palpatorischer Auffindung des Ligamentum conicum die Haut und das Ligament mit einer einzigen horizontalen Stichinzision eröffnet. Das Verfahren ist praxisnahe (Melchiors et al. 2016). Als Alternative zur chirurgische Koniotomie kann auch ein industriell gefertigtes System verwendet werden, wobei hier ein Trokar mit Schrägschliff zur Punktion der Haut und des Ligamentum conicum verwendet wird, über den eine Kanüle direkt in die Koniotomiestelle eingeschoben wird (Abb. 8.2).

8.5.2 Methode der Nadelkoniotomie (Abb. 8.3)

1. *Überstrecken des Kopfes:* Der Kopf sollte soweit als möglich rekliniert werden. Wenn

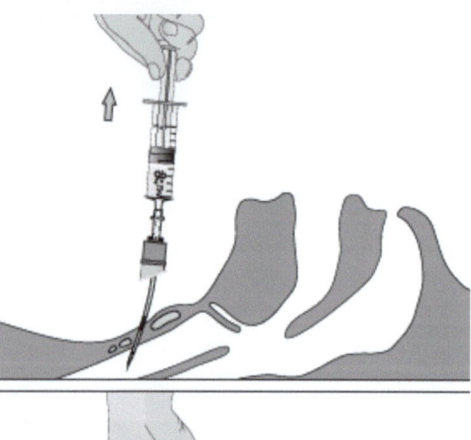
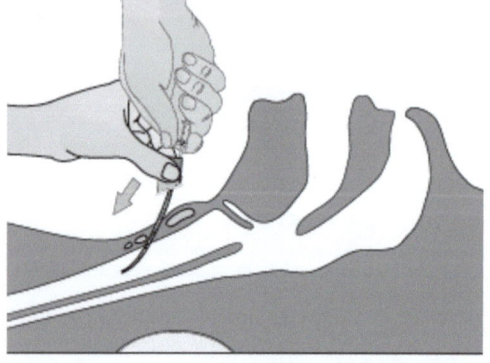
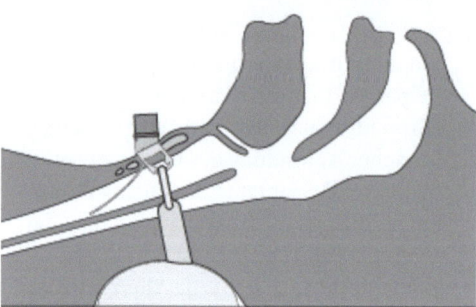
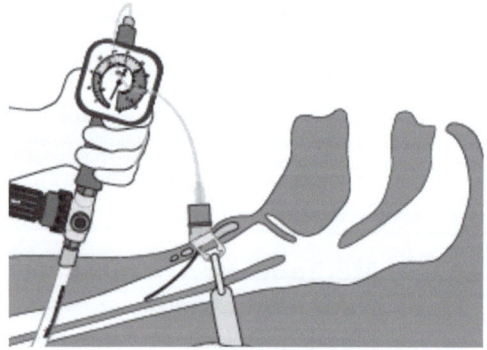

Abb. 8.3 Durchführung einer Nadelkoniotomie mittels Jet-Ventilationskatheter. (Freundlicherweise zur Verfügung gestellt von der Fa. VBM Medizintechnik GmbH)

es die Zeit und Situation erlauben, sollte eine Schulterrolle untergelegt werden.
2. *Identifikation der chirurgischen Landmarken*
3. *Durchstechen des Ligamentum conicum mit einem Nadelkatheter:*
Das Ligamentum wird mit einem nadelgestützten Plastikkatheter (13–14 G bei Erwachsenen, 14 G bei Kindern, 16 G bei Säuglingen) durchstochen (Abb. 8.4), auf den eine 10-ml-Spritze aufgesetzt ist, die zur Hälfte mit physiologischer Kochsalzlösung gefüllt ist. Die Spitze des Katheters wird genauso wie bei der chirurgischen Koniotomie leicht nach kaudal geführt, um Verletzungen endolaryngealer Strukturen zu vermeiden. Nachdem das Ligament durchstochen ist, wird mittels der aufgesetzten Spritze aspiriert. Zeigen sich Luftblasen in der Kochsalzlösung liegt die Spitze des Katheters intralaryngeal und die Nadel kann aus dem Katheter entfernt werden.

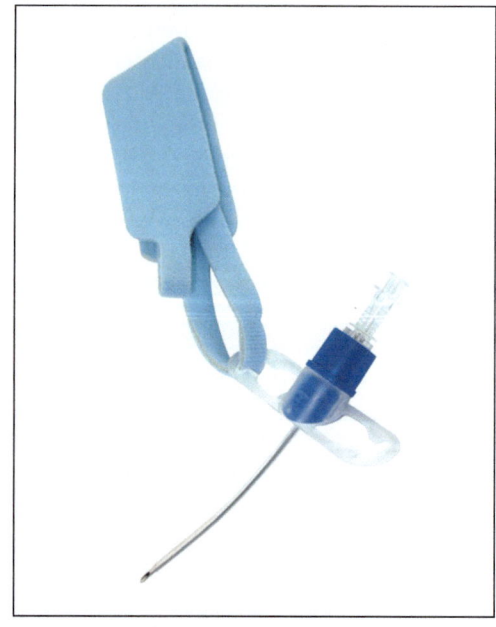

Abb. 8.4 Ein Nadelkathetersystem für die Nadelkoniotomie. (Freundlicherweise zur Verfügung gestellt von der Fa. VBM Medizintechnik GmbH)

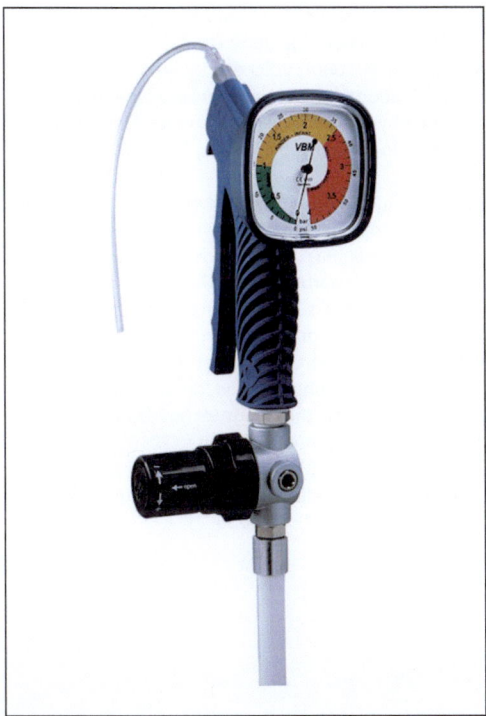

◘ **Abb. 8.5** Ein manuelles Druckmanometer für die Nadelkatheter-Jet-Ventilation. (Freundlicherweise zur Verfügung gestellt von der Fa. VBM Medizintechnik GmbH)

4. Der Katheter wird nun mit einem manuell steuerbaren Hochdruckventilationsgerät, das einen Druck von bis zu 4 bar liefert, verbunden und der Patient darüber beatmet (◘ Abb. 8.5).

8.6 Zusammenfassung

Die Koniotomie ist eine schnelle und sichere Methode der Atemwegsicherung, wenn eine „Can't intubate – can't ventilate"-Situation durch keine andere Maßnahme mehr beherrscht werden kann. Eine Koniotomie kann am Kadaver oder Simulationsmodell mit einer schnellen Lernkurve geübt werden.

> Bei Säuglingen und Kleinkindern sollte keine chirurgische Koniotomie sondern eine Nadelkoniotomie durchgeführt

werden. Mögliche Komplikationen stehen in keiner Relation zum Erstickungstod bei Unterlassung dieser Maßnahme.

Literatur

Barasch PG, Cullen BF, Stoelting RK (eds) (2005) Clinical anesthesia, 5th edn. Lippincott Williams and Wilkins, Philadelphia

Braun C, Kisser U, Huber A et al. (2017) Bystander cricothyroidotomy with household devices – A fresh cadaveric feasability study. Resuscitation 110: 37–41

Boon JM, Abrahams PM, Meiring JH, Welch T (2004) Cricothyroidotomy: A clinical anatomy review. Clinical Anatomy 17: 478–486

Brofeldt BT, Panacek EA, Richards JR (1996) An easy cricothyrotomy approach: the rapid four-step technique. Acad Emerg Med 3: 1060–1063

Caplan RA, Benumof JL, Berry FA et al. (1993) Practice guidelines for management of the difficult airway: a report by the American Society of Anesthesiologists Task Force on Management of the Difficult Airway. Anesthesiology 78: 597–602

Chrisman L, King W, Wimble K et al. (2016) Surgicric2: A comparative bench study with two established emergency cricothyroidotomy techniques in a porcine model. 117: 236–242

Develi S, Yalcin B, Yazar F (2016) Topographical anatomy of cricothyroid membrane and its relation with invasive airway access. Clin Anat 29(7): 949–954.

Duggan LV, Scott BB, Law JA et al. (2016) Transtracheal jet ventilation in the "can't intubate can't oxygenate" emergency: a systematic review BJA 117 (S1): i28–i38

Eisenburger P, Laczika K, List M et al. (2000) Comparison of conventional surgical versus Seldinger technique emergency cricothyrotomy performed by inexperienced clinicians. Anesthesiology 92: 687–690

Frerk C, Mitchell VS, McNarry AF et al. (2015) Difficult Airway Society Intubation Guidelines working group. Difficult Airway Society 2015 guidelines for management of unanticipated difficult intubation in adults. Br J Anaesth 115: 827–848

Helm M, Hossfeld B, Jost C et al. (2013) Emergency cricothyroidotomy performed by inexperienced clinicians – surgical technique versus indicator-guided puncture technique. Emerg Med J 30: 646–649

Hsiao J, Pacheco-Fowler V (2008) Cricothyroidotomy. N Engl J Med 358: e25

Katos MG, Goldenberg D (2007) Emergency cricothyrotomy. Oper Techn Otolaryngol 18: 110–114

Langvad S, Hyldmo PL, Nakstad AR et al. (2013) Emergency cricothyroidotomy – a systematic review. Scand J Trauma, Resusc Emerg Med 21: 43

Lockey D, Crewdson K, Weaver A, Davis G (2014) Observational study of the success rates of intubation and failed intubation airway rescue techniques in 7256 attempted intubations of trauma patients by pre-hospital physicians. BJA 113 (2): 220–225

Melchiors J, Todsen T, Nilsson P et al. (2015) Preparing for emergency: a valid, reliable assessment tool for emergency cricothyroidotomy skills. Otolaryngol Head Neck Surg 152: 260–265

Melchiors J, Todsen T, Konge L et al. (2016) Cricothyroidotomy – The emergency surgical airway. Head Neck 38: 1129–1131

Piepho T, Cavus E et al. (2015) S1 Leitlinie: Atemwegsmanagement Airwaymanagement. AWMF-Register Nr.: 001/028. http://www.awmf.org/uploads/tx_szleitlinien/001-028l_S1_Atemwegsmanagement_2015-04_01.pdf

Reidenbach MM (1996) The cricothyroid space: topography and clinical implications. Acta Anat (Basel) 157:330–338

Rosenstock CV, Norskov AK, Willerslev J et al. (2016) Emergency surgical airway management in Denmark: a cohort study of 452 461 patients registered in the Danish Anaesthesia Database. BJA 117 (S1): i75–i82

Schaumann N, Lorenz V, Schellongowski P et al. (2005) Evaluation of Seldinger technique emergency cricothyroidotomy versus standard surgical cricothyroidotomy in 200 cadavers. Anesthesiology 102: 7–11

Talving P, DuBose J, Inaba K, Demetriades D (2010) Conversion of emergent cricothyroidotomy to tracheotomy in trauma patients. Arch Surg 145: 87–91

Thurnher D, Moukarbel RV, Novak CB, Gullane PJ (2007) The glottis and subglottis: an otolaryngologist's perspective. Thorac Surg Clin 17: 549–560

Wong DT, Prabhu AJ, Coloma M et al. (2003) What is the minimum training required for successful cricothyroidotomy? Anesthesiology 98: 349–353

Yıldız G, Göksu E, Şenfer A, Kaplan A (2016) Comparison of ultrasonography and surface landmarks in detecting the localization for cricothyroidotomy. Am J Emerg Med 34 (2): 254–256

Tracheostomaverschluss: Durchführung, Fehler, Gefahren und Komplikationen

M. Ch. Grasl und B. M. Erovic

9.1 Dekanülierung und Selbstverschluss – 70

9.2 Operativer Tracheostomaverschluss – 71

9.3 Erwachsene – 71
9.3.1 Plastischer Verschluss eines epithelialisierten Rest-Tracheostomas – 71
9.3.2 Plastischer Tracheostomaverschluss mit Rekonstruktion der Tracheavorderwand durch peristomale Haut – 72
9.3.3 Plastischer Tracheostomaverschluss mit Kipplappen – 73
9.3.4 Verschluss eines plastischen Stomas mit Björk-Lappen – 74
9.3.5 Primärer Verschluss von Langzeittracheostomata mit Fettbindegewebe-Schwenklappen – 74
9.3.6 Plastischer Tracheostomaverschluss mit Schwenklappen – 75
9.3.7 Tracheostomaverschluss mit Hautersatz durch Brückenlappen – 75

9.4 Tracheostomaverschluss im Kindesalter – 77
9.4.1 Tracheostomaverschluss nach vertikaler Inzision der Tracheavorderwand – 77
9.4.2 Tracheostomaverschluss nach einer „Sternplastik" – 78

© Springer-Verlag GmbH Deutschland, ein Teil von Springer Nature 2018
E. Klemm, A. Nowak (Hrsg.), *Kompendium Tracheotomie und Atemwege*,
https://doi.org/10.1007/978-3-662-56824-8_9

9.5	Das übergroße Tracheostoma – 78
9.5.1	Tracheostomapflaster – 79
9.5.2	Tracheostomaepithesen – 79
9.5.3	Operative Verkleinerung – 79

Literatur – 80

Durch das Anlegen plastischer Tracheostomata mit primärer Epithelialisierung des Stomakanals durch mukokutane Anastomierung haben sich Komplikationsraten bei Tracheotomien deutlich reduzieren lassen. Ein granulierender Kanal zwischen der Haut am Hals und der eröffneten Trachea sollte stets vermieden werden.

Das Dekanülement eines Patienten mit einem Tracheostoma hängt primär von der ursprünglichen Operationsindikation ab. Wenn sich die zugrunde liegenden pathologischen Veränderungen verbessert haben und überlegt wird, dass das Tracheostoma nicht mehr notwendig ist, können Schritte zur Dekanülierung veranlasst werden. Die Dekanülierung und der Tracheostomaverschluss erfolgen wegen der Möglichkeit ernsthafter Komplikationen stets stationär (Wenzel et al. 2004). Diese Forderung ist unverändert aktuell (Delank et al. 2017).

> **Anforderungen an einen Tracheostomaverschluss:**
> - muss der Wiedereröffnung durch Husten standhalten,
> - darf kein Risiko für eine Trachealstenose darstellen,
> - soll ein zufriedenstellendes ästhetisches Ergebnis bringen.

Der Erfolg eines Tracheostomaverschlusses hängt wesentlich von der Art und Ausführung der Tracheotomie ab. Es gilt der Lehrsatz: „Je kleiner das Stoma, desto größer der Erfolg beim Verschluss". Eine Tracheotomie muss daher genau geplant und unter größtmöglicher Vermeidung von intra- und postoperativen Komplikationen durchgeführt werden. Bei Langzeittracheostomata hat die sorgfältige Pflege einen besonderen Stellenwert und beeinflusst die Ergebnisse von Tracheostomaverschlüssen wesentlich (Byhahn et al. 2000).

Indikationen

Patienten mit einem Tracheostoma leiden oft unter respiratorischer Insuffizienz, Dysphagie und wiederholten Infekten der oberen und unteren Atemwege. Das Stoma selbst stellt ein Risiko für Verunreinigungen dar. Daher sind besondere Maßnahmen zur Reinigung des Stomas und der Kanüle notwendig. Weitere Nachteile eines Tracheostomas sind die erheblich erschwerte sprachliche Kommunikation und die Beeinträchtigung der Ästhetik mit nachfolgenden Störungen im sozialen Umgang.

> **Absolute Voraussetzung für das Stilllegen eines Tracheostomas und den operativen Verschluss ist ein gesicherter Atemweg. Zudem sollte der Patient problemlos seinen Speichel schlucken können und über einen produktiven Hustenstoß verfügen.**
>
> **Für die Tumorchirurgie gilt, dass der Patient, an dem ein Tracheostomaverschluss vorgenommen werden soll, tumorfrei sein muss.**

Kontraindikationen

Die Durchführung eines Tracheostomaverschlusses wird abgelehnt, wenn der Atemweg nicht ausreichend gesichert ist, eine unsichere Prognose des vorhandenen Grundleidens besteht und erhebliche entzündliche peristomale Hautveränderungen bestehen.

Des Weiteren ist ein Tracheostomaverschluss unmöglich, wenn eine zu geringe Höhe der Tracheaseitenwände, eine Tracheastenose oder eine Tracheomalazie bestehen.

Tipps und Tricks

- Die Wiedereinführung der Kanüle postoperativ ist notwendig, wenn durch einen Trachealkollaps oder durch eine Narbenstriktur ein Stridor auftritt.
- Zur Wiedereinführung der Kanüle eignet sich am besten ein Killian-Spekulum, das schonend eingeführt die Aufspreizung ermöglicht.
- Das Stoma kann auch mit Hilfe von Bougies wiedereröffnet werden.
- Wenn Zweifel an der erfolgreichen Dekanülierung bestehen, kann ein Platzhalter indiziert sein.
- War ein länger dauernder Dekanülierungsversuch nicht erfolgreich, kann eine Retracheotomie erforderlich werden.

Planung

Mit Hilfe der Endoskopie kann man vorhersagen, ob ein Patient erfolgreich dekanüliert werden kann oder nicht. Bei Kindern konnte gezeigt werden, dass definierte Parameter der Polysomnografie wertvoll für die Vorhersage einer erfolgreichen Dekanülierung sind (Gurbani et al. 2015).

Daher müssen die Luftwege (Larynx: insbesondere supraglottisch, Trachea, Oro- und Hypopharynx) vor einer Dekanülierung endoskopisch untersucht werden, auch retrograd durch das Stoma. Die Struktur der ursprünglichen Pathologie ist ebenso zu beurteilen wie möglicherweise neue Probleme, die durch das Tracheostoma verursacht wurden. Alle Granulationen im Tracheostomabereich und in der Trachea sind zu entfernen. Die Beweglichkeit der Stimmlippen ist zu überprüfen. Suprastomale Stenosen, die besonders bei Kindern auftreten, erfordern oftmals aufwendige rekonstruktive Maßnahmen.

Die Höhen der seitlichen Tracheawände im Stomabereich beidseits sind von entscheidender Bedeutung, damit beim Verschluss keine Stenose entsteht. Diese wichtige Überprüfung ist einer der Gründe, dass zur Vermeidung von Trachealstenosen operative Stomaverschlüsse gegenüber Spontanverschlüssen mit abwartender Schrumpfung und spontaner Wundheilung signifikant überlegen sind (Lopez-Pastorini et al. 2015).

Eingriffe zum Verschluss eines Tracheostomas können je nach Ausdehnung der Operation in Lokalanästhesie oder in Intubationsnarkose (die bei Kindern unbedingt erforderlich ist) durchgeführt werden. Neben der kontinuierlichen Aufzeichnung der Vitalparameter ist das fortlaufende Monitoring des endtidalen CO_2 obligat.

Wenn in Intubationsnarkose operiert wird, ist darauf zu achten, dass die Blockungsmanschette des Endotrachealtubus nicht in Höhe des Stomas platziert wird, diese könnte sonst leicht bei Manipulationen im Stoma verletzt werden.

9.1 Dekanülierung und Selbstverschluss

Die schrittweise Reduktion des Durchmessers der Kanüle führt zur Paraventilation und soll den Patienten an den zunehmenden Totraum und höheren Atemwegswiderstand gewöhnen.

Wird diese Maßnahme gut toleriert, folgt unter Beobachtung ein Verschluss der Kanüle für einige Stunden am Tag. Als zweiter Schritt wird dann unter Belastung der Kanülenverschluss für 24–48 Stunden durchgehend (auch nachts) unter Monitoring mit dem Pulsoxymeter belassen. Physiologischer ist allerdings der Einsatz eines Platzhalters (▶ Kap. 17).

Wenn keinerlei Zeichen eines Stridors auftreten, wird die Kanüle entfernt und das Tracheostoma luftdicht verklebt. Dabei werden auch die Stomaränder durch die Heftpflaster einander angenähert. Ein leichter selbstklebender Druckverband schließt das ehemalige Stoma nach außen ab.

Das postoperative Monitoring bei allen Formen des Tracheostomaverschlusses besteht in der Überwachung mittels Pulsoxymetrie. Der tägliche Verbandswechsel erlaubt die Inspektion und Reinigung des Wundbereichs. Der Patient wird aufgefordert, beim Sprechen, Husten und Pressen die Finger auf das Tracheostoma zu halten, damit keine Luft durch das vormalige Stoma und durch den Verband tritt.

> Das Dekanülement sollte in den Vormittagsstunden vorgenommen werden, um panische Rekanülierungsversuche unter erschwerten Bedingungen in der Nacht zu vermeiden.

Ein nicht epithelialisiertes Tracheostoma nach chirurgischer Tracheotomie ohne mukokutane Adaptation zeigt eine hohe Wahrscheinlichkeit zum Spontanverschluss. Dieser tritt üblicherweise innerhalb von 24–72 Stunden ein. Bleibt er aus oder ist das Stoma epithelialisiert, muss es plastisch-chirurgisch verschlossen werden. Ältere Stomata hinterlassen oft Restöffnungen mit einem epithelialisierten Kanal.

Stomata nach perkutanen Dilatationstracheotomien verschließen sich innerhalb von 3–5 Tagen in nahezu 100 % aller Fälle selbst. Unterstützende Maßnahmen zum Stomaverschluss sind Kürettagen und Silbernitratätzungen.

Spezifische Komplikationen beim Selbstverschluss eines Tracheostomas:
- erschwertes Dekanülement,
- persistierende tracheokutane Fistel mit Nachkorrektur,
- Trachealgranulationen,
- Trachealstenose (Lopez-Pastorini et al. 2015),
- Tracheomalazie,
- kosmetischer Defekt mit Narbenkorrektur (Grant u. Davison 2007).

9.2 Operativer Tracheostomaverschluss

Je nach Operationsmethode und Zeitraum des Bestehens des Tracheostomas sind Spontanverschlüsse möglich. Wenn aber der Tracheostomakanal bereits epithelialisiert ist, kommt es zwar nach der Dekanülierung zu einer deutlichen Schrumpfung des Kanals, eine tracheokutane Fistel bleibt jedoch bestehen. Diese kann nur durch eine plastische Operation verschlossen werden. Das Ziel der Operation ist die Rekonstruktion der Tracheavorderwand und die Vermeidung der Einziehung im Bereich des Jugulums.

Bisher wurden verschiedene operative Verschlusstechniken publiziert. Sie reichen von einfacher lokaler Resektion mit Hautverschluss (Drezner u. Cantrell 1998, Khaja et al. 2011) bis zu komplizierten plastisch-chirurgischen Verfahren (Berghaus et al. 1984, Mickelsson u. Rosenthal 1997).

Manche Chirurgen bevorzugen die Applikation von Fibrinkleber zur Sicherung der Nähte und Unterstützung der körpereigenen Wundheilung, auch zur Prophylaxe von postoperativen Halsemphysemen bei Patienten mit Hustenreizen.

Die **Patientenaufklärung** umfasst alle spezifischen Komplikationen beim operativen Tracheostomaverschluss, wobei auch selten lebensbedrohliche Komplikationen auftreten können (Wenzel et al. 2004):
- Nachblutung mit Trachealkompression,
- Schleimhautverletzungen,
- Tracheitis, Entzündungsreiz durch Speichelaustritt,
- Wunddehiszenz,
- Hautemphysem,
- Verengung der Luftröhre,
- Rekanülierung,
- Heiserkeit, Stimmverlust, Rekurrensparese,
- Schluckstörung,
- Perichondritis,
- Mediastinitis,
- unbefriedigendes kosmetisches Ergebnis (hypertrophe Narbe, Keloid).

Im Folgenden wird aufgrund der unterschiedlichen Verhältnisse von Tracheostomata bei Erwachsenen und Kindern bei der Beschreibung der Tracheostomaverschlüsse diese Unterscheidung beibehalten.

9.3 Erwachsene

9.3.1 Plastischer Verschluss eines epithelialisierten Rest-Tracheostomas (Donald 1998)

- Prinzip:
  - Resektion des Tracheostomakanals,
  - Mobilisierung der seitlichen Muskulatur und mediane Naht,
  - Hautnaht in den Hautspannungslinien.
- Operationsschritte:
  - Beginn mit ringförmiger Umschneidung des Tracheostomas ca. 1 cm vom Schleimhautrand,
  - Mobilisierung der Haut im und um das Tracheostoma,
  - Exzision des epithelisierten Ganges und Verschluss der Fistel durch invertierende resorbierbare Nähte,

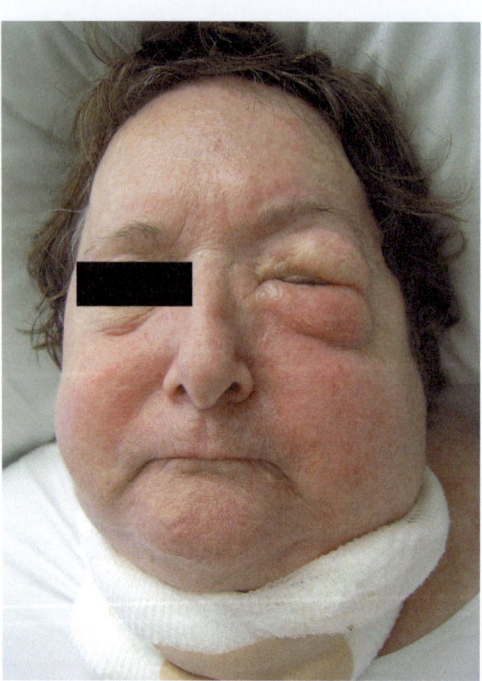

Abb. 9.1 Emphysem des Halses und der Augenlider

9.3.2 Plastischer Tracheostomaverschluss mit Rekonstruktion der Tracheavorderwand durch peristomale Haut (Theissing 2006)

- Prinzip:
  - Rekonstruktion der Tracheavorderwand mit Haut, die um das Tracheostoma liegt,
  - äußere und innere Nähte sind versetzt,
  - Hautschnitt und primäre Hautnaht horizontal (nicht vertikal).

> **Tipps und Tricks**
>
> Aus kosmetischen Gründen sind Operationstechniken, die mit vertikalen Inzisionen einhergehen nicht zu empfehlen, da diese entgegen den Hautspannungslinien verlaufen.

  - Auslösung der umgebenden, seitlichen Muskulatur und mediane Naht,
  - durch die Entfernung von 2 Haut-Dreiecken beidseits vom runden Defekt entsteht eine horizontale elliptische Wunde, die sich problemlos parallel zu den Hautspannungslinien mit einer fortlaufenden Subkutannaht verschließen lässt.
- Spezifische Komplikation:

Hautemphysem (◘ Abb. 9.1)
- Modifikation:

Bei durch Entzündung und/oder durch Bestrahlung vorgeschädigter Haut im und um das Tracheostoma kann die Deckung des Defekts nach Entfernung der geschädigten Haut mit einem Schwenklappen durchgeführt werden. Dieser hat die Basis über dem M. sternocleidomastoideus und wird über dem Jugulum und der Clavicula umschnitten. Ein direkter Verschluss der Spenderregion lässt sich nach Unterminierung problemlos erreichen.

  - An der HNO Universitätsklinik Wien wird immer der horizontale, entlang der Hautspannungslinien gelegene Verschluss durchgeführt. Sollte ausnahmsweise eine ursprünglich vertikale Inzision mit Vernarbung vorliegen, sollte diese Narbe durch feine Z-Plastiken aufgelöst werden (Masing u. Weidenbecher 1983, Grant u. Davison 2007).
- Operationsschritte:
  - ovaläre Umschneidung des Tracheostomas in horizontaler Richtung und Entfernung der seitlichen Spitzen beidseits. Mobilisierung und Einwärtsschlagen der um das Tracheostoma liegenden Haut (◘ Abb. 9.2a),
  - Vernähung der mobilisierten äußeren Haut über dem versenkten Tracheostomaepithel (◘ Abb. 9.2b),
  - versetzte Anlegung der inneren und äußeren Naht (◘ Abb. 9.2c).
- Spezifische Komplikationen:
  - Wiederaufgehen des Stomas,

- Stenosierung,
- Haar- und Epithelablagerung in der Trachea,
- Ergebnis kosmetisch unbefriedigend bei vertikaler Schnittführung.

9.3.3 Plastischer Tracheostomaverschluss mit Kipplappen (Theissing 2006)

- Prinzip:
  - Rekonstruktion der Tracheavorderwand mit einem Kipplappen,
  - Vermeidung einer jugulären Einziehung durch Muskelnaht,
  - Setzen der primären Hautnaht parallel zu Hautspannungslinien.
- Operationsschritte:
  - Umschneidung der Tracheostomahaut: asymmetrisch, elliptisch und horizontal (◘ Abb. 9.3a),
  - Abheben des um das Tracheostoma entstandenen Epithelsaums von den darunter liegenden Strukturen bis knapp an die runde Öffnung,
  - Verwendung des längeren Hautanteils als Kipplappen, Drehung am Stomarand, der als Achse dient, um 180° (◘ Abb. 9.3b),
  - Vernähung mit der angrenzenden Haut mit resorbierbaren Rückstichnähten (◘ Abb. 9.3c),
  - Vernähung der anliegenden Ränder des M. sternocleidomastoideus, um die Einziehung der Haut besonders bei tiefen Stomata zu verhindern,
  - primär zweischichtiger Verschluss des Hautdefekts nach ausführlicher Mobilisation; die Narbe liegt in den Hautspannungslinien.
- Spezifische Komplikationen:
  - insuffiziente Blutversorgung des Kipplappens durch einen zu schmalen Hautgefäßstiel,
  - Einziehung des zu langen Kipplappens (evtl. Versteifung mit Concha-Knorpel),
  - Schluckstörung durch Vernarbung der Haut mit der Vorderwand der Trachea, Korrektur durch Unterlage von subkutanem Fettgewebe als Verschiebeschicht möglich.

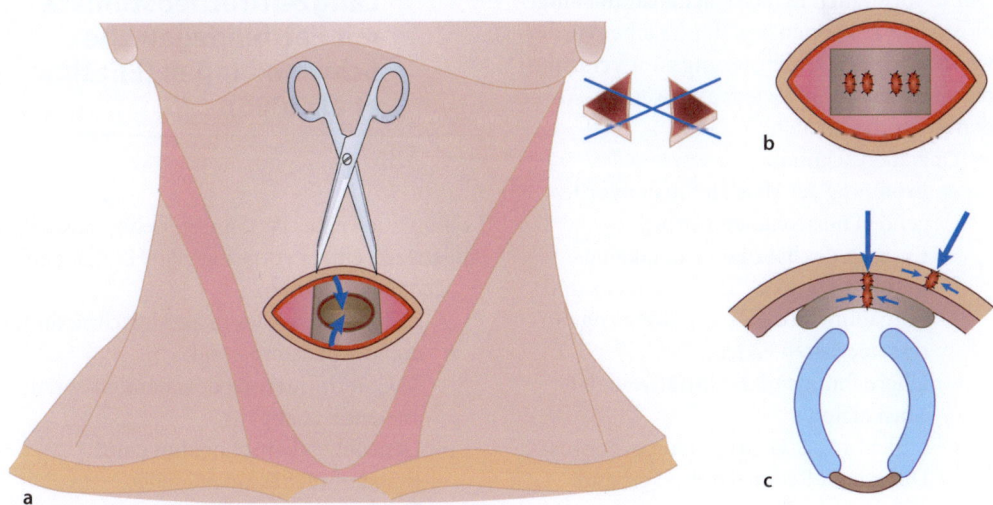

◘ Abb. 9.2 a–c Plastischer Verschluss eines epitheliasierten Tracheostomas mit eingeschlagener Haut

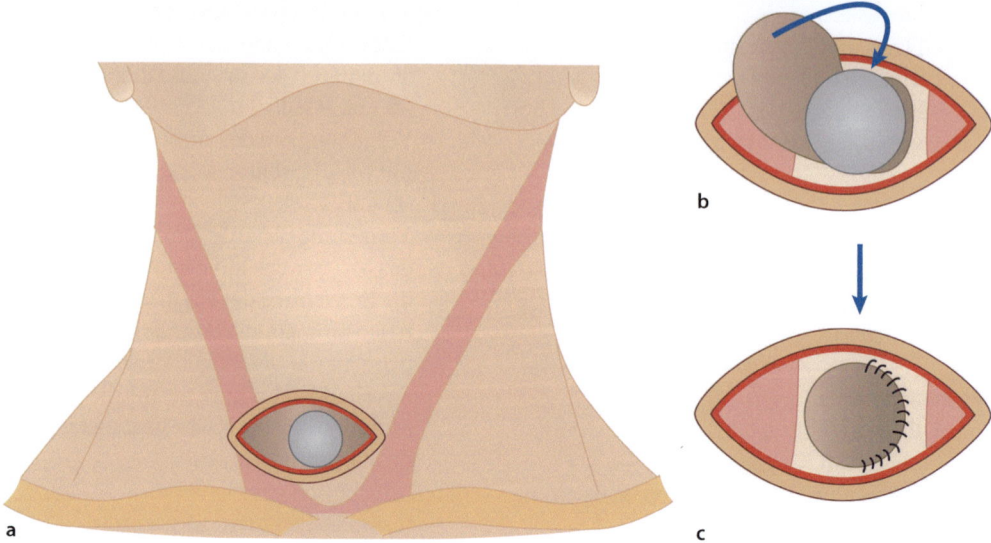

Abb. 9.3 a–c Plastischer Verschluss eines epitheliasierten Tracheostomas mit einem Kipplappen

9.3.4 Verschluss eines plastischen Stomas mit Björk-Lappen (Donald 1998, Hammarfjord et al. 2015)

– Prinzip:

Der ursprünglich in das Tracheostoma eingenähte Björk-Lappen aus der Tracheavorderwand wird nach Mobilisierung zum Verschluss der Trachealöffnung wieder verwendet, soweit er noch vorhanden ist.
– Operationsschritte:
  – Eröffnung der Halshaut in der vorliegenden horizontalen Narbe,
  – Exzision des häutigen Stomakanals,
  – Mobilisierung des Björk-Lappens und Einnähung in die Trachealöffnung mit resorbierbaren Fäden,
  – Übernähung mit der infrahyoidalen Muskulatur,
  – schichtweiser Hautverschluss, Penrose-Drain oder Redon-Drain, Verband.
– Spezifische Komplikationen:
  – Einengung der Trachea durch die Nähte,
  – Björk-Lappen stark geschrumpft,
  – Nekrose des Björk-Lappens durch lokale Infektionen mit möglicher Aspiration.

9.3.5 Primärer Verschluss von Langzeittracheostomata mit Fettbindegewebe-Schwenklappen (Eliashar et al. 2005)

– Prinzip:

Kombination eines Fettbindegewebe-Schwenklappens mit einem vorgezogenen Hautlappen
– Operationsschritte:
  – halbkreisartige vertikale Umschneidung am Tracheostomarand,
  – V-Unterminierung des lateralen vorzuziehenden Lappens,
  – Gegenüber-Umschneidung und Präparation des am medialen Tracheostomarand gestielten Haut-Schwenklappens,

Kapitel 9 · Tracheostomaverschluss: Durchführung, Fehler, Gefahren…

- Umdrehung des gestielten Haut-Schwenklappens und Einnähung desselben mit der Hautseite am gegenüberliegenden freien Tracheostoma,
- Füllung der trichterförmigen Einziehung mit anfangs präpariertem Fettbindegewebe oder Muskulatur,
- Mobilisierung der seitlichen Subkutis und Haut sowie primärer vertikaler Verschluss.
- Spezifische Komplikationen:

In der Publikation von Eliashar et al. (2005) wurden keine schweren Komplikationen bei 37 Patienten berichtet.

9.3.6 Plastischer Tracheostomaverschluss mit Schwenklappen nach Bootz (1991)

- Prinzip:
  - Verlegung der Tracheanaht nach paratracheal mit dem Vorteil, den Verschluss grundlegend zu festigen,
  - Entfernung des Narbengewebes und der darüber liegenden Haut um das Tracheostoma,
  - Schwenklappen in das Wundgebiet.
- Operationsschritte:
  - senkrechter elliptischer Schnitt an der Grenze von der Haut zum Epithel des Tracheostomas,
  - Exzision der kranialen und kaudalen Epithelbereiche,
  - Unterminierung der seitlichen Epithelbrücken bis knapp an die Trachea,
  - so entstandene türflügelartige Läppchen werden zur Mitte eingeschlagen und mit invertierten Nähten zusammengehängt,
  - Narben- und Hautexzision um das Tracheostoma,
  - Schwenklappen mit Spenderregion über der Klavikula wird in den Defekt spannungsfrei zweischichtig eingenäht,
  - Nahtverschluss des Entnahmedefekts.
- Spezifische Komplikationen:

Lappendehiszenz

9.3.7 Tracheostomaverschluss mit Hautersatz durch Brückenlappen nach Berghaus et al. (1984)

- Prinzip:
  - bereits bei der Tracheotomie wird eine Methode (Björk-Lappen) angewendet, die sich zum Tracheostomaverschluss eignet,
  - horizontaler Hautschnitt und Björk-Lappen sind funktionell günstig,
  - bei vorgeschädigter Halshaut wird ein kosmetisch günstiger Brückenlappen verwendet.
- Operationsschritte:
  - horizontale Schnittführung mit Bildung eines gestielten narbigen Hautlappens, der nach oben geschlagen wird,
  - Anfrischung des kranialen Tracheostomarands,
  - Ausdehnung des Hautschnittes nach lateral und Präparation der Haut unter Darstellung der prätrachealen Muskulatur kranial vom Stoma,
  - Reimplantation des Björk-Lappens zur Rekonstruktion der Trachealvorderwand,
  - Begradigung der kaudalen und kranialen Wundränder,
  - Vernähung der Muskulatur in der Medianen als mittlere Schicht,
  - Verschiebung der kranialen Halshaut nach kaudal bis zum unteren Rand des Defekts,
  - der kaudale Wundrand bleibt am ursprünglichen Ort. Dadurch wird vermieden, dass die Naht unmittelbar über dem ehemaligen Stoma zu liegen kommt,

- zweischichtige spannungsfreie Hautnaht,
- wenn die Halshaut nicht spannungsfrei verschlossen werden kann, besteht die Möglichkeit einen angedeuteten V-förmigen Schnitt in der submentalen Hautfalte zu machen.
- Spezifische Komplikationen:

Bei vorbestrahlter Halshaut ist die Einheilung der Lappen erschwert.

Fallbeispiel: Tracheostomaverschluss und Ersatz der Halshaut mit einem myokutanen Pektoralis-major-Insellappen

Bei einer 67-jährigen Frau wird ein mittelhoch differenziertes Plattenepithelkarzinom des Zungengrunds mit Halslymphknotenmetastasen (T3 N2b M0) diagnostiziert.

Die empfohlene operative Sanierung wird abgelehnt. Als Alternativtherapie wird eine kombinierte Radio-Chemotherapie durchgeführt. Wegen zunehmender Atemnot ca. 3 Wochen nach Therapiebeginn, bedingt durch ein supraglottisches Ödem, wird tracheotomiert und sie erhält ein Stoma mit Björk-Lappen. Zirka 6 Wochen nach dem Therapieende ist das Larynxeingangsödem deutlich zurückgegangen und die Patientin ist klinisch und radiologisch tumorfrei. Daher wird beschlossen, das Tracheostoma zu verschließen. Nach problemloser Verkleinerung des Kanülendurchmessers und Abklebung des Stomas unter klinischer Beobachtung und Pulsoxymetrie wird in Lokalanästhesie der verbleibende mukokutane Fistelkanal reseziert, der Björk-Lappen als Deckel für die Trachealvorderwand verwendet und unter Einbeziehung der infrahyoidalen Muskulatur ein dreischichtiger Wundverschluss durchgeführt. Trotz Druckverband und zusätzlichem Druck auf den Wundbereich von außen beim Sprechen kam es nach 3 Tagen zu einer Re-Fistulierung. Die vorangegangene Therapie war dem normalen Wundheilungsverlauf hinderlich. Da ein lokaler Lappen zur Deckung aufgrund der Strahlenvorbelastung des Halses nicht in Frage kam, wurde beschlossen einen Tracheostomaverschluss und gleichzeitig den Ersatz der therapiegeschädigten Halshaut vorzunehmen (◘ Abb. 9.4). Zur Deckung wurde ein myokutaner Pektoralis-major-Insellappen ausgewählt.

Zuerst wurde die geschädigte Haut der vorderen Halshälfte reseziert und das Tracheostoma angefrischt (◘ Abb. 9.5). Gleichzeitig erfolgen

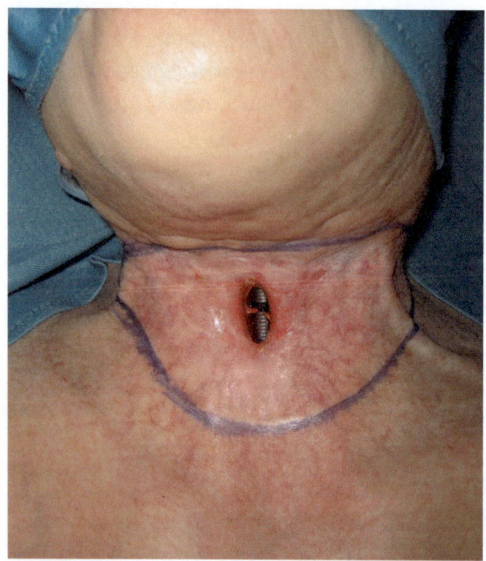

◘ **Abb. 9.4** Präoperativer Situs: Tracheostoma mit starkem Strahlenschaden der gesamten vorderen Halshaut

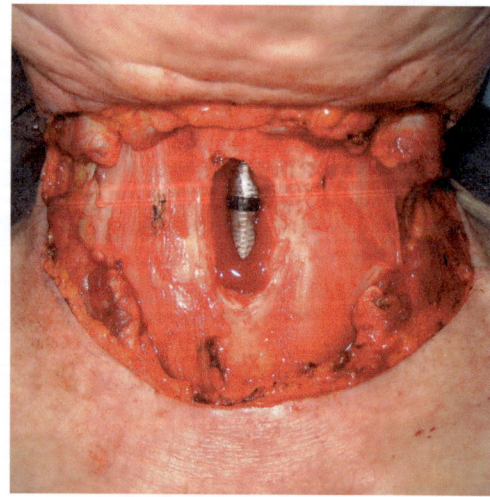

◘ **Abb. 9.5** Situs nach Resektion der gesamten vorderen Halshaut und Anfrischung der Tracheostomaränder

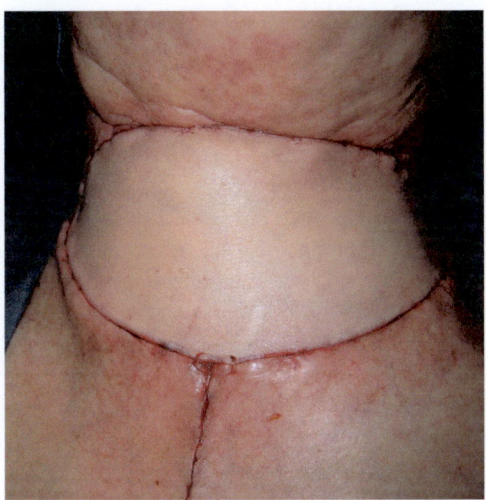

◘ Abb. 9.6 Situation am Ende der Operation: Tracheostoma bereits mit myokutanem Insellappen verschlossen, Halshaut rekonstruiert, Hebedefekt vernäht

die Hebung des myokutanen Pektoralis-major-Insellappens und die Transposition nach kranial. Der Lappen wird dort so eingenäht, dass der Muskel auf Stoma und Hautdefekt zu liegen kommt. Die Haut schließt den Wundbereich nach außen ab (◘ Abb. 9.6). Der postoperative Verlauf war problemlos. Funktionelle und kosmetische Ergebnisse waren zufriedenstellend.

9.4 Tracheostomaverschluss im Kindesalter

Die kindliche Tracheotomie hat in besonderem Maß als wesentliche Nachteile die Schluckstörung, Aspiration, soziale und hygienische Probleme (Corbett et al. 2007).

Die erfolgreiche Dekanülierung ist abhängig von der Indikation für die Tracheotomie.

Eingenähte Tracheostomata reduzieren schwere Komplikationen wie Pneumothorax, plötzliche Dekanülierung und einen Via falsa der Kanüle. Einziger Nachteil ist die erhöhte Häufigkeit von tracheokutanen Fisteln, die zu verschließen sind (Geyer et al. 2008, Tasca et al. 2010, Osborn et al. 2013, Wine et al. 2014). Das Dekanülement bei Kindern ist besonders schwierig, wenn ein Langzeitstoma vorliegt. Die schrittweise Verkleinerung des Kanülenquerschnitts erfordert Zeit und Geduld.

Präoperativ sind besonders suprastomale Granulationen oder ein Kollaps der Tracheavorderwand zu beseitigen bzw. auszuschließen (Antón-Pacheco et al. 2008). Eine sorgsame postoperative Überwachungsmöglichkeit ist Voraussetzung für den Eingriff.

Prinzipiell gibt es für den chirurgischen Verschluss bei Kindern **3 Methoden** (Haynes et al. 1995, Schroeder et al. 2008, Gallagher et al. 2012):
1. primärer Verschluss in Schichten,
2. Fistulektomie mit primärem Verschluss: dreischichtig,
3. Fistulektomie mit dem Ziel der Sekundärheilung.

9.4.1 Tracheostomaverschluss nach vertikaler Inzision der Tracheavorderwand

– Prinzip:
  – horizontaler Hautschnitt um das Tracheostoma,
  – Resektion der tracheokutanen Fistel,
  – Vernähung der Trachealvorderwand unter Vermeidung einer Trachealstenose,
  – schichtweiser Verschluss unter Verwendung der infrahyoidalen Muskulatur,
  – keine Knorpelresektion.
– Operationsschritte:
  – horizontaler elliptischer Hautschnitt um das Tracheostoma,
  – Exzision der Fistel bis an die Trachearänder,
  – vertikaler Verschluss der Tracheavorderwand ohne Einengung des Tracheallumens,
  – Vernähung der infrahyoidalen Muskulatur darüber in der Medianen,
  – passive Drainage und Vernähung der Subkutis und Kutis.
– Spezifische Komplikation:

Emphysem

9.4.2 Tracheostomaverschluss nach einer „Sternplastik" (Sautter et al. 2006)

- Prinzip:
  - Resektion der tracheokutanen Fistel,
  - primärer dreischichtiger Verschluss des Tracheostomas,
  - keine Drainage.
- Operationsschritte:
  - elliptischer Hautschnitt um die sternförmige tracheokutane Fistel in horizontaler Lage (◘ Abb. 9.7a),
  - Präparation des Fistelteils hinunter bis zur Tracheavorderwand,
  - Abtragung des Fistelteils von der Tracheavorderwand (◘ Abb. 9.7b),
  - eine kleine Manschette des proximalen Fistelbereichs wird erhalten,
  - dachziegelartiger Verschluss des Tracheostomas einschließlich der infrahyoidalen Muskulatur (◘ Abb. 9.7c und d),
  - Wundverschluss.
- Spezifische Komplikationen:
  - Nahtabszesse,
  - endotracheale Granulome.

9.5 Das übergroße Tracheostoma

Größe, Form und Lage von Tracheostomata bestimmen die Funktionen für die Atmung und die Stimmproduktion – falls dafür, wie häufig, eine Tracheal-Siebsprechkanüle nach einer Tracheotomie oder eine Ventilprothese zwischen Trachea und rekonstruiertem Pharynx nach Laryngektomie eingesetzt wird. Ein übergroßes Tracheostoma, wie es besonders bei der Laryngektomie angelegt wird, ermöglicht vermehrt den Eintritt von Keimen in die Atemwege, erschwert die Pflege, führt zur Dislokation einer Trachealkanüle (◘ Abb. 9.8a, b) mit Irritation der Trachea und verhindert die notwendige Abdichtung der Kanüle gegen den Rand des Stomas. Dies ist besonders bei der Stimmproduktion von Bedeutung. Der Verlust von Volumen der Exspirationsluft führt zur merkbaren Beeinträchtigung der Stimmhaltedauer und zu störenden Nebengeräuschen.

Zur Behebung der Folgen eines übergroßen Tracheostomas eignen sich im Wesentlichen **3 Methoden**:
1. Tracheostomapflaster
2. Tracheostomaepithesen
3. Operative Verkleinerung

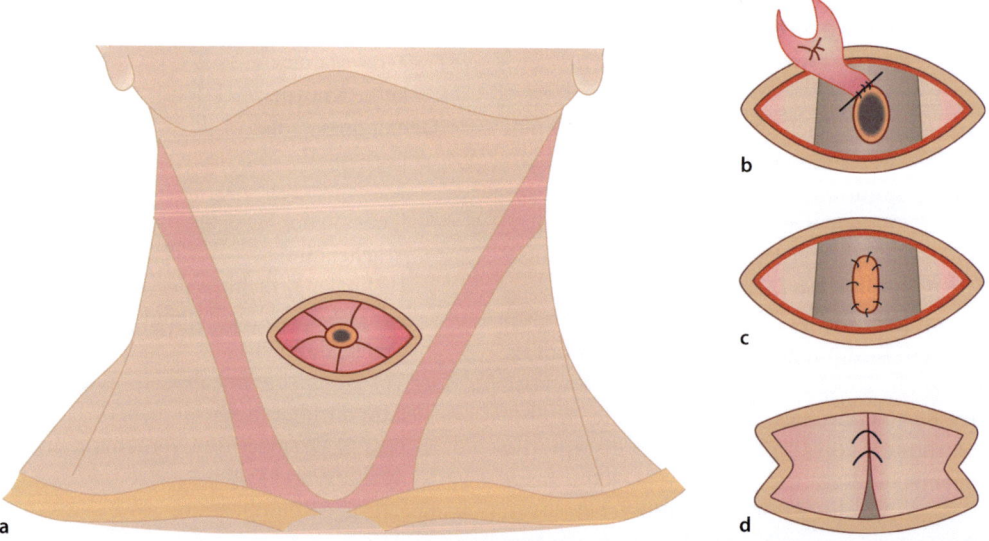

◘ Abb. 9.7 a–d Tracheostomaverschluss nach einer Sternplastik

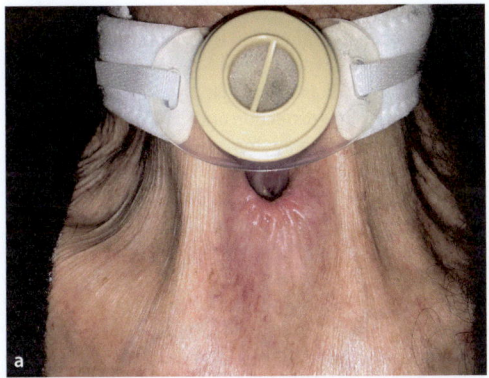 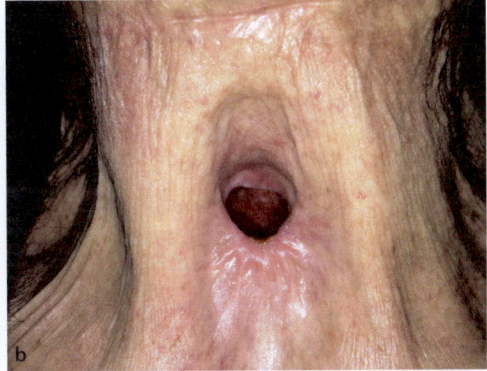

Abb. 9.8 **a** Patient nach Laryngektomie mit eingesetzter nach kranial und ventral dislozierter Kunststoffkanüle und Befeuchtungsaufsatz, **b** Tracheostoma ohne Kanüle. Größe des Stomabereichs durch die Tiefe des Stomas und die prominenten Mm. sternocleidomastoidei erweitert

9.5.1 Tracheostomapflaster

Pflaster aus hautfreundlichen Materialien unterschiedlicher Stärke werden auf das gereinigte Tracheostoma zum luftdichten Abschluss aufgeklebt, haben zentral einen Aufnahmering, am besten für eine standardisierte Steckverbindung mit einem Durchmesser von 22 mm für Temperatur- und Feuchtigkeitsaustauscher, Tracheostomaventile und Duschschutz. Diese Pflaster sind täglich zu erneuern, das Aufbringen erfordert ein erhebliches Maß an Geschicklichkeit, auch die anfallenden Kosten müssen bedacht werden.

9.5.2 Tracheostomaepithesen

Mit maßgeschneiderten individuellen Silikonprothesen für übergroße bzw. irregulär geformte Tracheostomata mit einer zentralen Öffnung für die Atmung, die der Patient leicht mit einer Fingerkuppe verschließen kann, wird gegenüber Standardsprechkanülen eine längere Phonationsdauer ohne Beeinträchtigung der Atmung erreicht. Geringe lokale Hautreaktionen traten bei einem Viertel der beschriebenen 21 Patienten auf (Doescher et al. 2016).

9.5.3 Operative Verkleinerung

Die operative Korrektur eines übergroßen Stomas ist eine bedeutende Belastung für den Patienten und mit der bekannten perioperativen Morbidität und Mortalität verbunden. Gelegentlich ist allerdings eine chirurgische Größen- und/oder Formanpassung notwendig. Es stehen zwei lokale Schwenklappen, der des M. sternocleidomastoideus und des supraclaviculären Areals zur Verkleinerung des Stomas zur Verfügung. Die anatomischen Regionen sollten nicht durch vorherige chirurgische bzw. strahlentherapeutische Therapien belastet sein. Der M. sternocleidomastoideus als myogener Lappen kann gestielt an den inferioren Perforatoren der transzervikalen Arterie oder Ästen der Carotis externa in den Trachealdefekt geschwenkt werden. Dieser Lappen kann, wenn Notwendigkeit für eine Trachealrekonstruktion besteht, zusätzlich mit einem Knochenteil der Clavicula gehoben werden. Er ist sehr verlässlich und rasch und einfach zu gewinnen.

Der supraclaviculäre Lappen ist ein typischer fasziokutaner Lappen und wird von der A. supraclavicularis versorgt. Er ist ebenfalls einfach und schnell zu heben. Bei Patienten jedoch, die eine Neck dissection im Rahmen einer vorangegangenen Tumoroperation erhalten haben, kann die Gefäßversorgung des Lappens bereits verletzt oder nicht mehr vorhanden sein (Erovic u. Lercher 2015).

Literatur

Antón-Pacheco JL, Villafruela M, López M, Gracia G, Luna C, Martínez A (2008) Surgical management of severe suprastomal cricotracheal collapse complicating pediatric tracheostomy. Int J Pediatr Otorhinolaryngol 72: 179–183

Berghaus A, Handrock M, Matthais R (1984) Unser Konzept bei Anlage und Wiederverschluss eines Tracheostoma. HNO 32: 217–220

Bootz F (1991) Plastischer Tracheostomaverschluss. Laryngorhinootologie 70: 48

Byhahn C, Lischke V, Westphal K (Hrsg) (2000) Tracheotomie. Indikationen und Anwendung in der Intensivmedizin. Steinkopf, Darmstadt

Corbett HJ, Mann KS, Mitra I, Jesudason EC, Losty PD, Clake RW (2007) Tracheostomy – A 10-year experience from a UK pediatric surgical center. J Pediatr Surg 42: 1251–1254

Delank KW, Sittel C, Betz C, Heinrich D, Eßer D (2017) Die Qualität der ambulanten Tracheostomaversorgung in Deutschland. 88. Jahresversammlung der Deutschen Gesellschaft für Hals-, Nasen-, Ohren-Heilkunde, Kopf- und Hals-Chrirugie e.V. 24. 05.–27.07.2017,Erfurt. German Medical Science GMS Publishing House, Düsseldorf; Doc17hno009 (Abstract). https://doi.org/10.3205/17hno009

Doescher J, Schreckenbach K, Angerstein W, Veit JA, Laban S, Thierauf J, Theodoraki MN, Greve J, Schuler PJ, Hoffmann TK (2016) Evaluation of customized prostesis for irregular formed tracheostoma after laryngectomy. Ann Otol Rhinol Laryngol 125: 145–150

Donald PJ (1998) Trachealchirugie. In: Naumann HH (Hrsg) Kopf- und Hals-Chirurgie, Bd 3 Hals, 2. Aufl. Thieme, Stuttgart, S 243–282

Drezner AD, Cantrell H (1998) Surgical management of tracheocutaneous fistula. Ear Nose Throat J 77: 534–537

Eliashar R, Sichel JY, Eliashar I (2005) A new surgical technique for primary closure of long-term tracheotomy. Otolaryngol Head Neck Surg 132: 115–118

Erovic BM, Lercher P (2015) Manual of head and neck reconstruction using regional and free flaps. Springer, Berlin, S 103–120

Gallagher TQ, Hartnick CJ (2012) Tracheocutaneous fistula closure. Adv Otorhinolaryngol 73: 76–79

Geyer M, Kubba H, Hartley B (2008) Experiences of tracheocutaneous fistula closure in children: how we do it. Clin Otolaryngol 33: 359–369

Grant N, Davison SP (2007) Management of the post-tracheostomy scar. Laryngoscope 117: 2107–2109

Gurbani N, Promyothin U, Rutter M, Fenchel MC, Szczesniak RD, Simakajornboon N (2015) Using polysomnography and airway evaluation to predict successful decannulation in children. Otolaryngol Head Neck Surg 153 (4): 649–655

Hammarfjord O, Ekanayake K, Norton J, Stassen LF (2015) Limited dissection and early primary closure of the tracheostomy stoma in head and neck oncology operations: a retrospective study of 158 cases. Int J Oral Maxillofac Surg 44: 297–300

Haynes JH, Bagwell ChE, Salzberg AM (1995) Management of persistant pediatric tracheostomal fistulas. J Pediatr Surg 30: 566–567

Khaja SF, Fletcher AM, Hoffman HT (2011) Local repair of persistent tracheocutaneous fistulas. Ann Otol Rhinol Laryngol 120: 622–626

Lopez-Pastorini A, Kraja O, Ludwig C, Plönes T, Storre JH, Rommel T, Riecker A, Stoelben E (2015) Reduktion Tracheostoma-assoziierter Trachealstenosen durch chirurgischen Stomaverschluss. Eine retrospektive Analyse von 401 Tracheotomien. Pneumologie 69: 335–340

Masing H, Weidenbecher M (1983) Zur Indikation und Technik des epithelisierten Tracheostomas. In: Rügheimer E (Hrsg) Intubation, Tracheotomie und bronchopulmonale Infektion. Springer, Berlin

Mickelsson SA, Rosenthal L (1997) Closure of permanent tracheostomy in patients with sleep apnoea: A comparison of two techniques. Otolaryngol Head Neck Surg 116: 36–40

Osborn AJ, de Alarcón A, Hart CK, Cotton RT, Rutter MJ (2013) Tracheocutaneous fistula closure in the pediatric population: should secondary closure be the standard of care? Otolaryngol Head Neck Surg 149: 766–771

Sautter NB, Krakovitz PR, Solares CA, Koltai PJ (2006) Closure of persistent tracheocutaneous "starplasty" tracheostomy in children. Int J Pediatr Otorhinolaryngol 70: 99–105

Schroeder Jr JW, Greene RM, Holinger LD (2008) Primary closure of persistant tracheocutaneous fistula in pediatric patients. J Pediatr Surg 30: 1786–1790

Tasca RA, Clarke RW (2010) Tracheocutaneous fistula following paediatric tracheostomy – a 14-year experience at Alder Hey Children's Hospital. Int J Pediatr Otorhinolaryngol 74: 711–712

Theissing J, Rettinger G, Werner J (Hrsg) (2006) HNO-Operationslehre, 4. Aufl. Thieme, Stuttgart, S 44–45, 219–226

Wenzel S, Sagowski C, Kehrl W, Hessler C, Metternich FU (2004) Lebensbedrohliche Komplikationen nach plastischem Tracheostomaverschluss. HNO 11: 979–983

Wine TM, Simons JP, Mehta DK (2014) Comparison of 2 techniques of tracheocutaneous fistula closure: analysis of outcomes and health care use. JAMA Otolaryngol Head Neck Surg 140(3): 237–242

Komplikationen der Tracheotomie und Strategien zu deren Vermeidung

E. Klemm und A. Nowak

10.1 Intra- und perioperative Blutungen – 82

10.2 Pneumothorax – 82

10.3 Tracheahinterwandverletzungen – 84

10.4 Intraoperativer Verlust des Atemwegs – 87

10.5 Trachealringfrakturen – 88

10.6 Trachealstenosen – 90

10.7 Stomainfektionen – 93

10.8 Stomametastasen – 93

10.9 Tracheotomie-assoziierte Todesfälle – 93

10.10 Vermeidung und Reduktion von Komplikationen durch das Tracheotomie-Endoskop für Dilatationstracheotomien (TED) – 94
10.10.1 Die perkutane Dilatationstracheotomie mit dem Tracheotomie-Endoskop, praktische Durchführung in 7 Schritten – 95
10.10.2 Welche Vorteile ergeben sich für die Vermeidung und Reduktion von Komplikationen bei perkutanen Dilatationstracheotomien unter Einsatz des Tracheotomie-Endoskops? – 98

Literatur – 99

© Springer-Verlag GmbH Deutschland, ein Teil von Springer Nature 2018
E. Klemm, A. Nowak (Hrsg.), *Kompendium Tracheotomie und Atemwege*,
https://doi.org/10.1007/978-3-662-56824-8_10

Komplikationen bei Tracheotomien werden im Schrifttum nach Art und Schwere sehr unterschiedlich definiert, was die Vergleichbarkeit erschwert und Fantoni (2006) anlässlich eines Expertentreffens zu einem Symposium „Tracheotomie gestern und heute" an der Universität Greifswald 2006 veranlasste, international vergleichbare Kriterien und die Zuordnung von Ereignissen und Komplikationen bei PDT den drei Phasen Punktion, Dilatation oder Insertion der Trachealkanüle zu empfehlen. Diese Forderung ist bis heute aktuell. Im vorliegenden Kapitel wurden nur Arbeiten einbezogen, die ein Mindestmaß an vergleichbaren Operationen und definierten Studienkriterien ausweisen.

Wiederholt wird die perkutane Dilatationstracheotomie als einfacher, schnellerer und kostengünstigerer Eingriff im Schrifttum bewertet. Es sei mit Nachdruck darauf verwiesen, dass sowohl die chirurgische Tracheotomie als auch die perkutane Dilatationstracheotomie einer Lernkurve unter Aufsicht von geschultem Personal bedürfen. Die Problematik wurde von Paez et al. (2005) bei Einführung der PDT an 38 Patienten beschrieben: Die Ausführung wurde in 60 % als leicht, in 30 % als mittelschwer und in 10 % als schwierig ausgewiesen, begleitet von 26 % therapiepflichtigen Blutungen, 29 % Tubuspunktionen und 2 Todesfällen durch Blutungen und Pneumothorax. Auch eine neue Analyse zu Tracheotomie-assoziierten Todesfällen warnt vor Fehleinschätzungen (Klemm u. Nowak 2017).

Die Komplikationsdichte der verschiedenen Tracheotomiemethoden wird in den folgenden Übersichten dargestellt.

Unter der Klarstellung, dass es bei jeder Operation blutet, gibt es für die „Komplikation Blutung" keine einheitliche Definition, was beim Vergleich der Angaben zu beachten ist.

Blutungsgefahren entstehen nach Shlugman et al. (2003) bei Verfehlung der Mittellinie, was bei jedem 5. Eingriff zu beobachten ist. Die Gefahr tödlicher Blutungskomplikationen wächst besonders bei Punktionen unterhalb des 4. Trachealrings (Ayoub u. Griffiths 2006). Unbekannte Varianten in Gefäßverläufen, eine Arteria thyroidea ima und ein hoch stehender Truncus brachiocephalicus haben für schwere und tödliche Zwischenfälle (◘ Tab. 10.1) eine disponierende Bedeutung (Klemm u. Nowak 2017). Aufgrund möglicher Gefäßvariationen (► Kap. 3) sind vor PDT Ultraschalluntersuchungen und Endoskopien der Trachea zu empfehlen. Übereinstimmend fordern Deitmer und Delank (1995), Klemm et al. (1999) und Nowak et al. (2017) zudem, dass eine starre Endoskopie mit leistungsstarker Absaugung bei jeder Methode der Tracheotomie stets griffbereit zur Verfügung stehen muss (◘ Abb. 10.1).

> Nicht die Menge der Blutung ist für die Atemwege entscheidend, sondern die Gefahr der akuten Beeinträchtigung des Gasaustauschs.

> Präoperative klinische Untersuchung, Halssonografie und Endoskopie mit lichtstarker Diaphanoskopie tragen zur frühzeitigen Erkennung atypischer Gefäßverläufe bei.

10.1 Intra- und perioperative Blutungen

Die fachspezifischen Definitionen von Blutungen sind weltweit sehr uneinheitlich sowohl zu den Mengenangaben als auch in den häufig verwendeten Zuordnungen zu „Minor"- und „Major"-Komplikationen, was zu einem Komplikationsbias führt. ◘ Tab. 10.1 stellt die Komplikationsdichte zu therapiepflichtigen Blutungen dar mit Definition der einzelnen Autoren.

10.2 Pneumothorax

Eine detaillierte Beschreibung für die Ursachen eines intraoperativen Pneumothorax bei PDT geben Fikkers et al. (2004) und benennen nach Literaturrecherchen 9-mal Tracheahinterwandverletzungen, 8-mal Via falsa bei Punktionen und Dilatationen, 2-mal ein Barotrauma und 4-mal Kanülendislokationen sowie 7-mal eine nicht abgeklärte Ursache. Norwood et al. (2000) beschreiben den Fall

◘ **Tab. 10.1** Häufigkeit therapiepflichtiger Blutungen bei Tracheotomien

Autoren	Anzahl (Methode)	Definition	Häufigkeit	
			n	%
Fantoni u. Ripamonti (1997) prospektive Studie	109 (F)	Blutung ohne Transfusion	3	2,7
Muhammad et al. (2000) retrospektive Studie	497 (C**)	different medical interventions	24	4,8
Klemm et al. (2000) retrospektive Studie	148 (C**) 142 (OCT)	> 20 ml	3 4	2,0 2,8
Dongelmans et al. (2004) prospektive Studie	128 (B)	> 20 ml	5	3,9
Kost (2005) Review prospektive Studie	1385 (C*) 852 (C**) 337 (OCT) 500 (BC**)	intermediate 200 ml, intervention	56 11 57 12	4,0 1,3 16,9 2,4
Delaney et al. (2006) Metaanalyse	436 (PDT) 425 (OCT)	clinically relevant	22 27	5,0 6,3
Bhatti et al. (2007) retrospektive Studie	159 (C**)	lack of definitional criteria	6	3,7
Diaz-Reganon et al. (2008) prospektive Studie	800 (G)	25–100 ml	14	1,7
Straetmans et al. (2010) Evaluation	303 (OCT)	surgical exploration	11	3,6
Fattahi et al. (2012) retrospektive Studie	171 (OCT)	surgical exploration	2	1,2
Oreadi et al. (2012) prospektive Studie	192 (OCT)	> 5 cc	6	3,1
Halum et al. (2012) Umfrage	870 (OCT) 178 (PDT)	operative note as complication	17 13	1,9 7,3
Hashemian et al. (2015) prospektive Doppelblindstudie	160 (B C*)	moderate 2–5 cc, severe > 5 cc	11	6,9
Fiorini et al. (2015) retrospektive Studie	304 (OCT)	event, unfavorable	12	3,9
Decker et al. (2016) prospektive Studie	289 (B C**)	moderate, severe	27	9,3
Pilarczyk et al. (2016) retrospektive Studie	1001 (B C**)	moderate 5–20 ml, severe 20–50 ml, major 50 ml	88	8,8
Nowak et al. (2017) prospektive Studie	179 (B C**)	> 10 ml and treatment required	10	5,5

B PDT n. Ciaglia Blue Rhino, *C** PDT n. Ciaglia ohne Endoskopie, *C*** PDT n. Ciaglia mit Endoskopie, *F* TLT n. Fantoni, *G* PDT n. Griggs, *OCT* offene chirurgische Tracheotomie

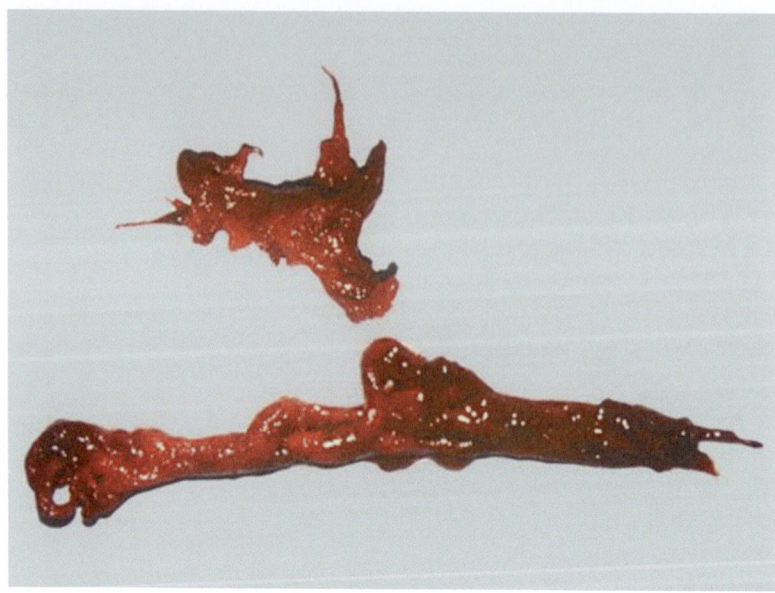

Abb. 10.1 Massivblutung nach Verletzung einer A. thyroidea ima mit drohender Asphyxie während einer PDT mit flexibler Endoskopie: Ein großes Koagulum in Trachea und Hauptbronchien konnte bei einem 20-jährigen Patienten nur durch starre Endoskopie und leistungsstarke Absaugung lebensrettend entfernt werden

eines Pneumothorax mit Todesfolge durch Lungenüberblähung als Folge eines Ventilmechanismus durch Einsatz eines flexiblen Endoskops in einem Beatmungstubus mit 7,5 mm Innendurchmesser ◘ Abb. 10.2 (◘ Tab. 10.2). In Literaturrecherchen fanden Oeken et al. (2002) 40 schwere Hinterwandverletzungen mit 28 Fällen von Pneumothorax. Koitschev et al. (2003) ermittelten 8 Pneumothoraxfälle bei Umfragen. 10 Tracheotomie-assoziierte Todesfälle durch Pneumothorax wurden durch Klemm und Nowak (2017) mitgeteilt.

Beiderlinden et al. (2005) sehen Gefahren von Tracheahinterwandverletzungen mit den Folgen Pneumothorax, Pneumomediastinum oder Pneumoperikard besonders bei jungen Patienten mit noch weicher Trachea und deren Impressionen bei Bougierungsvorgängen während der PDT.

> Ein intraoperativer Pneumothorax bei PDT ist keine so große Seltenheit und mit potenziell tödlichen Gefahren verbunden. Das frühzeitige Erkennen durch Auskultation, Perkussion, Sonografie, Röntgen-Thorax und die unverzügliche Therapie sind lebensrettend.

10.3 Tracheahinterwandverletzungen

Tracheahinterwandverletzungen kommen sowohl bei perkutanen Dilatationstracheotomien als auch bei chirurgischen Tracheotomien vor (◘ Tab. 10.3) und können harmlos als oberflächliche Schleimhautverletzungen und schwerwiegend in Form von Zerreißungen mit der Folge von tracheoösophagealen Fisteln auftreten ◘ Abb. 10.3. Ciaglia hat 1999 deshalb davor gewarnt, für die PDT rigide Einzeldilatatoren zu verwenden mit dem Hinweis „The day of the rigid dilator … is over". In ◘ Tab. 10.3 wurden durch die Autoren keine Schweregrade mitgeteilt, ▸ Kap. 11.

Bei einer Rapitrac-PDT beschreiben Kedjanyi et al. (2001) eine Zerreißung der Trachea in 75 % der Zirkumferenz und Gomez-Caro et al.

Kapitel 10 · Komplikationen der Tracheotomie und Strategien zu deren Vermeidung

Tab. 10.2 Pneumothorax durch PDT und OCT

Autoren	Anzahl (Methode)	Häufigkeit	
		n	%
Fantoni u. Ripamonti (1997) prospektive Studie	109 (F)	1	0,9
Norwood et al. (2000) prospektive Studie	420 (C**)	2	0,5 (1 Todesfall)
Escarment et al. (2000) prospektive Studie	162 (G)	5	3 (2 Todesfälle)
Fikkers et al. (2004) Review 1986–2003	3012 (PDT)	31	0,8
Kost (2005) Review 1988–2003	1385 (C*) 852 (C**) 337 (OCT)	9 5 7	0,6 0,6 2,0
Straetmans et al. (2010) Evaluation 1996–2005	303 (OCT)	1	0,3
Trouillet et al. (2011) randomisierte kontrollierte Studie	109 (B C**)	2	1,8
Hashemian et al. (2015) prospektive Doppelblindstudie	160 (B C*)	3	1,9

B PDT n. Ciaglia Blue Rhino, *C** PDT n. Ciaglia ohne Endoskopie, *C*** PDT n. Ciaglia mit Endoskopie, *F* TLT n. Fantoni, *G* GWDF n. Griggs, *OCT* offene chirurgische Tracheotomie

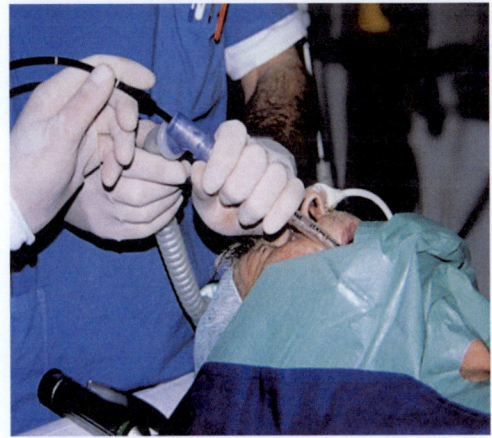

Abb. 10.2 Hohes Pneumothoraxrisiko durch Lungenüberblähung als Folge der behinderten Exspiration bei Einsatz flexibler Endoskope in kleinen Beatmungstuben

(2005) Defekte der Trachea von 2–4 cm Länge in der zervikalen und thorakalen Trachea durch PDT auch mit tödlichem Ausgang. Dost und Koeser (1999) berichteten im Ergebnis einer Umfrage von 6 Tracheahinterwandverletzungen und von 7 tracheoösophagealen Fisteln, Delank et al. (2002) über 5 operationspflichtige schwere Tracheläsionen nach PDT.

Zu den diagnostischen und therapeutischen Möglichkeiten ► Kap. 11.

> Nur eine übersichtliche Endoskopie und die Steuerung des Operateurs durch den Endoskopiker, die Verwendung geeigneter PDT-Sets sowie die endoskopische Kontrolle der oberen und unteren Trachea verhindern eine Tracheahinterwandverletzung bzw. lassen diese frühzeitig erkennen.

Tab. 10.3 Tracheahinterwandverletzungen bei PDT und OCT

Autoren	Anzahl (Methode)	Häufigkeit	
		n	%
Norwood et al. (2000) prospektive Studie	420 (C**)	4	0,9
Kost (2005) Review 1988–2003 prospektive Studie	1385 (C*) 852 (C**) 337 (OCT) 500 (B C**)	3 2 0 3	0,2 0,7 0,6
Remacle et al. (2008) prospektive Studie	166 (B C**) 24 (FR)	2 3	1,2 12,5
Straetmans et al. (2010) Evaluation 1996–2005	303 (OCT)	1	0,3
Trouillet et al. (2011) randomisierte kontrollierte Studie	109 (B C**)	1	0,9
Oggiano et al. (2014) retrospektive Studie	209 (C**) 169 (OCT)	11 0	5,3

B PDT n. Ciaglia Blue Rhino, *C** PDT n. Ciaglia ohne Endoskopie, *C*** PDT n. Ciaglia mit Endoskopie, *FR* PDT n. Frova, *OCT* offene chirurgische Tracheotomie

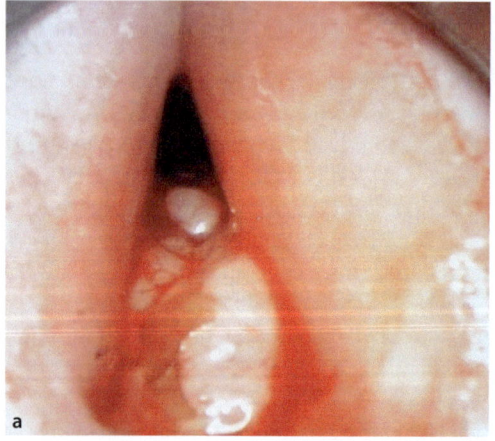
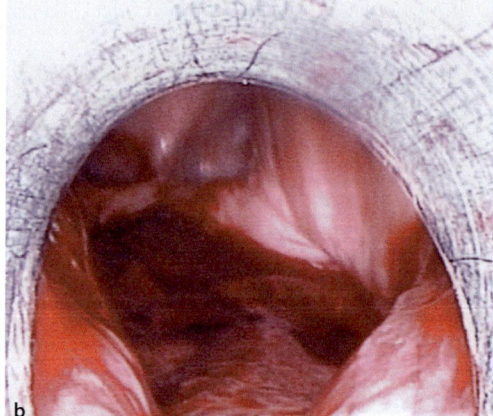

Abb. 10.3a,b Tracheahinterwandverletzungen Stadium I und II, entstanden durch PDT trotz flexibel-endoskopischer Kontrolle

10.4 Intraoperativer Verlust des Atemwegs

Bei allen Methoden der perkutanen Dilatationstracheotomie muss der Beatmungstubus zum Zweck der Durchführung der PDT in die Kehlkopfebene zurückgezogen werden. Rieger (2006) formulierte zu dieser Situation „Es wird empfohlen, dass der Cuff des Endotrachealtubus entblockt wird und der Tubus unter direkter laryngoskopischer Kontrolle zurückgezogen wird, bis der Cuff oberhalb der Stimmbänder liegt. Der Cuff soll nun oberhalb der Stimmlippen erneut blockiert werden. Spätestens hier wird die sichere Kontrolle des Atemwegs mit dem Endotrachealtubus aufgegeben. In dieser Position besteht die Gefahr einer Dislokation mit dem Risiko des Verlusts des Atemwegs und der Gefahr einer Aspiration. Durch einen Assistenten muss der Endotrachealtubus in dieser Position gehalten werden, während die transtracheale Punktion erfolgt" (◘ Abb. 10.4, ◘ Tab. 10.4).

> Der intraoperative Verlust des Atemwegs ist bei Durchführung der PDT mit flexiblen Endoskopen methodisch bedingt möglich, unabhängig von der Art der Durchführung der PDT. Eine griffbereite und schnelle Möglichkeit zur Reintubation ist erforderlich.

Weitere latente Gefahren bestehen im Verlust des Atemwegs bei Kanülenwechsel durch das Kulissenphänomen, durch akzidentelle Dekanülierung oder Verschluss von Trachealkanülen durch Blut- und Schleimpröpfe (◘ Tab. 10.5).

◘ **Tab. 10.4** Intraoperativer Verlust des Atemwegs bei PDT

Autoren	Anzahl (Methode)	Häufigkeit	
		n	%
Fantoni u. Ripamonti (1997) prospektive Studie	109 (F)	3	2,7
Escarment et al. (2000) prospektive Studie	162 (G)	12	7,4
Norwood et al. (2000) prospektive Studie	420 (C**)	3	0,7
Gambale et al. (2003) prospektive Studie	181 (C**)	3	1,7
Kost (2005) prospektive Studie	500 (C**)	3	0,6
Altman et al. (2006) prospektive Studie	214 (G)	6	2,8
Terragni et al. (2010) randomisierte kontrollierte Studie	419 (G FR)	5	1,2
Hashemian et al. (2015) prospektive Doppelblindstudie	160 (B C*)	3	1,9
Hazelton et al. (2015) prospektive Studie	184 (C**)	2	1,1

B PDT n. Ciaglia Blue Rhino, *C** PDT n. Ciaglia ohne Endoskopie, *C*** PDT n. Ciaglia mit Endoskopie, *F* TLT n. Fantoni, *FR* PDT n. Frova, *G* GWDF n. Griggs

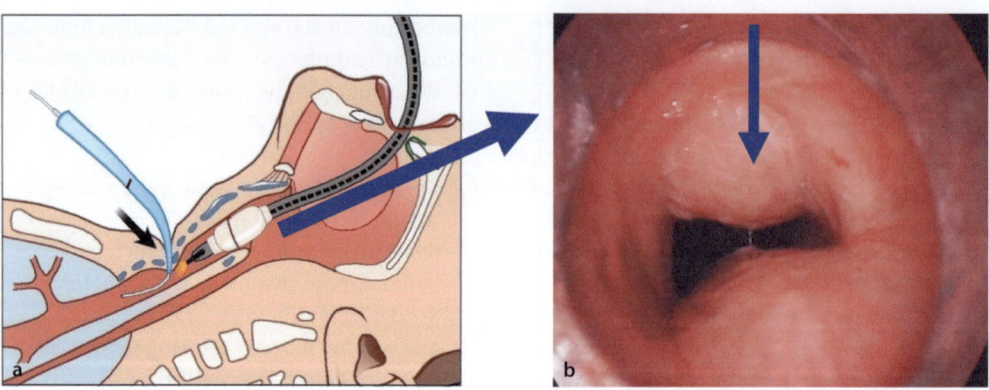

Abb. 10.4a,b Gefahr des Atemwegsverlusts bei flexibel-endoskopisch kontrollierter PDT

Tab. 10.5 Verlust des Atemwegs bei Kanülenwechsel

Autoren	Anzahl (Methode)	Häufigkeit	
		n	%
Massick et al. (2001) prospektive randomisierte Studie	50 (C**) 50 (OCT)	4 (1 Todesfall) 0	8
Kost (2005) Review	2541 (C* C**) 337 (OCT)	26 6	1,0 1,8
Fattahi et al. (2012) retrospektive Studie	171 (OCT)	2	1,2
Fiorini et al. (2015) retrospektive Studie	304 (OCT)	6	1,9

C* PDT n. Ciaglia ohne Endoskopie, C** PDT n. Ciaglia mit Endoskopie, OCT offene chirurgische Tracheotomie

Unter „Kulissenphänomen" wird die Verschiebung prätrachealer Gewebeschichten verstanden, indem sich Teile von Fett, Schilddrüse, Muskeln und Faszien nach einem Dekanülement sofort über das Stoma legen können, was die Rekanülierung erschwert oder unmöglich macht. Die Gefahr ist in der frühen postoperativen Zeit am größten.

> Kein Kanülenwechsel nach PDT ohne Lichtquelle (Stirnlampe), Führungskatheter, Spekulum (Tracheal-Spekulum nach Weerda, Nasenspekulum nach Killian-Struycken) oder Tracheospreizer sowie griffbereiter Möglichkeit der Reintubation. Gleiche Erfordernisse gelten auch für Stomata nach OCT.

10.5 Trachealringfrakturen

Über die Bedeutung von Trachealringfrakturen bestehen zwischen den Fachgebieten Intensivmedizin und Laryngologie unterschiedliche Auffassungen. Dies liegt darin begründet, dass die Inzidenz von Trachealringfrakturen nach chirurgischer Tracheotomie in einer retrospektiven Literaturanalyse durch Straetmans et al. (2010) und Fiorini et al. (2015) mit 0,9 % bzw. 0,6 % eine untergeordnete Rolle spielt, während sowohl in Autopsiebefunden als auch endoskopischen Befunden nach PDT Trachealringfrakturen ein häufiges Ereignis sind, wenn danach systematisch gefahndet wird (Nowak et al. 2017). Die bisherige Art der flexibel-endoskopisch kontrollierten PDT lässt keine obligate Fahndung erkennen, wie zahlreiche klinische Studien zeigen. Dislozierte Trachealringe führen in der Regel erst nach Wochen und Monaten durch Epithelisation und Narbenbildungen zu Trachealstenosen. Dies sind Zeiträume, in denen die Patienten lange aus dem Gesichtskreis der Intensivmediziner verschwunden sind, da die Diagnostik sowie Therapie von Trachealstenosen den Fachgebieten Laryngologie, Thoraxchirurgie oder Pulmologie zugewiesen werden (▶ Kap. 12).

Die Trachealspangen mit ihren unterschiedlichen anatomischen Varianten und histologischen Gewebeformationen (▶ Kap. 4) neigen bei kraftvollen Stauchungen während der Bougierungsvorgänge bei PDT zu Brüchen, unabhängig von der Methode. Van Heurn et al. (1996) beschrieben an verletzten Trachealspangen Nekrose- und Ossifikationsvorgänge, insbesondere ab der 3. Woche nach PDT.

Walz und Schmidt (1999) beschreiben eine besondere Neigung zu vertikalen Trachealringfrakturen von 1 bis 2 benachbarten Spangen bei Autopsiebefunden. Es liegen derzeit keine systematischen Untersuchungen vor, wann und unter welchen Umständen Trachealspangenbrüche in therapiepflichtige Trachealstenosen münden (◘ Tab. 10.6, ◘ Abb. 10.5).

◘ Tab. 10.6 Trachealringfrakturen bei verschiedenen Methoden der Tracheotomie

Autoren	Anzahl (Methode)	Häufigkeit	
		n	%
Walz u. Schmidt (1999) klinisch-pathologische Studie	42 (C), post mortem Autopsiebefunde Trachea	12	28,6
Dollner et al. (2002) retrospekive Studie	19 (G) mit postop. Endoskopie n. 17 Mon. Krikoidläsionen	7	32
Frova u. Quintel (2002) prospektive Studie	50 (FR) Intraop. Endoskopie	4	8
Higgins et al. (2009) prospektive Studie	132 (FR) 75 (B)	12 4	9,1 5,3
Straetmans et al. (2010) Evaluation	303 (OCT)	3	0,9
Dempsey et al. (2010) prospektive Studie	576 (B)	56	9,7
McCague et al. (2012) retrospektive Studie	426 (B C**)	63	14,8
Fiorini et al. (2015) retrospektive Studie	304 (OCT)	2	0,6
Ferraro et al. (2015) retrospektive Studie	219 (B FR D)	21	9,6
Decker et al. (2016) prospektive Studie	289 (B C**)	18	6,2
Nowak et al. (2017) prospektive Studie	179 (B C**)	30	17,1

B PDT n. Ciaglia Blue Rhino, *C* PDT n. Ciaglia, *C** PDT n. Ciaglia mit Endoskopie, *D* PDT Ciaglia Blue Dolphin, *FR* PDT n. Frova, *G* GWDF n. Griggs, *OCT* offene chirurgische Tracheotomie

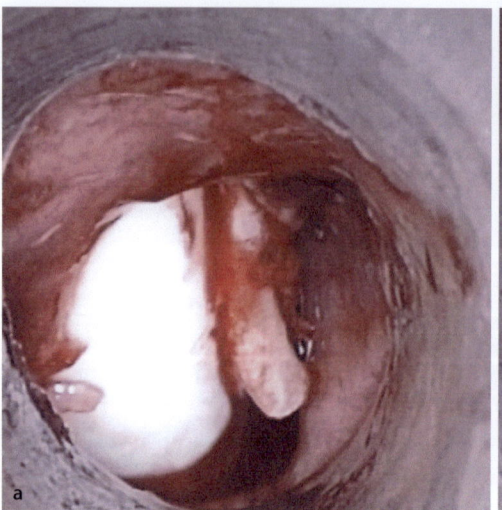 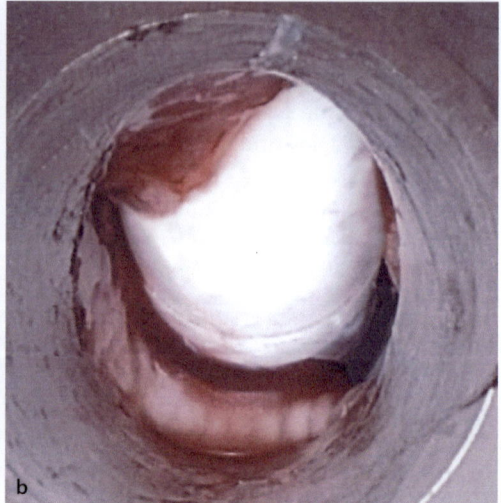

Abb. 10.5a,b Trachealspangenbruch bei PDT. Endoskopische Soforttherapie durch das TED zur notwendigen Prophylaxe einer Trachealstenose

Die hohe Zahl festgestellter Spangenbrüche durch Nowak et al. (2017) entstammt einer gezielten Suche per Studienprotokoll in einer Multizenterstudie.

> Bei jeder perkutanen Dilatationstracheotomie muss mit dislozierten Trachealspangenbrüchen gerechnet werden. Knorpel- und Knochensplitter müssen sofort endoskopisch therapiert werden, um einer späteren Trachealstenose vorzubeugen. Gelingt dies nicht, ist eine frühzeitige chirurgische Intervention indiziert.

10.6 Trachealstenosen

Die Spätkomplikation der Ausbildung therapiepflichtiger Trachealstenosen (Tab. 10.7), in der Regel Lumeneinengung ab 60–70 % bis hin zum totalen Verschluss (Grad III und IV nach Cotton und Meyer Abb. 10.6), ist ein gefürchtetes Ereignis. Der Umstand ist für den Patienten sehr misslich, da der ganze Kraftaufwand der ursprünglichen Rehabilitation verloren geht und für den Patienten erneut Krankenhausaufenthalte mit chirurgischen und rehabilitativen Maßnahmen folgen, Zustände von Atemnot und Angst eingeschlossen.

Die Ursachen von Trachealstenosen sind vielschichtig und beruhen in der Regel auf einer Kombination von einem trachealen Trauma, Entzündungen und Fremdkörperreizungen mit Gewebeneubildungen (Granulationsbildungen) an prädisponierten Stellen über, neben und unter dem Stoma mit Verlust des ursprünglichen trachealen Gewebeschichtaufbaus durch Fibrosierung.

Besonders sensibel reagiert der Ringknorpel auf Traumen und Verletzungen mit Ausbildung rezidivfreudiger Trachealstenosen, verursacht durch überschießende Regenerationsvorgänge mit Osteoidexpression der Osteoblasten und Mineralisation im sauren Milieu. Unabhängig der Methode der Tracheotomie sind nach Nicolli et al. (2017) Übergewicht, Diabetes und Reflux mit chronischen Entzündungsreaktionen eigene Risikofaktoren für die Entstehung subglottischer Stenosen. Gadkaree et al. (2017) erweitern die Disposition zu laryngotrachealen Stenosen durch die Komorbiditäten COPD, Nikotinabusus, OSAS sowie Hypertonie und Mikrozirkulationsstörungen nach einer Analyse von 262 Stenosepatienten.

Im eigenen Krankengut des Städtischen Klinikums Dresden wurden zwischen 1996 und

Kapitel 10 · Komplikationen der Tracheotomie und Strategien zu deren Vermeidung

Tab. 10.7 Trachealstenosen nach PDT und OC⁻

Autoren	Anzahl	Methode	Stenosedefintion	Stenosen n	Stenosen %	Kontrollzeit	Kontrollart
van Heurn et al. (1996) retrospektive Studie	p 123 f 80	C	Stenosen 25–50 % Stenosen 50–75 %	2 1	2,5 0,8	5 – 53 Mon.	CT Hals, Prüfung Stimmfunktion
Hill et al. (1996) prospektive Studie	p 353 f 214	C	symptomatic stenosis	8	3,7	10 Mon.	Telefoninterview, klin. Visite
Law et al. (1997) prospektive Studie	p 109 f 41	C	Stenosen > 40 %	1	2,4	6 Mon.	Fragebogen, Spirometrie, Endoskopie, Telefoninterview
Rosenbower et al. (1998) prospektive Studie	p 95 f 55	C	subglottic stenosis	2	2	12 Mon.	Endoskopie HNO-Arzt, Telefoninterview
Walz et al. (1998) prospektive Studie	p 337 f 106	C	Stenosen > 50 %	4	3,7	6 Mon.	klin. Visite, Röntgen
Norwood et al. (2000) prospektive Studie	p 422 f 100	C	Stenosen > 50 %	3	3	26 Mon.	Endoskopie, CT Hals, Telefoninterview
Escarment et al. (2000) prospektive Studie	p 162 f 81	G	Stenosen mit OP	4	4,9	3 Mon.	Endoskopie, klin. Visite
Kearney et al. (2000) prospektive Studie	p 824 f 548	C	Stenosen mit OP	9	1,6	12 Mon.	k. A.
Dollner et al. (2002) retrospektive Studie	p 60 f 19	G	Stenosen > 25–50 % Stenosen > 50 %	2 1	3,3 1,6	17 Mon.	Endoskopie, Arztbefragung, Telefoninterview
Jung et al. (2004) retrospektive Studie	p 419 f 93	OCT Visiertracheotomien	Stenosen > 25–50 %	3	3,2	6 Mon.	Endoskopie, HNO-Untersuchung
Young et al. (2014) prospektive Studie	p 120 f 50	B	Stenosen > 46 %	5	4	3 Mon.	Fragebogen, MRT, Spirometrie

Tab. 10.7 (Fortsetzung)

Autoren	Anzahl	Methode	Stenosedefintion	Stenosen n	Stenosen %	Kontrollzeit	Kontrollart
Lopez-Pastorini et al. (2015) retrospektive Studie	p 401 f 155	OCT	Stenosegrad k. A. 92 chir. Stomaverschluss 63 Spontanverschluss	3 14	3,3 22,2	3 Mon.	Endoskopie, z. T. klin. Visite
Dempsey et al. (2016) Review, pooled estimate % (95%-CI)		418 OCT 1831 G 1546 C 1474 B 124 F	k. A.	11 10 15 7 1	2,8 0,9 1,0 0,6 1,5	k. A.	k. A.
Araujo et al. (2017) prospektive Studie	p 114 f 52	D	Stenosen > 50 %	2	3,7	7 Mon.	Endoskopie, CT

Die sehr unterschiedlichen Definitionen erschweren die Vergleichbarke t.
B PDT n. Ciaglia Blue Rhino, *C* PDT n. Ciaglia, *D* PDT Ciaglia Blue Dolphin, *F* TLT Fantoni, *G* GWDF n. Griggs, *OCT* offene chirurgische Tracheotomie
f Zahl der Nachuntersuchungen, *k. A.* keine Angaben, *p* Zahl primärer PDT

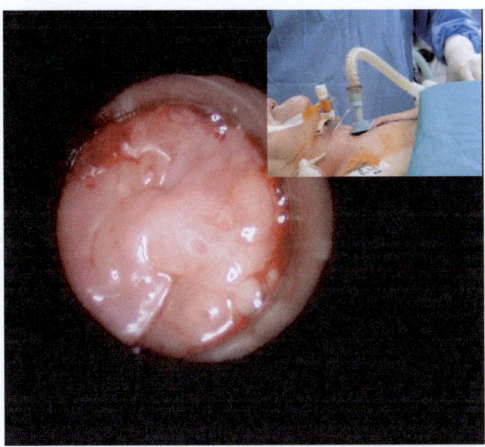

Abb. 10.6 Totale Kehlkopfatresie durch Via falsa bei PDT: Punktion, Dilatation und Insertion der Kanüle über dem Zungenbein mit folgender Zerstörung und festen Verwachsungen der Kehlkopfinnenstrukturen, zusätzlich obere Trachealstenose Cotton IV. Die Patientin überlebte die Grunderkrankung Hirntumor nicht. Sonst hätte die Therapieoption Laryngektomie mit Stimmprothese bestanden

2016 insgesamt 102 Patienten mit therapiepflichtigen Trachealstenosen (Alter 17–89 Jahre, Durchschnitt 60 Jahre) beobachtet. Es handelte sich um Patienten aus 20 Kliniken, die innerhalb der Rehabilitation mehrere Wochen nach erfolgten Tracheotomien mit Atemnot auffällig wurden. Das Auftreten dieser Stenosen war wiederkehrend bei 75 PDT aber auch bei 27 OCT mit zu hoch angelegten Tracheostomata mit Verletzungen des Ringknorpels und/oder hinterlassenen dislozierten Trachealringfrakturen assoziiert. 148 Folgeoperationen mit Therapiekosten von 1.174.850 Euro waren erforderlich.

> Es gibt, aus welchen Gründen auch immer, keine Indikation für eine vermeintlich „notwendigerweise" zu hohe Tracheotomie, wie es im Schrifttum gelegentlich publiziert wird. Die sicherste Vorbeugung für spätere Trachealstenosen sind ein schonendes atraumatisches Vorgehen am richtigen Ort zwischen der 2. bis 4. Trachealspange in der Mittellinie, Verwendung atraumatischer Fertigsets zur PDT und gewebefreundliche, angepasste Trachealkanülen, Therapie von Infektionen und Granulationen, regelmäßige Kanülen- und Hautpflege, Therapie bei bestehendem Reflux und fortgesetzten Kontrollen bei verbleibendem Tracheostoma.

10.7 Stomainfektionen

Es besteht die allgemeine Meinung, dass chirurgische Tracheotomien eine höhere postoperative Infektionsrate aufweisen als PDT (◘ Tab. 10.8). Über die Ursachen liegen keine wissenschaftlich fundierten Studien vor. Wundinfektionen im Stomabereich sind im Schrifttum nicht definiert.
Zur Therapie von Wundinfektionen ► Kap. 18.

10.8 Stomametastasen

Nach einer Studie von Knipping et al. (2015) mit Einsatz von 58 PDT nach Ciaglia und 17 TLT nach Fantoni bei malignen Tumoren im Mund-, Rachen und Kehlkopfbereich kam es in zwei Fällen nach der Fantonimethode zu Stomametastasen mit tödlichem Ausgang, weshalb von dieser Kombination dringend abgeraten wird.

10.9 Tracheotomie-assoziierte Todesfälle

Während Publikationen zu Tracheotomien in den letzten Jahren unter verschiedenen wissenschaftlichen Aspekten angestiegen sind, wurden Mitteilungen zu Tracheotomie-assoziierten Todesfällen nur sporadisch veröffentlicht, weshalb Klemm und Nowak (2017) für PDT und OCT ein systematisches Review für den Zeitraum 1990–2015 durchführten.

In 109 Publikationen aus 21 Ländern mit insgesamt 25.056 Tracheotomien, darunter 16.827 PDT, 7934 OCT und 295 Tracheotomien ohne Angabe zur Methode, fanden sich 352 Tracheotomie-assoziierte Todesfälle, was einer Gesamthäufigkeit von 1,4 % entspricht, für PDT 0,67 % (95-%-KI: 0,56; 0,81), für OCT 0,62 % (95-%-KI: 0,47; 0,82).

Tab. 10.8 Wundinfektionen (Kost 2005[1], Dempsey et al. 2016[2])

Methode	Anzahl Tracheotomien	Infektionen	
		n	%
OCT[1]	337	43	12,7
PDT[1] C*	1547	21	1,3
PDT[1] C**	994	16	1,6
OCT[2]	418	36	8,5
PDT[2] G	1666	16	1,5
PDT[2] C	1355	11	1,0
PDT[2] B	554	6	1,7
TLT[2] F	124	4	3,9

C* PDT n. Ciaglia ohne Endoskopie, C** PDT n. Ciaglia mit Endoskopie, OCT offene chirurgische Tracheotomie, PDT B PDT n. Ciaglia Blue Rhino, PDT C PDT n. Ciaglia, PDT G PDT n. Griggs, TLT F TLT n. Fantoni
[1] Review, [2] 29 Studien, Auswertung über „pooled estimate (95%-CI)"

Als Schwerpunkte der Todesursachen konnten Blutungen (PDT 0,26 %, OCT 0,26 %), Verlust des Atemwegs (PDT 0,20 %, OCT 0,21 %) und Via falsa (PDT 0,20 %, OCT 0,11 %) ermittelt werden. Detailangaben zu jedem Komplex, auch dem disponierenden Faktor anatomischer Variationen, finden sich in der Originalarbeit.

Das Review lässt folgende Schlussfolgerungen erkennen:
- Die Häufigkeit von Tracheotomie-assoziierten Todesfällen ist für die praktizierten Verfahren PDT und OCT ähnlich.
- Todesfälle entstehen durch Komplikationen, deren Vermeidung und Beherrschung sowohl bei der Planung als auch bei der Nachsorge in das Kalkül einbezogen werden müssen, auch unter medizinrechtlichen Aspekten.
- Der Einsatz einer Checkliste erscheint sinnvoll.
- Die Anlage eines Stomas unter der 4. Trachealspange sollte unterbleiben, man gelangt in gefährliche Bereiche der Gefäßanatomie.
- Die frühzeitige Erkennung eines Pneumothorax kann lebensrettend sein.
- Tracheotomien, gleich welcher Methode, sind keine Anfängeroperationen und unterliegen einer Lernkurve unter Anleitung erfahrener Ärzte.

10.10 Vermeidung und Reduktion von Komplikationen durch das Tracheotomie-Endoskop für Dilatationstracheotomien (TED)

War vor Jahrzehnten die starre Tracheobronchoskopie ein gängiges Hilfsmittel in der Hand der Anästhesisten und Intensivtherapeuten, ist dieses Management mit der Entwicklung flexibler Endoskope nahezu verloren gegangen.

Das Tracheotomie-Endoskop ist in seiner Konstruktion den modernen Anforderungen der Beatmungsmedizin angepasst worden und vereint die Vorzüge der starren Endoskopie mit dem Ziel, bekannte und schwere Komplikationen bei perkutanen Dilatationstracheotomien besser beherrschen und reduzieren zu können. Jede derzeitige Methode der PDT kann mit dem Endoskop kontrolliert umgesetzt werden. Die Methode ist leicht erlernbar.

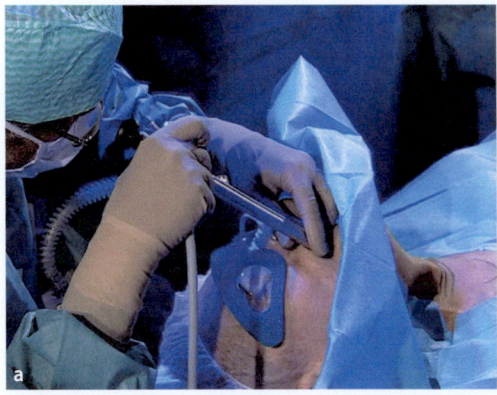 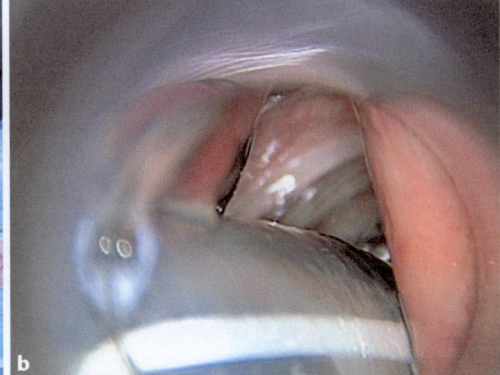

Abb. 10.7a,b Endoskopeinführung unter Sicht. Der liegende Endotrachealtubus ist die Leitschiene

Diese Technik ist durch Klemm (2006) in die Endoskopie der HNO-Heilkunde eingeführt und durch Nowak et al. (2007) in die Praxis der Anästhesie/Intensivmedizin übernommen worden.[1]

10.10.1 Die perkutane Dilatationstracheotomie mit dem Tracheotomie-Endoskop, praktische Durchführung in 7 Schritten

- **1. Schritt: Endoskopeinführung**

Nach der präoperativen Kontrolle anhand der „Surgical Safety Checklist" der WHO und Feststellung der äußeren Landmarken erfolgt die Desinfektion des Halses und Reinigung des Mund-Rachen-Raums mit Anlage eines Zahnschutzes im Oberkiefer. Das Endoskop wird entlang des liegenden Tubus über den rechten Mundwinkel vorsichtig unter Sicht in den Kehlkopfeingang eingeführt (Abb. 10.7).

> Der liegende Endotrachealtubus des Patienten ist die Leitschiene bei Einführung des Endoskops.

- **2. Schritt: Extubation/Intubation**

Mit Erkennung der Kehlkopfstrukturen wird der liegende Tubus von einer Anästhesieschwester entblockt. Mit der linken Hand entfernt der Endoskopiker selbst schrittweise den Endotrachealtubus und führt mit der rechten Hand simultan das Endoskop unter direkter Sicht in Kehlkopf und Trachea ein (Abb. 10.8). Es erfolgt ein Wechsel auf den Anschluss der nun vorgesehenen Beatmung (IPPV oder JET). Der Anschluss eines Monitorsystems mit Bildübertragung und Atemgasmonitoring ist jetzt möglich.

> Die Vorgänge Extubation (Endotrachealtubus) und Intubation (Tracheotomie-Endoskop) dürfen zeitlich nicht voneinander getrennt werden.

- **3. Schritt: Klärung der inneren Anatomie/Topografie**

Die Trachea wird bei Bedarf durch Absaugung von Sekret bis zu den Hauptbronchien gereinigt. Die Trachea wird anschließend optisch inspiziert unter genauer Feststellung der gut

---

1 Tracheotomie-Endoskop für Dilatationstracheotomien (TED nach Klemm): Hersteller Karl Storz GmbH Tuttlingen, Germany, patentiert 30.11.2006, USA Pub. No. US2006/0270907A1 durch Karl Storz GmbH Tuttlingen.
EC-Declaration of Conformity: Karl Storz GmbH Tuttlingen 16.10.2008, Endoskope E, F, G.
Tracheoskop nach Aloy-Klemm: Hersteller Carl Reiner GmbH Wien, Austria, mit Anpassung zu TwinStream™ Multi Mode Respirator der Firma Carl Reiner GmbH Medizintechnik für Diagnose und Therapie Wien, Produktkompatibilitätserklärung Wien 28.01.2008.

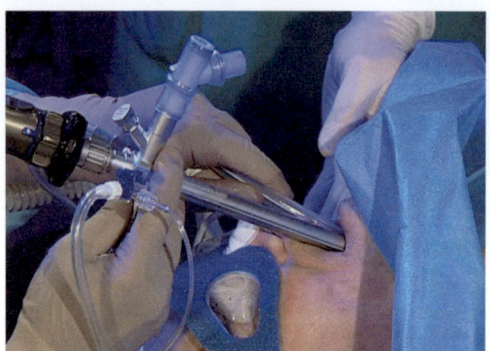

Abb. 10.8 Die Entfernung des Endotrachealtubus durch den Endoskopiker erfolgt simultan mit der Einführung des Endoskops in den Kehlkopf unter direkter Sicht

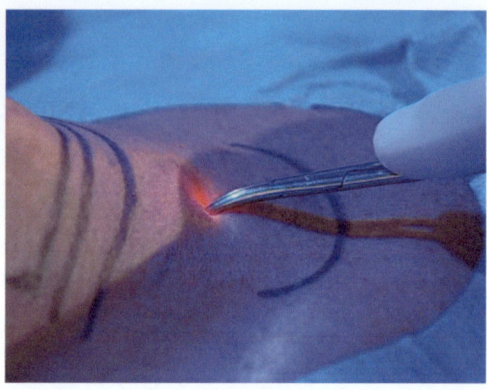

Abb. 10.10 Helle Diaphanoskopie gibt Sicherheit in der Orientierung

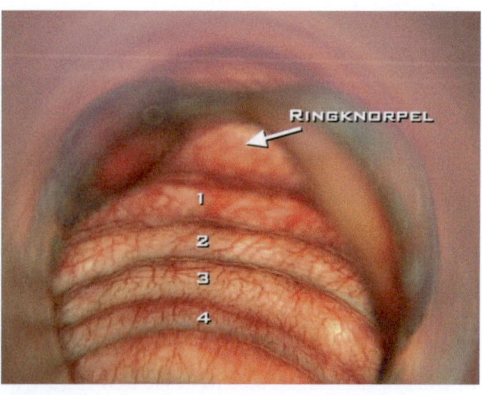

Abb. 10.9 Der richtige Ort der Tracheotomie befindet sich zwischen 2. und 4. Trachealspange

sichtbaren Trachealspangen 1 bis 4 (Abb. 10.9), unter bewusster Identifikation des bei der Tracheotomie nicht zu tangierenden Ringknorpels, eventueller Verlagerung der Trachea (Struma) und eventueller pulsierender Vorwölbung des Truncus brachiocephalicus.

> Die innere Anatomie ist obligat von gleich hoher Bedeutung wie die äußere Anatomie des Halses. Je höher der Body-Mass-Index, umso mehr gewinnt die Topografie der inneren Trachea an Bedeutung.

■ **4. Schritt: Diaphanoskopie und Punktion**

Zu dem Endoskop wurde ein speziell vorn gebogener, leuchtstarker starrer Diaphanoskopie-Stab entwickelt (Firma Karl Storz GmbH Tuttlingen), mit dem eine lichtstarke Diaphanoskopie möglich ist und die es im Einzelfall erlaubt, große Gefäße im vorgesehenen Tracheotomiebereich zu erkennen (Abb. 10.10). Die Punktion der Trachea erfolgt im Zentrum des Lichtkegels in harmonischer Absprache zwischen Endoskopiker und Operateur zwischen der 2. bis 4. Trachealspange (Abb. 10.11). Immer steuert der Endoskopiker den Operateur. Sollte die Punktionsnadel auf einer Trachealspange aufsetzen, muss eine Korrektur um wenige Millimeter nach unten oder oben erfolgen mit nur geringfügigem Rückzug der Nadel, um den Zwischenraum zwischen 2 Trachealspangen in der Mittellinie zu erreichen. Durch die Punktionsnadel wird der Seldinger-Draht eingeführt. Es erfolgt ein ausreichend großer Hautschnitt horizontal neben der Nadel, eventuell eine stumpfe Gewebespreizung.

> Eine helle Diaphanoskopie erleichtert die Sicht auf vorgeschriebene Wege. Der Operateur hat den Anweisungen des Endoskopikers zu folgen.

■ **5. Schritt: Bougierung**

Unter laufender Beatmung erfolgt die Bougierung von außen (Abb. 10.12), wobei jedes kommerziell erhältliche Fertigset zur PDT geeignet ist. Das starre Endoskop stabilisiert die Trachea von innen und schützt die Tracheahinterwand.

Kapitel 10 · Komplikationen der Tracheotomie und Strategien zu deren Vermeidung

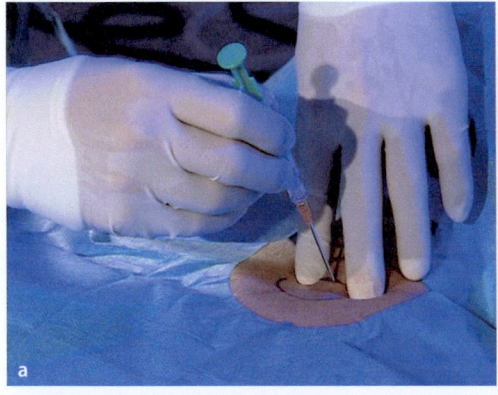
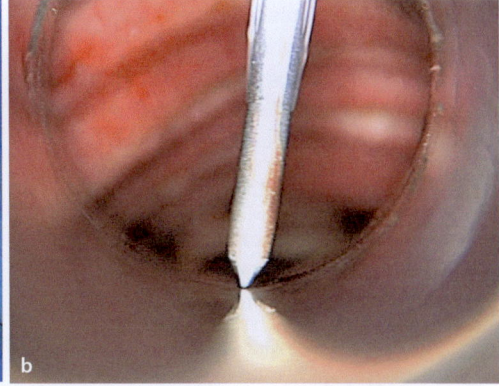

Abb. 10.11a,b Punktion der Trachea. Die ausgezogene hintere Rohrlippe des TED schützt die Tracheahinterwand vor Verletzungen

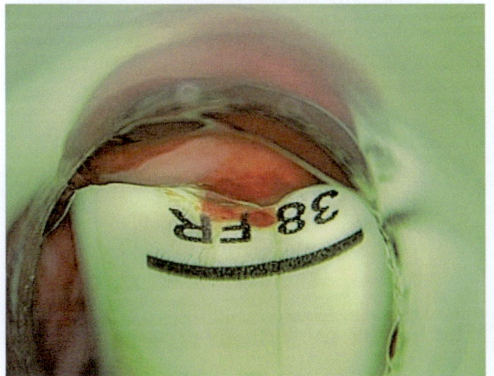
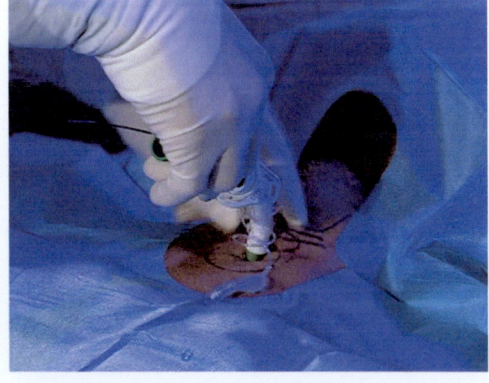

Abb. 10.12 Bougierung der Trachea unter Sicht mit konischem Einzeldilatator

Abb. 10.13 Kontrollierte Einlage einer Trachealkanüle

> Bougierungen müssen mit „sanfter Gewalt" der vulnerablen Trachea angepasst erfolgen, unter kontinuierlicher Sicht durch den Endoskopiker.

- **6. Schritt: Kanülierung**

Unter Beachtung von Alter, Geschlecht und Körpergröße wird die passende, möglichst stufenlose Kanüle unter endoskopischer Sicht in die Trachea eingeführt und geblockt (Abb. 10.13). Die Beatmung wird vom Endoskop auf die fixierte Trachealkanüle umgelegt. Durch Auskultation wird die seitengleiche Beatmung überprüft, durch Monitoring des E_TCO_2 die endotracheale Lage der Kanüle verifiziert. Bei Unklarheiten wird die Kanülenlage flexibel-endoskopisch kontrolliert, auch hinsichtlich des Abstands zur Bifurkation.

- **7. Schritt: Kontrolle von oberer Trachea, Larynx und Zahnstatus**

Nach Feststellung einer optimalen seitengleichen Beatmung über die Trachealkanüle wird das starre Endoskop langsam in die Kehlkopfebene zurückgezogen mit Inspektion bezüglich möglicher pathologischer Veränderungen der Trachea (dislozierte Bruchstücke von Trachealspangen) und bezüglich Langzeitintubationsschäden des Kehlkopfs. Die Überprüfung des Zahnstatus ist erforderlich. Mit Zahnschäden ist bei starrer Tracheobronchoskopie in 0,15 % der Fälle zu rechnen (Klemm et al. 1983).

> Eine Soforttherapie möglicher pathologischer Veränderungen (Granulombildungen, Trachealspangenbruchstücke) ist durch das Endoskop ohne Zeitverzug möglich und empfehlenswert.

Jede elektive Tracheotomie ist präoperativ aufklärungs- und postoperativ dokumentationspflichtig (Operationsbericht).

10.10.2 Welche Vorteile ergeben sich für die Vermeidung und Reduktion von Komplikationen bei perkutanen Dilatationstracheotomien unter Einsatz des Tracheotomie-Endoskops?

- Während des gesamten Tracheotomievorgangs ist eine optimale Beatmung des Intensivtherapiepatienten möglich. Die superponierte Hochfrequenz-Jet-Ventilation (SHFJV) hat sich dabei als besonders effektiv erwiesen, ▶ Kap. 16.
- Kein Verlust des Atemwegs während einer PDT. Das Tracheotomie-Endoskop sichert den Atemweg während aller Einzelschritte. Ein Verlust des Atemwegs ist praktisch unmöglich.
- Optimaler Schutz der Tracheahinterwand. Das Tracheotomie-Endoskop ist so konstruiert, dass bewusst eine verlängerte hintere Rohrlippe die Tracheahinterwand von Beginn an bei Punktion, Dilatation und Kanüleneinführung vor Verletzungen schützt. Eine schwere Tracheahinterwandverletzung mit tracheoösophagealer Fistel wird vermieden.
- Das starre Tracheotomie-Endoskop bildet ein Widerlager bei notwendiger Bougierung und Kanüleneinführung in die Trachea und verhindert tracheale Lumenverluste und seitliche Stauchungen.
- Die ausgezeichnete Übersicht durch ein starres Endoskop mit heller Ausleuchtung der gesamten Trachea bis zur Bifurkation erlaubt eine optimale Durchführung der Tracheotomie mit frühzeitiger Erkennung von Fehlpunktionen und Via falsa mit der Gefahr eines Pneumothorax oder einer tracheoösophagealen Fistel.
- Bei unvorhergesehenen erheblichen Blutungen ist eine Blutabsaugung über das starre Endoskop mit Metallsaugern wesentlich effektiver gegenüber der Absaugmöglichkeit durch flexible Endoskope, was lebensrettend sein kann. Die Kapazitäten der Blutabsaugung mit einem entsprechend langen Metallsauger differieren nach experimentellen Untersuchungen gegenüber flexiblen Endoskopen um eine 70 % stärkere Kapazität. Leichte Blutungen können mit einem gebogenen speziellen Koagulationssauger endotracheal gestillt werden.
- Bei massiven Blutungen ist eine sofortige Reintubation durch das liegende Endoskop möglich mit unter Sicht platzierbarem Cuff an oder unter der Blutungsquelle zur Sicherung des Atemwegs.
- Dislozierte Trachealspangen und -fragmente sowie Granulome im Kehlkopf können zur Prophylaxe einer späteren Stenose sofort endoskopisch therapiert werden.
- Ein kontinuierliches Atemgasmonitoring ist möglich (Nowak und Klemm 2011, Nowak et al. 2017).
- Die Möglichkeit der Stent-Implantation besteht.
- Der gesamte Tracheotomievorgang kann über ein Bildmonitoring zu

> Lehrzwecken demonstriert und für die Krankenakte durch Bilder dokumentiert werden.
> – Alle Endoskopteile sind einer Reinigung gut zugänglich und sterilisierbar.
> – Der Einsatz des starren Endoskops ist leitliniengerecht nach Leitlinie Tracheo-Bronchoskopie (2015).

▪ **Anmerkung**

Von 2006 bis 2010 erfolgte die Anwendung des Tracheotomie-Endoskops (TED) in einer Multicenterstudie unter dem positiven Votum der Ethikkommission der Sächsischen Landesärztekammer (EK-MPG-09/06-1) an 180 Patienten der Intensivmedizin und HNO-Heilkunde auf Grundlage eines Studienprotokolls in Anlehnung an Fantoni (2006), publiziert durch Nowak et al. (2017).

Literatur

Altmann E, Badaev R, Radynsky E, Croitoru M, Rosin I, Davidova N, Taitelman U (2006) Clinical and experimental assessment of Griggs percutaneous tracheostomy. J An Ints 13: 82–83

Araujo JB, Anon JM, Garcia de Lorenzo A, Garcia-Fernandez AM, Esparcia M, Adan J et al. (2017) Med intensive. https://doi.org/10.1016/j.medin.2017.05.005

Ayoub OM, Griffiths MV (2006) Aortic arch laceration: a lethal complication after percutaneous tracheostomy. Laryngoscope 117: 1–3

Beiderlinden M, Adamzik M, Peters J (2005) Conservative treatment of tracheal injuries. Anesth Analg 100: 210–214

Bhatti N, Mirski M, Tatlipinar A et al. (2007) Reduction of complication rate in percutaneous dilation tracheotomies. Laryngoscope 117: 172–175

Byhahn CH, Westphal K, Meiniger D, Gürke B, Kessler P, Lischke V (2002) Single dilator percutaneous tracheostomy: a comparison of Percu Twist and Ciaglia Blue Rhino techniques. Intensive Care Med 28: 1262–1266

Christenson TE, Artz GJ, Goldammer, JE, Spiegel JR, Boon MS (2008) Tracheal stenosis after placement of percutaneous dilational tracheotomy. Laryngoscope 118: 222–227

Ciaglia P (1999) Technique, complications and improvements in percutaneous dilatational tracheostomy. Chest 115: 1229–1230

Decker S, Gottlieb J, Cruz D, Müller CW, Wilhelmi M, Krettek C (2016) Percutaneous dilatational tracheostomy (PDT) in trauma patients: a safe procedure. Eur J Trauma Emerg Surg. 42 (5): 605–610

Delaney A, Bagshaw SM, Nalos M (2006) Percutaneous dilatational tracheostomy versus surgical tracheostomy in critically ill patients: a systematic review and meta-analysis. Crit Care 10 (2): R55

Delank KW, Schmäl F, Stoll W (2002) HNO-ärztliche Erfahrungen mit traumatischen Läsionen der Tracheahinterwand. Laryngo-Rhino-Otol 81: 299–304

Dempsey GA, Grant CA, Jones TM (2010) Percutaneous tracheostomy: a 6 year prospective evaluation of the single tapered dilator technique. BJA 105 (6): 782–788

Dempsey GA, Morton B, Hammell C, Williams LT, Smith CT, Jones T (2016) Longterm outcome following tracheostomy in critical care: A systematic review. Crit Care Med 44 (3): 617–628

Deitmer TH, Delank K (1995) Kritische Anmerkungen aus HNO-ärztlicher Sicht zur perkutanen dilatativen Tracheotomie nach Ciaglia. Anaesthesiol Intensivmed Notfallmed Schmerzther 30: 501–503

Diaz-Reganon G, Minambres E, Ruiz A, Gonzales-Herrera S, Holanda-Pena M, Lopez-Espadas F (2008) Safety and complications of percutaneous tracheostomy in a cohort of 800 mixed ICU patients. Anaesthesia 63:1198–1203

Dollner, R, Verch M, Schweiger P, Deluigi C, Graf B, Wallner F (2002) Laryngotracheoscopic findings in long-term follow-up after Griggs tracheostomy. Chest 122: 206–212

Dongelmans DA, van der Lely AJ, Tepaske R, Schultz M (2004) Complications of percutaneous dilating tracheostomy. Crit Care 8: 397–398

Dost P, Koeser K (1999) Komplikationen der dilatativen Punktionstracheotomien in deutschen Hals-Nasen-Ohren-Abteilungen. Laryngo-Rhino-Otol 78: 81–85

Escarment J, Suppini A, Sallaberry M, Kaiser E et al. (2000) Percutaneous tracheostomy by forceps dilation: report of 162 cases. Anaesthesia 55: 125–130

Fantoni A (2006) The need to compare different techniques of tracheostomy in a more reliable way. J An Ints 13: 61–64

Fantoni A, Ripamonti D (1997) Eine nicht abgeleitete nicht-chirurgische Tracheotomie-Technik: Die translaryngeale Tracheotomie. Intensive Care Med 23: 386–392

Fattahi T, Vega L, Fernandes R, Golman N, Steinberg B, Schare H (2012) Our experience with 171 open tracheotomies. J Oral Maxillofac Surg 70: 1699–1702

Ferraro F, Marfella R, Esposito M, Petruzzi J, Torino A, Santini M, Fiorelli A (2015) Tracheal ring fracture secondary to percutaneous tracheostomy: is tracheal flaccidity a risk factor? J Cardiothorac Vasc Anaesth 29 (3): 560–564

Fikkers BG, Van Veen JA, Kooloos JG, Fickkers P, Van den Hoogen F et al. (2004) Emphysema and pneumothorax after percutaneous tracheostomy: case reports and anatomic study. Chest 125: 1805–1814

Fiorini F, Santoro R, Deganello A, Mannelli G, Meccarariello G, Gallo O (2015) Is open tracheotomy performed by residents in otolaryngology a safe procedure? a retrospective cohort study. Eur Arch Otolaryngol 272: 1483–1489

Frova G, Quintel M (2002) A new simple method for percutaneous tracheostomy: controlled rotating dilation. Intensive Care Med 28: 299–303

Gadkaree SK, Pandian V, Best S, Motz KM, Allen C, Kim Y, Akst L, Hillel AT (2017) Laryngotracheal Stenosis: Risk Factors for Tracheostomy Dependence and Dilation Interval. Otolaryngol Head Neck Surg 156(2): 321–328

Gambale G, Cancellieri F, Baldini U, Vacchi Suzzi M, Baroncini S, Ferrari F, Petrini F (2003) Ciaglia percutaneous dilational tracheostomy: Early and late complications and follow-up. Minerva Anestesiologica 69: 825–833

Gomez-Caro A, Diez F, Herrero P, Gude V, Cabrero E, Porch E, Nicolas J (2005) Successful conservative management in iatrogenic tracheobronchial injury. Ann Thorax Surg 79: 1872–1878

Halum SL, Ting JY, Plowman EK, Belafsky PC, Harbarger CF, Postma GN, Pitman MJ et al. (2011) A multi-institutional analysis of tracheotomy complications. Laryngoscope 122: 38–45

Hashemian SM, Digaleh H (2015) A prospective randomized study comparing mini-surgical percutaneous dilatational tracheostomy with surgical and classic percutaneous tracheostomy. Medicine (Baltimore) 94 (47): e2015

Hazelton JP, Orfe EC, Calcino AM, Hunter K, Capano-Wehrle LM, Lachant MT et al. (2015) The impact of a multidisciplinary safety checklist on adverse procedural events during bedside bronchoscopy-guided percutaneous tracheostomy. J Trauma Acute Care Surg 79 (1): 111–116

Heurn van LW, Goei R, de Ploeg I, Ramsay G, Brink PR (1996) Late complications of percutaneous dilatational tracheotomy. Chest 110: 1572–1576

Higgins D, Bunker N, Kinnear J (2009) Follow-up of patients with tracheal ring fractures secondary to antegrade percutaneous dilational tracheostomy. Eur J Anaesthesiol 26 (2): 147–149

Hill B, Zweng T, Maley R, Charash W, Toursarkassian B, Kearny PA (1996) Percutaneous dilatational tracheostomy: report of 356 cases. J Trauma 41 (2): 238–244

Jung HP, Henker M, Klemm E (2004) Langzeitergebnisse nach intercartilaginärer Visier-Tracheotomie. Mitteilungen Norddeutsche Gesellschaft für Otorhinolaryngologie und zervikofaziale Chirurgie. Demeter, S 43–46

Kearny PA, Griffen MM, Ochoa JB, Boulanger BR, Tseui BJ, Mentzner RM (2000) A Single-center 8-year experience with percutaneous dilatational tracheostomy. Annals Surg 231 (5): 701–709

Kedjanyi WK, Gupta D (2001) Near total transection of the trachea following percutaneous dilatational tracheostomy. J R Coll Surg Edinb 46: 242–243

Klemm E (2006) Das Tracheotomie-Endoskop für Dilatationstracheotomien. Laryngo-Rhino-Otol 85: 628–832

Klemm E, Nowak A (2006) Das Tracheotomie-Endoskop für Dilatationstracheotomien (TED), erste Vorstellung eines neuen Verfahrens der HNO-Heilkunde und Intensivmedizin. J An Ints 13: 58

Klemm E, Nowak A (2017) Tracheotomy-related death – a systematic review. Deutsch Arztebl Int 114: 273–279

Klemm E, Petz R, Freigang B (1983) Der Gebissschaden, ein endoskopischer Unfall? HNO-Praxis 8: 295–300

Klemm E, Künstle TH, Graf A, Henker M (1999) Tracheotomie, kritische Anmerkungen und Schlussfolgerungen. Intensivmed 36: 309–313

Klemm E, Henker M, Mürbe B (2000) Percutaneous and surgical tracheotomy: discussion of risks in various procedures. Laryngo-Rhino-Otol (Suppl 1) 79: 148

Knipping S, Schmidt A, Bartel-Friedrich S (2016) Der Einsatz der perkutanen Dilatationstracheotomie im Rahmen der Kopf-Hals-Tumorchirurgie. Laryngorhinotologie 95 (1): 29–36

Koitschev A, Graumüller S, Dommerich ST, Koitschev CH, Simon C (2003) Die Tracheotomie in der Intensivmedizin. Wird der HNO-Arzt noch gebraucht? HNO 51: 616–621

Kost KM (2005) Endoscopic percutaneous dilatational tracheotomy: a prospective evaluation of 500 consecutive cases. Laryngoscope (Suppl) 115: 1–30

Law RA, Carney AS, Manara AR (1997) Long-term outcome after percutaneous dilatational tracheostomy. Anaesthesia 52: 51–56

Leitlinie Tracheo-Bronchoskopie. AWMF online Register Nr. 017/061, Stand 07/2015. http://www.awmf.org/uploads/tx_szleitlinien/017-061l_S1_Tracheo_Bronchoskopie_2015-07.pdf

Lopez-Pastorini A, Kraja O, Ludwig C, Plönes T, Storre JH, Rommel T, Riecker A, Stoelben E (2015) Reduktion Tracheostoma-assoziierter Trachealstenosen durch chirurgischen Stomaverschluss. Pneumologie 69: 335–340

Massick D, Yao S, Powell D et al. (2001) Bedside tracheostomy in the intensive care unit: a prospective randomized trial comparing surgical tracheostomy with endoscopically percutaneous dilational tracheotomy. Laryngoscope 111: 494–500

McCague A, Aljanabi H, Wong DT (2012) Safety analysis of percutaneous dilatational tracheostomies with bronchoscopy in the obese patient. Laryngoscope 122: 1031–1034

Muhammad JK, Major E, Wood A, Patton D (2000) Percutaneous dilatational tracheostomy: haemorrhagic complication and the vascular anatomy of the anterior neck. A review on 497 cases. Int J Oral Maxillofac Surg 29: 217–222

Nicolli EA, Carey RM, Farquhar D, Haft S, Alfonso KP, Mirza N (2017) Risk factors for adult acquired subglottic stenosis. JLO 131: 264–267

Norwood S, Vallina V, Short K, Saigusa M, Fernandez L, Mc Larty J (2000) Incidence of tracheal stenosis and other late complications after percutaneous tracheostomy. Ann Surg 232: 233–241

Nowak A, Klemm E (2011) Percutaneous dilatational tracheotomy using the tracheotomy endoscope. Laryngoscope 121: 1490–1494

Nowak A, Klemm E, Rothe KF (2007) Use of a tracheotomy-endoscope for percutaneous dilatational tracheostomy, results of a pilot study. Anesthesiology 107: A961

Nowak A, Kern P, Koscielny S, Usichenko TI, Hahnenkamp A, Jungehülsing M, Tittel M, Oeken J, Klemm E (2017) Feasibility and safety of dilatational tracheotomy using the rigid endoscope: a multicenter study. BMC Anesthesiol 17 (1): 7. https://doi.org/10.1186/s12871-017-0301-y

Oeken J, Adam H, Bootz F (2002) Translaryngeale Tracheotomie (TLT) nach Fantoni mit starrer endoskopischer Kontrolle. HNO 50: 638–643

Oggiano M, Ewig S, Hecker E (2014) A comparison of percutaneous dilatational tracheostomy versus conventional surgical tracheostomy. Retrospective study in 378 patients 2003–2008. Pneumologie 68: 322–328

Oreadi D, Carlson ER (2012) Morbidity and mortality associated with tracheotomy procedure in a university medical centre. Int J Oral Maxillofac Surg 41: 974–977

Paez M, Buisan F, Almaraz A, Martinez-Martinez A, Munoz F (2005) Percutaneous tracheotomy with the Ciaglia Blue Rhino technique: a critical analysis after 1 year. Rev Esp Anestesiol Reanim 52 (8): 466–73

Pilarczyk K, Haake N, Dudasova M, Huschens B, Wendt D, Demircioglu E, Jakob H, Dusse F (2016) Risk factors for bleeding complications after percutaneous dilatational tracheostomy: a ten-year institutional analysis. Anaesth Intensive Care 44: 227–236

Remacle M, Lawson G, Jamart J, Trussart C, Bulpa P (2008) Comparison between the Percutwist® and the Ciaglia® percutaneous tracheotomy techniques. Eur Arch Otorhinolaryngol 265: 1515–1519

Rieger A (2006) Tracheotomie unter Einsatz der Intubationslarynxmaske. J An Ints 13: 51–54

Rosenbower T, Morris J, Eddy V, Ries W (1998) The long-term complications of percutaneous dilatational tracheostomy. Am Surg 64: 82–86

Shlugman D, Satya-Krishna R, Loh R (2003) Acute fatal haemorrhage during percutaneous dilatational tracheostomy. BJA 90: 517–520

Straetmans J, Schlöndorff G, Herzhoff G, Windfuhr JP, Kremer B (2010) Complications of midline-open tracheotomy in adults. Laryngoscope 120: 84–92

Terragni PP, Antonelli M, Fumagalli R et al. (2010) Early vs late tracheotomy for prevention of pneumonia in mechanically ventilated adult ICU patients: a randomized controlled trial. JAMA 303 (15): 1483–1489

Trottier SJ, Hazard PB, Sakabu SA et al. (1999) Posterior tracheal wall perforation during percutaneous dilational tracheostomy: an investigation into its mechanism and prevention. Chest 115: 1383–1389

Trouillet JL, Luyt CE, Guiguet M, Quattara A, Vaissier E, Makri R et al. (2011) Early percutaneous tracheotomy versus prolonged intubation of mechanically ventilated patients after cardiac surgery. Ann Intern Med 154: 373–383

Walz MK, Peitken K, Thürauf N, Trost HA, Wolfhard U, Sander A, Ahmadi C, Eigler FW (1998) Percutaneous dilatational tracheostomy-early results and long-term outcome of 326 critically ill patients. Intensive Care Med 24: 685–690

Walz MK, Schmidt U (1999) Tracheal lesion caused by percutaneous dilatational tracheostomy – a clinicopathological study. Intensive Care Med 25: 102–105

Young E, Pugh R, Hanlon R, O'Callaghans E, Wright C, Jeanrenaud P, Jones TM, Dempsey GA (2014) Trachealstenosis following percutaneos dilatational tracheostomy using the single tapered dilator: an MRI study. Anaesth Intensive Care 42 (6): 745–751

Iatrogene Tracheaverletzungen – therapeutische Optionen

A. Rolle

11.1 Einleitung – 104

11.2 Diagnostik – 104

11.3 Therapeutische Optionen – 106

11.4 Schlussfolgerungen – 109

Literatur – 109

© Springer-Verlag GmbH Deutschland, ein Teil von Springer Nature 2018
E. Klemm, A. Nowak (Hrsg.), *Kompendium Tracheotomie und Atemwege*,
https://doi.org/10.1007/978-3-662-56824-8_11

11.1 Einleitung

Trotz ständig zunehmender stationärer, operativer, interventioneller und intensivmedizinischer Behandlungen von Patienten sind iatrogene tracheobronchiale Verletzungen bis heute eine seltene Komplikation ärztlichen Handelns geblieben, die allerdings einmal aufgetreten das Risiko hoher Morbidität und Mortalität in sich bergen. Bezüglich der Ursachen und Umstände sind die Literaturangaben eindeutig: Es führt mit deutlichem Abstand die Notfallintubation, gefolgt von der Intubation mit Doppellumen- und Einlumentuben (Cardillo et al. 2010). Wesentlich schwieriger ist es, objektive Zahlen über die Häufigkeit zu ermitteln, da die meisten Angaben aus einzelnen regionalen Zentren oder Kliniken stammen, die nicht als generell geltend interpretiert werden dürfen. Die in der Literatur am meisten zitierte Häufigkeit von Tracheaverletzungen bei orotrachealen Intubationen beträgt 1/20.000 (0,005 %) und 0,05–0,19 % für Intubationen mit Doppellumentuben. In der Gesamthäufigkeit folgen dann tracheobronchiale Verletzungen als Folge von perkutanen dilatativen Tracheotomien (PDT) mit 0,2–0,7 % (Gomez-Caro et al. 2005, Spaggiari et al. 1998, Welter et al. 2011). Nach der repräsentativen Umfrage durch Schneider et al. (2009) in 182 Kliniken in Deutschland und der DRG-Statistik gibt es für die PDT exakte Zahlen. Danach kam es bei insgesamt 22.449 Eingriffen zu tracheobronchialen Verletzungen im Verhältnis von 1 : 575 Punktionstracheotomien (0,17 %).

Als weitere wichtige Ursachen sind noch die endoskopischen Untersuchungen und Interventionen neben der stumpfen transhiatalen Ösophagusresektion zu nennen.

Bezüglich der Risikopatienten finden sich wieder eindeutige Angaben in der Literatur. Auffälligerweise sind in allen größeren Studien kleine und adipöse Frauen mit einer Körpergröße um 160 cm und einem Durchschnittsalter von 60 Jahren zu 80 % betroffen (Massard et al. 1996, Kaloud et al. 1997, Marty-Ané et al. 1995). Es wird diskutiert, dass bei diesen Frauen die anatomische Kleinheit des Tracheobronchialsystems unterschätzt wird und zu große, nicht passende Endotrachealtuben verwendet worden sind.

11.2 Diagnostik

Wurde vom intubierenden Arzt die Tracheaverletzung nicht bemerkt, stellt sich nach der Extubation in den folgenden Stunden bis zum ersten Tag in der Regel ein langsam zunehmendes Mediastinal- und Hautemphysem ein, das sich als hilfreiches Leitsymptom an der oberen Thoraxapertur und am Hals bei nahezu 90 % der Patienten erkennen lässt. Danach klagen die Patienten häufig über Husten, Halsschmerzen und eine zunehmend dysphone Stimme. In ca. 30 % der Fälle tritt eine Hämoptyse auf, die als alarmierendes Symptom zu interpretieren ist. Mit weiterem Fortschreiten kommt es dann auch zur Dyspnoe und eventuell zum Auftreten eines Pneumothorax. Das Leitsymptom Mediastinal- und Hautemphysem sollte bereits zur Verdachtsdiagnose einer Tracheaverletzung nach elektiver oder Notfallintubation oder Tracheotomie führen (Cardillo et al. 2010). Die zwei entscheidenden Untersuchungstechniken sind:

1. ein Multislice-Hals- und -Thorax-CT, das auch ohne Kontrastmittel die Verletzung und das Ausmaß der Begleiterkrankungen anzeigt und zusätzlich Aussagen über das Mediastinum und die Lunge ergibt,
2. die Bronchoskopie, wobei die flexible Bronchoskopie in Lokalanästhesie die einfachste Form darstellt.

Diese Untersuchungstechnik war ausreichend, um die Verletzung der Patientin in ◘ Abb. 11.1 zu klassifizieren und die konservative Therapie einzuleiten.

Bei Hämoptysen oder zunehmender Dyspnoe und respiratorischer Insuffizienz empfiehlt sich eine starre Tracheobronchoskopie allein oder in Kombination mit einer flexiblen Bronchoskopie mit der Möglichkeit, den Patienten zu beatmen oder eine Jetventilation durchführen. Mit dieser Beatmungstechnik können neben der Diagnostik auch kleinere Eingriffe wesentlich komfortabler und sicherer

Kapitel 11 · Iatrogene Tracheaverletzungen – therapeutische Optionen

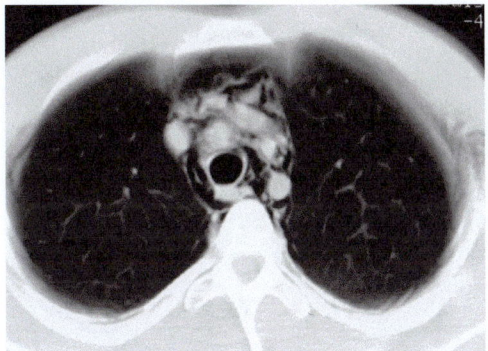

Abb. 11.1 Mediastinalemphysem bei einer 40-jährigen Patientin 1 Tag nach elektiver Strumaoperation unter Spontanatmung. Grad-II-Verletzung bronchoskopisch gesichert mit komplikationsloser Abheilung nach 1 Woche konservativer Therapie

Tab. 11.1 Morphologische tracheobronchoskopische Klassifikation isolierter und kombinierter Tracheaverletzungen (Mod. nach Cardillo et al. 2010)

Grad I	Tracheaverletzung beschränkt auf Mukosa und Submukosa ohne Ösophagusbeteiligung und Emphysem
Grad II	Tracheaverletzung mit Zerstörung der Muskelschicht der Paries membranaceus mit Mediastinal- und Hautemphysem ohne Ösophagusbeteiligung und Mediastinitis
Grad III	Vollständige Wandzerreißung der Paries membranaceus mit Blick auf nichtverletzten Ösophagus oder Mediastinalgewebe ohne floride Mediastinitis
Grad IV	Tracheaverletzung mit Ösophagusverletzung und/oder Zerreißung der Pleura mediastinalis mit Mediastinitis oder auch ältere Verletzung mit Empyem

vorgenommen werden, Blutstillungen eingeschlossen. Je nach Zustand des Patienten und der Verfügbarkeit von erfahrenen Bronchoskopikern und Thoraxchirurgen sollte man entscheiden, ob bereits frühzeitig bei stabilem Zustand des Patienten die Verlegung in ein Fachzentrum angebracht ist. Wenn die personellen Ressourcen in der Klinik vorhanden sind, sollte der Thoraxchirurg bereits zur ersten Tracheobronchoskopie hinzugezogen werden, da schon zu diesem Zeitpunkt anhand des Ausmaßes der Verletzung und der Gesamtsituation des Patienten die weitere Therapie festgelegt werden kann. Es sollte die von Cardillo et al. (2010) vorgeschlagene und nach unseren klinischen Erfahrungen leicht modifizierte Klassifikation der iatrogenen Tracheaverletzungen in vier unterschiedliche Gradeinteilungen vorgenommen werden (Tab. 11.1).

Im Bronchoskopiebefund wird zuerst beschrieben, in welcher Höhe die Verletzung beginnt und in welche Tiefe in Richtung der Bifurkation sie sich erstreckt. Es folgt die Gradeinteilung, wobei sich Grad-I-Verletzungen auf die Schleimhaut und die Submukosa beschränken. Eine Grad-II-Verletzung wird mit nahezu 80 % am häufigsten beobachtet und ist dadurch gekennzeichnet, dass zusätzlich die Muskelschicht der Paries membranaceus verletzt ist (Abb. 11.2). Außerdem liegt ein Mediastinal- und Hautemphysem vor, eine Mediastinitis oder eine Ösophagusverletzung ist allerdings auszuschließen.

Bei einer Grad-III-Verletzung der Trachea ist die gesamte Wand zerrissen und gibt den Blick auf den Ösophagus oder das mediastinale Weichgewebe frei, das auch unter Spontanatmung in die Verletzung hernieren kann. Definitionsgemäß besteht bei diesem Grad der Verletzung noch keine floride Mediastinitis und der Ösophagus ist auch nicht verletzt.

Erst bei Grad IV ist die Allschichtenverletzung der Trachea auch mit einer Ösophagusperforation und dann obligatorisch mit einer Mediastinitis kombiniert. Kommt es bei dieser Verletzung mediastinalwärts auch zu einer Zerreißung der Pleura mediastinalis, besteht unweigerlich eine Verbindung zum Pleuraraum, die bei freien Pleurablättern sofort zu einem Pneumothorax und unter Beatmung sehr schnell zu einem Spannungspneumothorax führt, der notfallmäßig mit einer Thoraxdrainage entlastet werden muss. Zu Grad IV zählen auch die seltenen, aber umso bedrohlicheren Fälle, bei denen die Verletzungen erst Tage später entdeckt

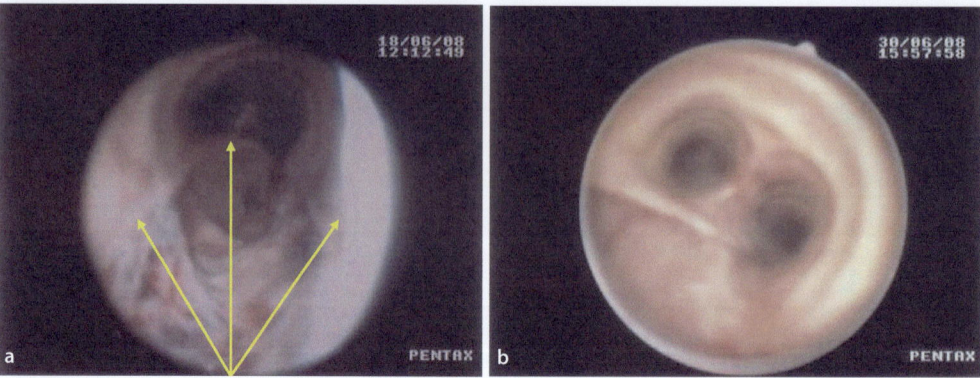

Abb. 11.2 **a** Breite Grad-II-Verletzung mit Zerreißung der Muskelschicht der Paries membranaceus bis oberhalb der Bifurkation bei einer 67-jährigen Patientin mit maschineller Beatmung wegen Pneumonie, Zustand nach Notfallintubation in einem auswärtigen Krankenhaus. **b** Abheilung nach konservativer Behandlung mit Überbrückung durch Microcuff-Tubus, 12 Tage später zum Zeitpunkt der Extubation

werden, wenn sie bereits zu einem schweren Mediastinalempyem (Abb. 11.4a und b) mit Sepsis geführt haben oder noch später, wenn bereits große Defekte an Trachea und Ösophagus entstanden sind (Abb. 11.5a–c).

11.3 Therapeutische Optionen

Während bis Ende der 1990-er Jahre die notfallmäßige operative Versorgung jeder Tracheaverletzung über eine posterolaterale rechtsseitige Thorakotomie als Goldstandard gefordert wurde, haben mit Beginn des neuen Jahrtausends Berichte und Studien zunehmend belegt, dass iatrogene Tracheaverletzungen in mindestens 50 % der Fälle konservativ zur Ausheilung gebracht werden können (Carbognani et al. 2004, Gomez-Caro et al. 2005, Miñambres et al. 2009, Conti et al. 2010). Aus neueren klinischen Studien und eigenen Erfahrungen lässt sich ein Therapiealgorithmus (Abb. 11.3) darstellen, der auch Kollegen, die nicht häufig mit dieser Problematik konfrontiert sind, einen nachvollziehbaren Leitfaden an die Hand gibt (Gabor et al. 2001, Conti et al. 2010).

Natürlich steht zunächst die Erstversorgung des Patienten gemäß der Gesamtsituation im Vordergrund, die zu der iatrogenen Tracheaverletzung geführt hat. Haben sich dann stabile Herz-Kreislauf- und Atmungsverhältnisse trotz Mediastinal- und Hautemphysem eingestellt, und ist ein eventuell begleitend auftretender Pneumothorax durch adäquate Thoraxdrainage beherrscht, kann man zwei verschiedene klinische Szenarien entwickeln.

Im ersten Fall ist der Patient z. B. nach einem elektiven Eingriff unter Spontanatmung oder nach einer Notfallintubation wegen eines Herzinfarkts unter nichtinvasiver Maskenbeatmung stabil und die Bronchoskopie hat eine Tracheaverletzung Grad I–III ergeben. Bei diesem Szenarium kann die Verletzung mit einem initial kalkulierten Antibiotikaregime konservativ unter intensivmedizinischer Beobachtung behandelt werden. In über 90 % der Fälle kommt es unter Spontanatmung zu einem langsamen Abklingen des Mediastinal- und Hautemphysems. Unter der initial kalkulierten Antibiotikagabe entwickelt sich keine Mediastinitis und der Defekt ist in der Regel nach 7 Tagen geschlossen.

Im zweiten Fall bestand schon vor einer Grad-I- bis Grad-III-Verletzung die Notwendigkeit einer maschinellen Beatmung oder sie wird im weiteren Verlauf durch die Entwicklung einer respiratorischen Insuffizienz notwendig, z. B. auf

Kapitel 11 · Iatrogene Tracheaverletzungen – therapeutische Optionen

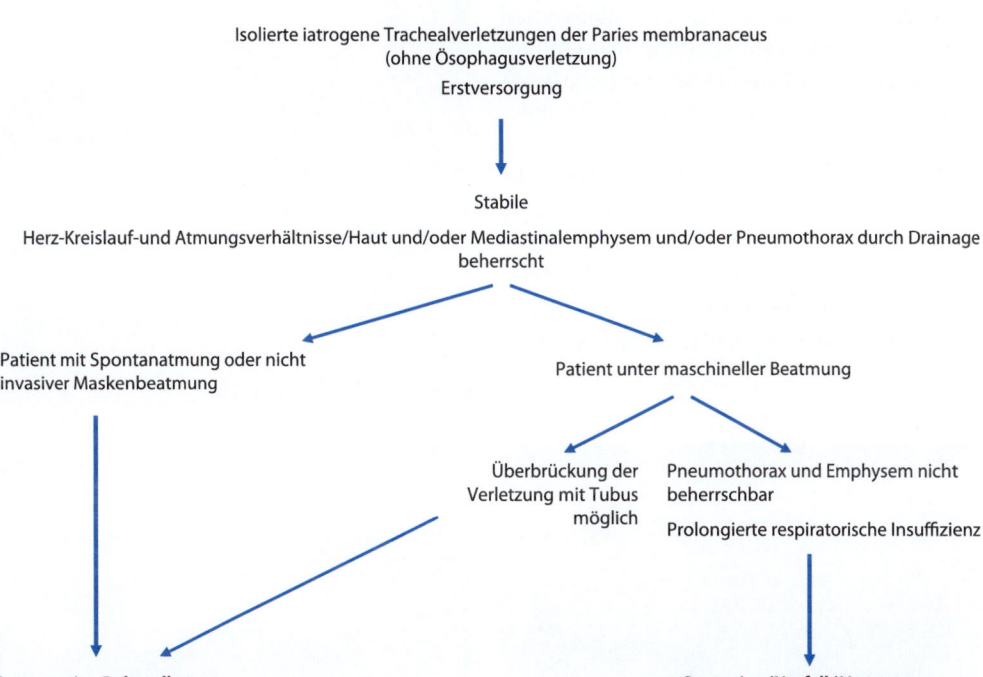

Abb. 11.3 Therapiealgorithmus bei Tracheaverletzungen

dem Boden vorbestehender Lungenerkrankungen. Bei diesem Szenarium kann in einem Fachzentrum immer noch die Überbrückung der Verletzung mit einem angepassten Tubus oder einer Trachealkanüle und die Fortsetzung der konservativen Therapie versucht werden. Wenn diese Überbrückung über den Zeitraum von einer Woche gelingt, kommt es auch hier unter antibiotischer Therapie in einem hohen Prozentsatz zu einem Verschluss des Defekts und zum weiteren Abheilen ohne Strikturen oder Stenosen (Abb. 11.2a, b).

Erst das Versagen dieser Überbrückungsintubation mit fortschreitendem Hautemphysem oder massiver Fistelung über einen Pneumothorax zwingt dann zur operativen Versorgung mit definitivem Verschluss der Verletzung.

Schließlich verbleiben die Grad-IV-Verletzungen mit Beteiligung des Ösophagus und/oder primärer Zerreißung der Pleura mediastinalis, für die nach wie vor die Empfehlung zur operativen Notfallversorgung besteht. Sie wird auch heute noch, insbesondere bei Beteiligung des Ösophagus, über eine rechtsseitige Thorakotomie vorgenommen, allerdings zunehmend als anterolaterale Thorakotomie mit Erhalt des Musculus latissimus dorsi, dem wichtigsten Spendermuskel der Thoraxwand. Alternative Operationsverfahren und Zugänge (transzervikal, endoluminal) sind auf Verletzungen ohne Ösophagusbeteiligung beschränkt und bleiben Spezialkliniken und Studien vorbehalten (Angelillo-Mackinlay 1995, Sippel et al. 2006, Park et al. 2007, Schneider et al. 2007).

Nur in Einzelfällen und ausschließlich in Spezialkliniken, in denen jederzeit und ohne Verzögerung die operative Therapie gewährleistet ist, kann auch hier bei Hochrisikopatienten eine Überbrückung durch interventionelle Maßnahmen wie Ösophagusstent und/

oder Tracheastent versucht werden. Das Ziel ist dann, die hochrisikobelastete Notfalloperation zu vermeiden oder zumindest für mehrere Tage hinauszuschieben, bis sich respiratorische Insuffizienz und Allgemeinzustand durch therapeutische Maßnahmen gebessert haben.

Schließlich müssen auch die Extremfälle, die nach Verletzung erst sehr spät entdeckt und bereits mit dem Vollbild einer Sepsis (◘ Abb. 11.4) oder einem bereits entstandenem Defekt der Trachea und des Ösophagus (◘ Abb. 11.5) zur Versorgung gelangen, erwähnt werden.

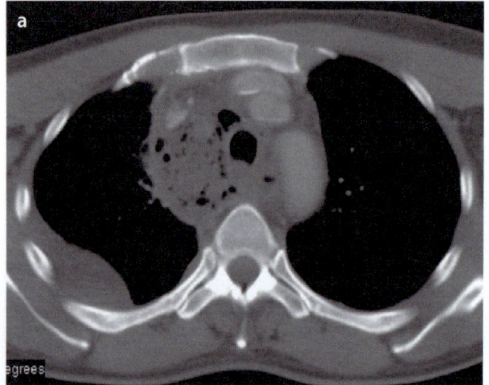

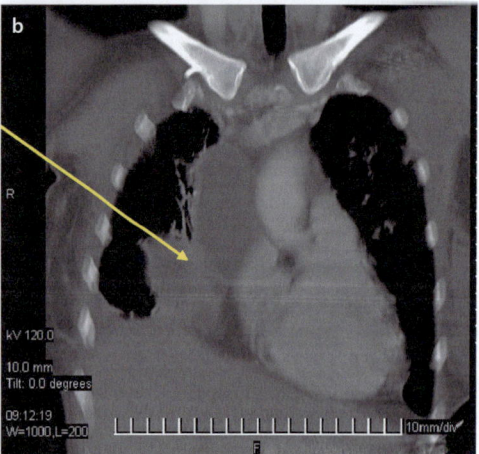

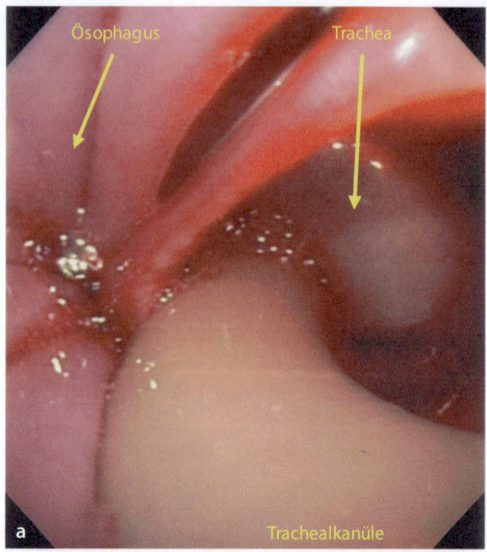

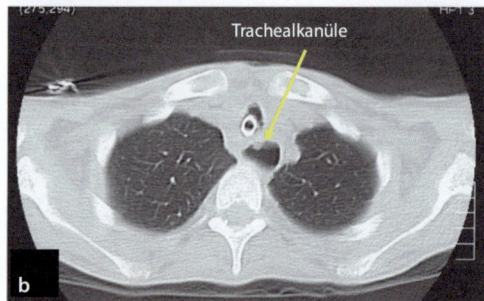

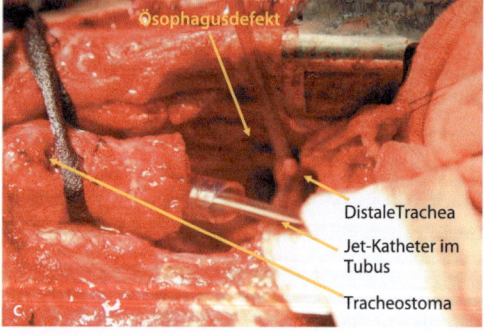

◘ **Abb. 11.4** a Ausgedehntes Mediastinalempyem nach spät erkannter Grad-IV-Verletzung mit Ösophagusbeteiligung und schwerer Sepsis. b Das Empyem hat sich bereits im gesamten oberen und unteren Mediastinum ausgebreitet. Indikation zur Notfalloperation mit Versorgung der Verletzung und Drainage des Mediastinums

◘ **Abb. 11.5** a Mehrere Wochen alte, verschleppte Grad-IV-Verletzung nach Notfallintubation und perkutaner Dilatationstracheotomie bei einem 30-jährigen Mann. Das Bild zeigt den Blick auf die im Ösophagus liegende Trachealkanüle, die distal wieder über einen dorsalen Defekt die Trachea erreicht. b Trachealkanüle im deutlich erweiterten Ösophagus. c Intraoperativer Situs mit 6,5 cm langem Defekt von Trachea und Ösophagus. Rekonstruktion mit Tracheasegmentresektion, Ösophagus zusätzlich gedeckt mit Muskellappenplastik, Ausheilung nach 3 Wochen

In den ◘ Abb. 11.4a und b werden die CT-Bilder einer 45-jährigen Frau 5 Tage nach einem elektiven plastisch-chirurgischen Eingriff gezeigt, bei der es zu einer nicht verifizierten Grad-IV-Verletzung der Trachea mit Ösophagusbeteiligung kam. Nach Extubation entwickelte sich unter Spontanatmung in wenigen Tagen ein massives Mediastinalempyem mit fulminanter Sepsis. Nach notfallmäßiger Versorgung der Verletzung über eine anterolaterale rechtsseitige Thorakotomie und Drainage des Mediastinum kam es nach 2 Wochen zur Ausheilung ohne Spätfolgen.

Die ◘ Abb. 11.5a–c zeigen einen 6,5 cm langen Defekt von Trachea und Ösophagus bei einem 30-jährigen Mann, der nach Notfallintubation im Rahmen einer Reanimation und perkutaner Dilatationstracheotomie mit Langzeitbeatmung und mehreren schwierigen Trachealkanülenwechseln entstanden war. Die Verlegung in unser Fachzentrum erfolgte wegen nicht beherrschbarer rezidivierender Unterlappenpneumonien, die auf ständige Aspirationen durch den großen Defekt zurückzuführen waren.

11.4 Schlussfolgerungen

Während vor der Jahrtausendwende vornehmlich die operative Therapie der iatrogenen Tracheaverletzungen propagiert wurde, hat in den letzten Jahren eine eindeutige Wende hin zur konservativen Therapie stattgefunden. In Studien konnte gezeigt werden, dass unter bestimmten Voraussetzungen (Spontanatmung, stabile Herz-Kreislauf- und Atmungsverhältnisse) gute Ausheilungsergebnisse bei rein konservativer Therapie erreicht werden (Carbognani et al. 2004, Gomez-Caro et al. 2005, Leinung et al. 2006, Conti et al. 2010). Dabei ist wichtig, eine morphologische Klassifikation der Verletzungen vorzunehmen und zwischen Tracheaverletzungen mit und ohne Ösophagusbeteiligung zu differenzieren. Die bisher als wichtigster Prognosefaktor propagierte Länge des Defekts tritt in den Hintergrund. Unter Anwendung dieses Therapiealgorithmus und der Klassifikation zeigte sich, dass Grad-I- bis Grad-III-Verletzungen mit 80 % am häufigsten auftreten und somit den rapide ansteigenden Anteil der konservativen Therapie erklären.

Somit verbleiben für die operative Behandlung die deutlich selteneren Grad-IV-Verletzungen mit Ösophagusbeteiligung oder Zerreißung der Pleura mediastinalis und außerdem die noch selteneren veralteten Verletzungen, bei denen sich bereits schwere Infektionen entwickelt haben. Damit schwindet der Anteil an operativer Therapie, er stellt allerdings eine deutliche Negativauswahl der Patienten dar und erklärt damit die hohe postoperative Mortalität von 20–60 %.

In jeder Klinik sollte im Rahmen des Qualitätsmanagements darauf gedrängt werden, dass die schwierige Intubation (elektiv oder notfallmäßig) dokumentiert und Kontrollen veranlasst werden. Außerdem sollte jeder Patient mit schwieriger Intubation oder perkutaner dilatativer Tracheotomie sofort nach der Extubation bzw. vor Einbringen der Trachealkanüle auf eine mögliche Verletzung der Trachea überprüft werden. Mit diesem einfachen Management könnte die Früherkennung von Verletzungen deutlich zunehmen und die Erfolgsrate konservativer Behandlungen weiter optimiert werden. Natürlich ist gerade für perkutane Dilatationstracheotomien eine gute endoskopische Sicht als beste Prophylaxe schwerer iatrogener Tracheaverletzungen zu fordern (► Kap. 10 und 16).

Literatur

Angelillo-Mackinlay T (1995) Transcervical repair of distal membranous tracheal laceration. Ann Thorac Surg 59: 531–532

Carbognani P, Bobbio A, Cattelani L, Internullo E, Caporale D, Rusca M (2004) Management of postintubation membranous tracheal rupture. Ann Thorac Surg 77: 406–409

Cardillo G, Carbone L, Carleo F, Batzella S, Jacono RD, Lucantoni G, Galluccio G (2010) Tracheal lacerations after endotracheal intubation: a proposed morphological classification to guide non-surgical treatment. Eur J Cardiothorac Surg 37: 581–587

Conti M, Fournier C, Hysi I, Ramon PP, Wurtz A (2010) Conservative management of postintubation tracheal membrane ruptures. Intensive Care Med 36: 1622–1623

Gabor S, Renner H, Pinter H, Sankin O, Maier A, Tomaselli F, Smolle, Jüttner FM (2001) Indications for surgery in tracheobronchial ruptures. Eur J Cardiothorac Surg 20: 399–404

Gómez-Caro Andres A, Moradiellos Díez FJ, Ausín Herero P et al. (2005) Successful conservative management in iatrogenic tracheobronchial injury. Ann Thorac Surg 79: 1872–1878

Kaloud H, Smolle-Juettner FM, Prause G et al. (1997) Iatrogenic ruptures of the tracheobronchial tree. Chest 112: 774–778

Leinung S, Möbius C, Hofmann HS et al. (2006) Iatrogenic tracheobronchial ruptures – treatment and outcomes. Interact Cardiovasc Thorac Surg 5: 303–306

Marty-Ané CH, Picard E, Jonquet O et al. (1995) Membranous tracheal rupture after endotracheal intubation. Ann Thorac Surg 60: 1367–1371

Massard G, Rougé C, Dabbagh A et al. (1996) Tracheobronchial lacerations after intubation and tracheostomy. Ann Thorac Surg 61: 1483–1487

Miñambres E, Burón J, Ballesteros MA et al. (2009) Tracheal rupture after endotracheal intubation: a literature systematic review. Eur J Cardiothorac Surg 35: 1056–1062

Park IK, Lee JG, Lee CY et al. (2007) Transcervical intraluminal repair of posterior membranous tracheal laceration through semi-lateral transverse tracheotomy. J Thorac Cardiovasc Surg 134: 1597–1598

Schneider T, Storz K, Dienemann H et al. (2007) Management of iatrogenic tracheobronchial injuries: a retrospective analysis of 29 cases. Ann Thorac Surg 83: 1960–1964

Schneider T, Volz K, Dienemann H et al. (2009) Incidence and treatment modalities of tracheobronchial injuries in Germany. Interact Cardiovasc Thorac Surg 8: 571–576

Sippel M, Putensen C, Hirner A et al. (2006) Tracheal rupture after endotracheal intubation: experience with management in 13 cases. Thorac Cardiovasc Surg 54: 51–56

Spaggiari L, Rusca M, Carbognani P et al. (1998) Tracheobronchial laceration after double-lumen intubation for thoracic procedures. Ann Thorac Surg 65: 1837–1839

Welter S, Krbek T, Halder R et al. (2011) A new technique for complete intraluminal repair of iatrogenic posterior tracheal lacerations. Interact Cardiovasc Thorac Surg 12: 6–9

Operative Therapie der laryngotrachealen Stenosen

C. Sittel

12.1 Ätiologie – 112

12.2 Basisdiagnostik – 113
12.2.1 Diagnostische Endoskopie – 114

12.3 Tracheasegmentresektion – 115
12.3.1 Indikation – 115
12.3.2 Vorgehen – 115

12.4 Krikotracheale Resektion (CTR) – 115
12.4.1 Indikation – 115
12.4.2 Vorgehen – 115
12.4.3 Komplikationen – 118

12.5 Laryngotracheale Rekonstruktion (LTR) – 118
12.5.1 Historie und Indikation – 118
12.5.2 Verfahren – 119
12.5.3 Kontrolle – 120

12.6 Endoskopische Dilatationsverfahren – 120
12.6.1 Verschiedene Verfahren – 120
12.6.2 Hochdruck-Ballondilatation – 121

Literatur – 121

© Springer-Verlag GmbH Deutschland, ein Teil von Springer Nature 2018
E. Klemm, A. Nowak (Hrsg.), *Kompendium Tracheotomie und Atemwege*,
https://doi.org/10.1007/978-3-662-56824-8_12

12.1 Ätiologie

Stenosen des laryngotrachealen Übergangs sind im Erwachsenenalter stets erworben, dabei sind im Wesentlichen vier Ursachenkomplexe zu unterscheiden:

- **1. Intubation**

Im Erwachsenenalter ist die Ausbildung einer Trachealstenose durch Intubation ein seltenes Ereignis. Neben der Länge der Tubusverweildauer ist insbesondere ein eventuelles Intubationstrauma von Bedeutung, wie es vor allem in Notfallsituationen auftreten kann. Der zugrunde liegende Pathomechanismus ist nicht abschließend geklärt, eine multifaktorielle Situation ist jedoch zu vermuten. Als zusätzliche Risikofaktoren gelten eine individuelle Disposition sowie ein ösophago-laryngealer Reflux. Die Abgrenzung insbesondere zur idiopathischen subglottischen Stenose kann schwierig sein. Als Grundregel gilt, dass bei einer Zeitspanne von mehr als zwei Jahren zwischen stattgehabter Intubation und erstmaligem Auftreten von Symptomen ein Zusammenhang als unwahrscheinlich gelten muss. Typischerweise manifestiert sich die intubationsassoziierte Stenose in Höhe des Ringknorpels und ist kurzstreckig. Im frühen Stadium der Stenosenbildung, vor Abschluss der vollständigen narbigen Durchbauung, kann eine endoskopische Therapie erfolgreich sein.

- **2. Idiopathische progressive subglottische Stenose (IPSS)**

Die IPSS betrifft nahezu ausschließlich Frauen im gebärfähigen Alter. Die Symptomatik des inspiratorischen Stridors entwickelt sich zumeist über Jahre, akzelerierte Verläufe sind jedoch möglich (Valdez u. Shapshay 2002). Ein auslösendes Ereignis muss durch sorgfältige Anamnese ausgeschlossen werden, eine länger als zwei Jahre zurückliegende Intubation kann als ätiologisch unbedeutend gelten. Besonderes Augenmerk sollte dem Ausschluss einer Systemerkrankung gelten, insbesondere einer Polyangiitis mit Granulomatose (Morbus Wegener).

Während Schwangerschaften sind beschleunigte Krankheitsverläufe typisch. In Kombination mit der eindeutigen Geschlechtsdisposition wurde dies von jeher als Hinweis auf einen möglichen Zusammenhang mit dem Stoffwechsel weiblicher Sexualhormone gewertet. Die Studienlage ist bislang hierzu widersprüchlich, in jüngster Zeit gibt es jedoch Hinweise, dass eine Dysbalance zwischen verschiedenen Typen von Östrogen- und Progesteronrezeptoren ätiologisch bedeutsam sein könnten, deren Bedeutung für die Wundheilung an anderer Stelle dokumentiert werden konnte. Das endoskopische Erscheinungsbild ist uneinheitlich, zeigt jedoch immer eine unauffällige epitheliale Oberfläche, zumeist mit submukösen, korkenzieherartigen Narbensträngen. Nahezu pathognomonisch ist eine Vermehrung des submukösen Gewebes insbesondere im Bereich der Ringknorpelplatte, das nosologisch nicht zuzuordnen ist. In der Literatur werden zahlreiche ätiologische Modelle diskutiert, die vom ösophagotrachealen Reflux über Mikrotraumen durch Hustenanfälle bis hin zu chronischen Mykoplasmeninfektionen reichen (Valdez u. Shapshay 2002, Damrose 2008, Mark et al. 2008, Blumin et al. 2011).

Keines dieser Erklärungsmodelle kann jedoch das klinische Erscheinungsbild, den Verlauf der Erkrankung und insbesondere die Geschlechtsverteilung plausibel erklären. Entsprechend uneinheitlich sind die Vorschläge zur Therapie. Einige Autoren interpretieren die IPSS als fibrosierende Entzündung im Sinn einer begrenzten oder lokalisierten Systemerkrankung, woraus gefolgert wird, dass eine operative Sanierung den pathophysiologischen Prozessen unzureichend gerecht werde. Die Anwendung endoskopischer Verfahren, üblicherweise bestehend aus laserchirurgischen Maßnahmen, ggf. in Kombination mit einer Hochdruck-Ballondilatation sowie intraläsionalen Injektionen mit Kortikosteroiden, zeigen jedoch in vielen Serien eher enttäuschende Ergebnisse mit insbesondere hoher Behandlungsfrequenz bei nur kurzen symptomfreien Intervallen (Roediger et al. 2008, Nouraei u. Sandhu 2013).

Die offene operative Rekonstruktion zielt darauf ab, die Zonen der Pathologie möglichst vollständig zu entfernen. Das Verfahren der

Wahl ist die krikotracheale Resektion (CTR), entsprechende Daten in der Literatur zeigen überwiegend gute bis sehr gute Ergebnisse (Guidice et al. 2003, Ashiku et al. 2004). Dem gegenüber stehen jedoch ein höherer Aufwand sowie ein nicht zu unterschätzendes Komplikationsrisiko gerade in dieser Patientengruppe, die sich durch eine höhere Restenosierungstendenz von anderen Stenoseformen unterscheidet.

- **3. Tracheotomie**

Die häufigste Form der Tracheotomie-assoziierten Trachealstenose besteht in der sogenannten A-frame-Deformation. Ursächlich ist ein Verlust von Tracheavorderwand, wie er sich iatrogen durch eine zu großzügige Resektion und insbesondere bei einem nekrotisierten Björk-Lappen oder nach perioperativer Infektion mit nachfolgender Nekrose ausbildet. Die fehlende Vorderwandstabilität führt zu einer Instabilität der Trachealseitenwände, die sich dann nach Art der Form des Buchstabens „A" medialisieren. Für diesen Zustand wurde auch der treffende Begriff der pseudoglottischen Stenose gefunden. Ein weiterer wesentlicher Risikofaktor ist die Verletzung des Krikoids im Rahmen der Tracheotomie, in deren Folge sich eine chronische Perichondritis mit anschließender Stenosierung ausbildet. Abhängig von der individuellen Situation sind selbstverständlich auch andere Schädigungsmuster anzutreffen. Die initial vermutete höhere Frequenz von laryngotrachealen Stenosen nach dilatativer Punktionstracheotomie lässt sich weder statistisch noch nach eigener Beobachtung verifizieren.

- **4. Systemerkrankungen**

In der Mehrzahl der Fälle lassen sich Systemerkrankungen durch eine ausführliche Anamnese bzw. durch das Vorliegen von weiteren Manifestationen bestätigen. Insbesondere bei der Polyangiitis mit Granulomatose kann es zu einem larvierten Erstbefund im Bereich des subglottischen Larynx kommen (Stone 2003). Die endoskopische Diagnostik zeigt in den meisten Fällen ein typisches Bild, hingegen können sowohl Biopsien als auch die serologischen Parameter gerade in der Frühphase nicht immer Klarheit schaffen. Bei typischer Anamnese und Symptomkonstellation sowie eindeutigem klinischen Bild sollte die habituelle Bestimmung zahlreicher serologischer Parameter unterbleiben. Insbesondere zur Abklärung einer idiopathischen subglottischen Stenose, die in der Abgrenzung zu versteckten Systemerkrankungen schwierig sein kann, ist jedoch eine vollständige Diagnostik im Sinn eines Ausschlussverfahrens obligat.

12.2 Basisdiagnostik

Die flexible transnasale Laryngoskopie, vorzugsweise in HD-Technik, stellt die wichtigste basisdiagnostische Maßnahme bei Verdacht auf eine Atemwegstenose dar. Supraglottische und glottische Stenosen können damit zuverlässig erkannt werden, subglottische und tracheale Stenosen nur im Einzelfall. Bei kleinen Kindern mit signifikantem Stridor sollte die flexible transnasale Endoskopie „auf dem Arm der Mutter" nur mit großer Zurückhaltung und in Intubationsbereitschaft erfolgen, da es rasch zu Notfallsituationen kommen kann.

Bei den bildgebenden Verfahren steht die Computertomografie im Vordergrund, insbesondere bei Stenosen des laryngotrachealen Übergangs. Besonderes Augenmerk liegt auf den Veränderungen des Ringknorpels und der Ringknorpelplatte. Die Kernspintomografie kann bei der progressiven idiopathischen subglottischen Stenose die nahezu pathognomonische submuköse Weichteilverdickung oft gut darstellen. Im Kindes- und insbesondere Kleinkindesalter sind bildgebende Verfahren aufgrund des schwachen Kontrasts zwischen Knorpelstrukturen und umgebenden Weichteilen von stark eingeschränkter Bedeutung. Dreidimensionale Rekonstruktionen können es erleichtern, die Topografie der Stenose rasch zu erfassen. Da solche Rekonstruktionen über Datenreduktionen dargestellt werden, ergibt sich jedoch kein Informationsgewinn.

Lungenfunktionsprüfungen sind insgesamt von untergeordneter Bedeutung, beim tracheotomierten Patienten sind sie generell nicht möglich. Pulmonale Begleiterkrankungen sind jedoch besonders präoperativ von hoher Bedeutung.

Die mit Abstand wichtigste diagnostische Maßnahme ist die endoskopische Untersuchung in Kurznarkose mit Hilfe starrer Optiken. Nur auf diese Weise lassen sich sämtliche Einzelheiten umfassend erkennen und berücksichtigen. Die präoperative diagnostische Endoskopie ist die wichtigste Maßnahme zur korrekten Diagnostik und zur korrekten Auswahl des Rekonstruktionsverfahrens. Ihre Bedeutung sowie die Wichtigkeit der präzisen, akkuraten und reproduzierbaren Ausführung können daher kaum überschätzt werden.

12.2.1 Diagnostische Endoskopie

Narkose und Endoskopie des stridorösen und luftnötigen Patienten sind sowohl für den HNO-Arzt als auch den Anästhesisten oft angstbesetzt. Wenn jedoch sowohl die erforderliche Ausrüstung als auch die institutionelle, interdisziplinäre Kompetenz mit deren Umgang vorhanden sind, gelingt es, auch Hochrisikopatienten in stressfreier Atmosphäre zu behandeln.

Als Grundregel gilt dabei, dass ein Patient, der spontan ausreichend atmend in den OP-Saal gekommen ist, praktisch nie im Rahmen einer endoskopischen Diagnostik notfallmäßig tracheotomiert werden muss.

Vorbereitung

Vor Einleitung der Narkose muss im Team besprochen werden, welche Maßnahmen geplant sind und welche Anforderung an die Narkoseführung bestehen. Danach richtet sich das zu wählende Anästhesieverfahren und ggf. der initiale Erhalt der Spontanatmung.

Die einfachste und häufig ausreichende Technik besteht in der kurzen Inspektion in Apnoe. Bei komplexeren Situationen oder simultanen Interventionen sollte die katheterbasierte Jetventilation als unaufwendiges und kostengünstiges Verfahren bevorzugt werden. Alternativ ist die intermittierende Intubation mit einem dünnen Tubus möglich, hierbei ist jedoch darauf zu achten, dass vor der ersten Intubation eine primäre Endoskopie erfolgt, um tubusbedingte Veränderungen zu vermeiden, die eine exakte Diagnose vereiteln können. Sofern Atemwegstenosen in einer gewissen Regelmäßigkeit untersucht werden, sollten Beatmungsverfahren zur Verfügung stehen, mit denen auch sehr komplexe Beatmungssituationen sicher beherrscht werden können. Zu nennen sind hier die tubuslose superponierte Hochfrequenz-Jetventilation (SHFJV), die apnoische Oxygenierung mit Highflow-Sauerstoff sowie das Ventrain®-System.

Lagerung

Die Lagerung des Patienten entspricht dem Vorgehen bei der Mikrolaryngoskopie, der Kopf ist extendiert, der Hals flektiert (Schnüffelposition). Die oft zu beobachtende gleichzeitige Extension des Halses sowie die Unterstützung der Schulterpartie mit einem Lagerungskissen sind zu vermeiden, da sie die Exposition des Larynx erschweren.

Vorgehen

Mit dem Laryngoskop-Spatel McIntosh des Anästhesisten wird der Kehlkopf eingestellt, die Visualisierung erfolgt mit einer 0°-Optik von 30 cm Länge, bei Kindern entsprechend kurzer. Sehr zu empfehlen ist die routinemäßige Videoprojektion und Aufzeichnung. Sie erlaubt allen Beteiligten die simultane Information über die aktuelle Untersuchung und somit über eventuelle Risikosituationen. Die interdisziplinäre Diskussion des Falls am aufgezeichneten Video ist außerordentlich hilfreich für die exakte Diagnostik und Therapieplanung.

Nach Optimierung der Bildparameter und Absaugen von Sekreten wird eine langsame Kamerafahrt von supraglottisch bis zur Carina und zurück ausgeführt. Die topografische Relation der Pathologie kann durch Markierungen am Endoskop über einen Fixpunkt (Zahnreihe) zuverlässig erfolgen.

Die Beurteilung der Atemwegstenose sollte einem strukturierten und reproduzierbaren Verfahren folgen. Die wichtigsten Parameter sind hierbei Stenosegrad, Stenoselänge, Beteiligung von Ringknorpel und Stimmlippenebene,

Konsistenz und Aktivitätsgrad. Ein aktuelles Konsensus-Papier der European Laryngological Society (ELS) bietet einen guten Leitfaden für die Beurteilung von Atemwegstenosen (Monnier et al. 2015).

12.3 Tracheasegmentresektion

12.3.1 Indikation

Die Tracheasegmentresektion ist das Verfahren der Wahl bei Stenosen der zervikalen und thorakalen Trachea ohne Beteiligung des Krikoids. Bei korrekter technischer Ausführung und insbesondere korrekter Indikation sind die Ergebnisse hervorragend. Wenn jedoch Stenosen mit Beteiligung des Krikoids als Tracheasegmentresektion operiert werden, kommt es nahezu obligat zu Restenosierungen. Da isolierte Trachealstenosen ohne Beteiligung des Ringknorpels vergleichsweise selten anzutreffen sind, die Tracheasegmentresektion als „Querresektion" jedoch häufig als Synonym für Trachealchirurgie verwendet wird, steht zu vermuten, dass die Indikation häufig zu unkritisch gestellt wird. Dies dürfte der Grund dafür sein, dass die Tracheasegmentresektion zu Unrecht den Ruf als ein wenig erfolgreiches Verfahren hat.

12.3.2 Vorgehen

Der Zugangsweg ist nahezu ausschließlich transzervikal, auch für Stenosen recht knapp oberhalb der Bifurkation. Die optimale Exposition des stenotischen Areals mit zirkumferenzieller Präparation des gesamten Trachealumfangs ist von essenzieller Bedeutung. Die Separation zwischen Ösophagus und Pars membranacea ist obligat. Auf eine ausreichende Mobilisation der distalen und proximalen Trachea zur Sicherstellung einer spannungsfreien Anastomose ist streng zu achten, abhängig von der Resektatlänge. Nach vollständiger Resektion sämtlicher pathologischer Anteile erfolgt die Anastomose mit resorbierbarem Nahtmaterial. Eine postoperative Intubation sollte nur im absoluten Ausnahmefall erfolgen, Kinn-Brustnähte sind obsolet.

12.4 Krikotracheale Resektion (CTR)

12.4.1 Indikation

Für laryngotracheale Stenosen mit Beteiligung des Ringknorpels, jedoch ohne Affektion der Glottisebene, stellt die krikotracheale Resektion (CTR) das Verfahren der Wahl dar, nahezu unabhängig von der zugrunde liegenden Ätiologie und des Ausmaßes der Pathologie. Die krikotracheale Resektion wurde für erwachsene Patienten erstmals nahezu zeitgleich und unabhängig voneinander von Pearson et al. (1986) und Grillo (1982, 2003) beschrieben, die Übertragung auf die pädiatrische Population erfolgte erst Ende der 1980er Jahre durch Monnier et al. (1993).

12.4.2 Vorgehen

Die CTR unterscheidet sich konzeptionell und operationstechnisch fundamental von der Tracheasegmentresektion. Das Grundprinzip besteht in der vollständigen Resektion der laryngotrachealen Stenose unter Einschluss des Ringknorpelbogens mit vollständiger Exposition der Ringknorpelplatte (Vollrath et al. 1999). Nach entsprechenden Mobilisationsmanövern wird die distale Trachea partiell an das verbleibende Krikoid, überwiegend an das Thyroid adaptiert (thyrotracheale Anastomose). Ein bereits vorhandenes Tracheostoma wird in der Regel in die Resektion eingeschlossen, es sei denn zwischen kaudalem Stenoserand und kranialem Tracheostomarand sind 2–3 gesunde Trachealspangen verblieben, die für eine Anastomose zur Verfügung stehen. In aller Regel wird der Eingriff einzeitig ausgeführt, das heißt ohne erneute Tracheostoma-Anlage.

Wenn immer möglich erfolgt die Beatmung zunächst über eine Larynxmaske. Über einen zervikalen Zugang werden Krikoid, Thyroid sowie Trachea penibel exponiert. Abhängig von der zu erwartenden Resektatlänge wird ein supralaryngeales Release durch Absetzen der infrahyoidalen Muskulatur ausgeführt. Die Präparation der lateralen Trachea erfolgt streng entlang des Knorpels, wodurch Schädigungen der Nervi recurrentes zuverlässig vermieden werden können. Insbesondere für diesen Teilschritt ist die Verwendung einer Lupenbrille sehr zu empfehlen. Unterhalb der Stenose wird die Trachea inzidiert und der distale Trachealstumpf intubiert. Die kraniale Inzision erfolgt in der Membrana cricothyroidea, der Ringknorpelbogen wird beidseits schräg abgesetzt (◘ Abb. 12.1, ◘ Abb. 12.7, ◘ Abb. 12.8), die Mukosa auf der Ringknorpelplatte abhängig von der Höhe der Stenose inzidiert. Die Ringknorpelplatte wird bis zu ihrem kaudalen Rand dargestellt, das stenotische Segment vom Ösophagus separiert und in toto reseziert (◘ Abb. 12.2). Die vollständige Resektion der gesamten pathologischen Anteile ist von hoher Bedeutung, ebenso wie die großzügige mediastinale Mobilisation der distalen Trachea. Mit dem Diamantbohrer wird die Ringknorpelplatte ausgedünnt, um mögliche Reste pathologischer Veränderungen zu entfernen sowie zusätzlich Platz zu gewinnen (◘ Abb. 12.3). Die distale Trachea wird nun spannungsfrei auf die Ringknorpelplatte gelegt und mit resorbierbarem Nahtmaterial mit den lateralen Aspekten des Krikoids, der Mukosa der Interarytenoidregion sowie dem Thyroid anastomosiert (◘ Abb. 12.4). Hierdurch entsteht eine primär epithelisierte Anastomose unter Vermeidung freiliegender Knorpelflächen (◘ Abb. 12.9, ◘ Abb. 12.10). Vor dem abschließenden Knüpfen der Anastomosenvorderwand wird der Beatmungstubus aus der distalen Trachea entfernt und die noch einliegende Larynxmaske wieder zur Ventilation verwendet (◘ Abb. 12.5, ◘ Abb. 12.6). Wesentlicher Vorteil hierbei ist die unmittelbare Überprüfung auf eventuelle Luftlecks, die penibel geschlossen werden müssen. Bis auf wenige Ausnahmen wird die Atmung des Patienten spontanisiert, eine postoperative Intubation bringt keine Vorteile. Kinn-Brustnähte erschweren eine physiologische Atmung und bringen keine zusätzliche Sicherheit für die Anastomosenintegrität. Sie sind daher als obsolet anzusehen.

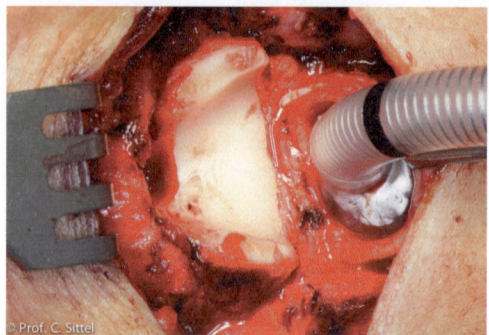

◘ **Abb. 12.2** CTR: Blick auf die Ringknorpelplatte
(© Foto: C. Sittel)

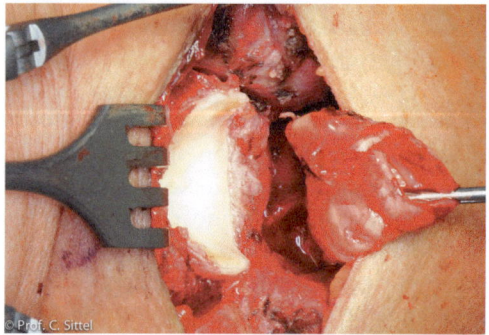

◘ **Abb. 12.3** Zirkumferenziell mobilisierte Trachea
(© Foto: C. Sittel)

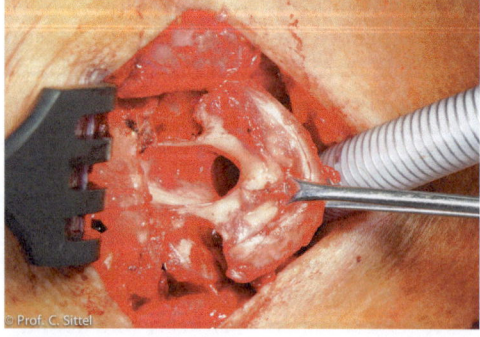

◘ **Abb. 12.1** CTR: Ringknorpelbogen abgesetzt, Blick auf die Stenose (© Foto: C. Sittel)

Kapitel 12 · Operative Therapie der laryngotrachealen Stenosen

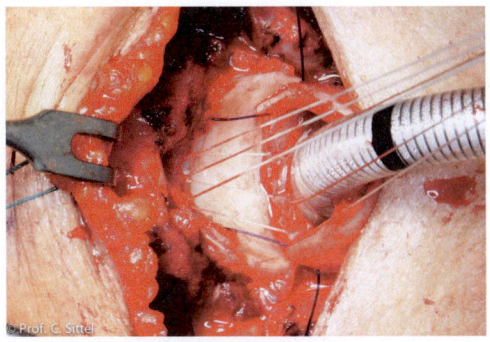

◘ **Abb. 12.4** CTR: Vorbereitung der Eck- und Hinterwandnähte (© Foto: C. Sittel)

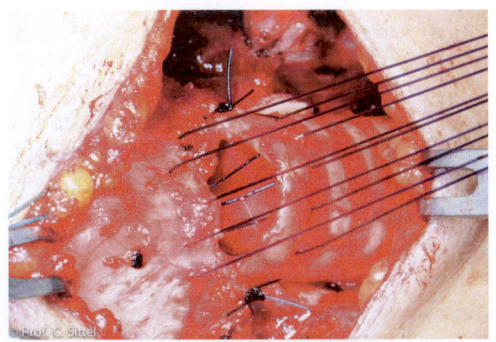

◘ **Abb. 12.5** CTR: Komplettierte Hinterwandanastomose, Vorbereitung der Vorderwandanastomose (© Foto: C. Sittel)

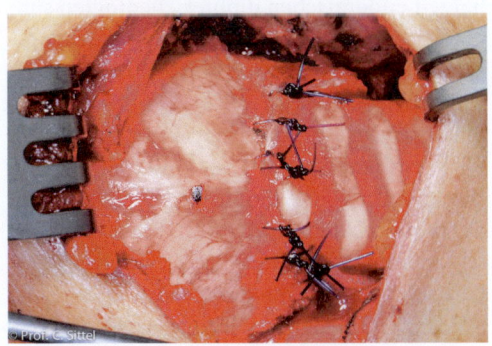

◘ **Abb. 12.6** CTR: Abschlusssitus (© Foto: C. Sittel)

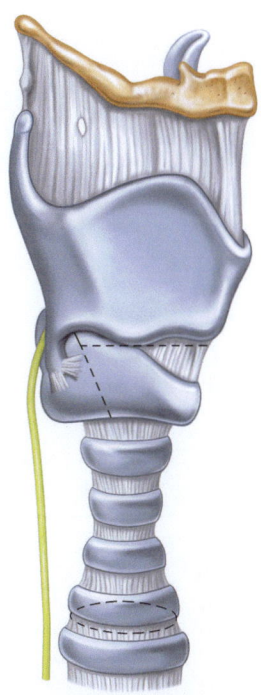

◘ **Abb. 12.7** Resektionsgrenzen der CTR (© Foto: C. Sittel)

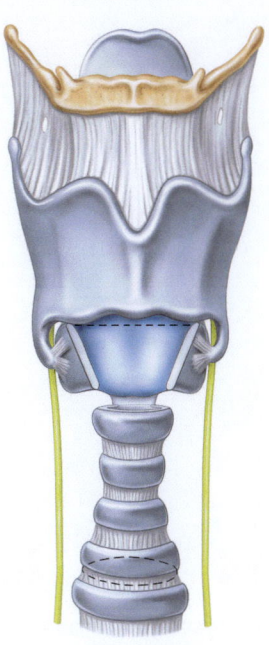

◘ **Abb. 12.8** Absetzten des Ringknorpelbogens (© Foto: C. Sittel)

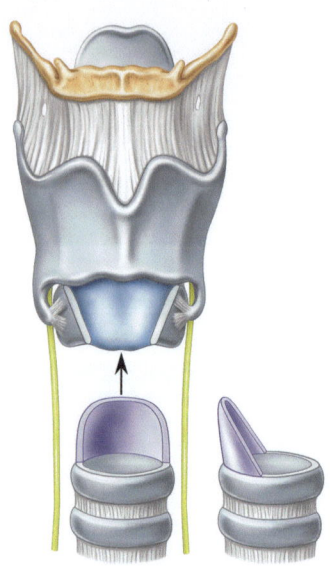

◘ **Abb. 12.9** Situs nach Resektion der Stenose (© Foto: C. Sittel)

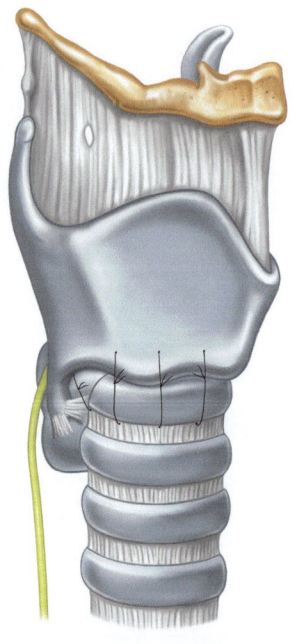

◘ **Abb. 12.10** Thyrotracheale Anastomose (© Foto: C. Sittel)

12.4.3 Komplikationen

Die Erfolgsrate einer technisch akkurat ausgeführten und korrekt indizierten CTR sind mit gut über 90 % als hervorragend anzusehen, was von verschiedenen Arbeitsgruppen reproduziert werden konnte (Sittel et al. 2008, Hu et al. 2015, Yamamoto et al. 2015). Dennoch handelt es sich um einen komplexen, dreidimensionalen Eingriff erheblichen Schwierigkeitsgrads, der eine nicht zu unterschätzende Lernkurve erfordert. Trotz der hervorragenden Endergebnisse sind Komplikationen nicht selten. Kleinere endoskopische Korrekturen, etwa Abtragungen von Fibrinbelägen oder Granulationen, sind bei knapp 2/3 aller Patienten erforderlich, zumeist nur einmalig. Schwere Komplikationen wie Anastomoseninsuffizienz oder Knorpelnekrosen sind sehr seltene Ausnahmefälle. Trotz der anatomischen Nähe sind bei akkurater und präziser Operationstechnik Verletzungen der Nervi recurrentes außerordentlich seltene Ereignisse.

12.5 Laryngotracheale Rekonstruktion (LTR)

12.5.1 Historie und Indikation

Schon vor über 100 Jahren wurde bei den seinerzeit endemischen diphteriebedingten subglottischen Stenosen der Versuch unternommen, durch eine dauerhafte Einlage eines Platzhalters eine Erweiterung des verengten Atemwegs zu erreichen. Mit dem Namen Réthi ist historisch die Technik der zusätzlichen Spaltung des Ringknorpels verbunden, durch welche die schienende Dilatation erleichtert werden sollte (Réthi 1963). In den 1970er Jahren beschrieb Cotton erstmals eine Technik, bei der die Spaltung des Ringknorpels anterior und posterior mit einem autologen Transplantat aus Rippenknorpel fixiert wurde (Cotton et al. 1988, Koempel u. Cotton 2008). Unter dem Begriff der laryngotrachealen Rekonstruktion (LTR) stellte dieses Verfahren für die folgenden drei Jahrzehnte den Goldstandard in der Behandlung subglottischer und glottischer Stenosen dar. Durch Einführung der krikotrachealen Resektion auch bei Kindern hat sich die Bedeutung des Verfahrens relativiert. Es bleibt jedoch das Verfahren der Wahl für alle Fälle mit Beteiligung der Stimmlippenebene. Auch bei höher gradigen Interarytenoidfibrosen, die endoskopisch nicht Erfolg versprechend zu behandeln sind, stellt die laryngotracheale Rekonstruktion (LTR) weiterhin die beste Therapieform dar.

Im Vergleich zur krikotrachealen Resektion stellt die LTR ein technisch weniger komplexes Verfahren dar, das wesentlich rascher erlernt werden kann (Vollrath et al. 1999). Die möglichen Komplikationen sind zwar nicht weniger häufig, jedoch weniger dramatisch. Dies dürften auch die wichtigsten Gründe dafür sein, dass sich gerade im Kindesalter die grundsätzlich erfolgsträchtigere CTR nur an besonders spezialisierten Zentren zahlenmäßig gegen die laryngotracheale Rekonstruktion durchsetzen konnte. Ein weiterer Grund sind die zunehmenden Zahlen von komplexen Stenosen unter Beteiligung der Glottisebene.

Die autologe Transplantation von Rippenknorpel ist im Kindesalter sehr zuverlässig möglich, mit steigendem Lebensalter kommt es zunehmend zu Wundheilungsstörungen mit Resorptionen oder Abstoßungen. Dennoch kann die LTR bis in das 4. Lebensjahrzehnt eine durchaus sinnvolle Behandlungsoption darstellen, wenn resezierende Verfahren nicht möglich sind. Darüber hinaus ist die Indikation jedoch sehr streng zu stellen.

Die Entnahme von Rippenknorpel ist nach dem vollendeten 2. Lebensjahr in aller Regel technisch gut möglich. In den ersten 18 Lebensmonaten kann eine Sonderform der LTR mit Verwendung von autologem Schildknorpel ausgeführt werden, die hier nicht näher beschrieben werden soll (Sittel 2012).

12.5.2 Verfahren

Für die LTR gibt es je nach Autor verschiedene Modifikationen, daher sollen hier nur die Grundzüge beschrieben werden.

Über einen Zugang von außen in Höhe des Ringknorpels werden Thyroid, Krikoid und kraniale Trachea dargestellt. Anders als bei der CTR ist eine zirkumferenzielle Präparation nicht erforderlich, ein wesentliches Risiko für die Nervi recurrentes entsteht daher nicht. Nach penibler Exposition der laryngealen Strukturen erfolgt die mediale Inzision der Membrana cricothyroidea, des Krikoids sowie der oberen 1–3 Trachealspangen. Je nach genauer Lokalisation der Stenose muss zusätzlich eine partielle oder auch totale Laryngofissur erfolgen. Für die atraumatische Exposition bietet sich die Verwendung eines speziellen Laryngofissur-Sperrers an (◘ Abb. 12.12).

Nach übersichtlicher Exposition der Ringknorpelplatte erfolgt die Inzision auf ganzer Länge, bis es zu einem deutlichen Auseinanderklaffen der beiden Ringknorpelhälften kommt. Gegebenenfalls muss eine zusätzlich bestehende Interarytenoidfibrose mit Mikroscheren aufgetrennt werden, wobei eine kraniale Schleimhautbegrenzung erhalten bleiben sollte. Das posteriore Transplantat wird siegerpodestartig präpariert, wobei der „1. Platz" lumenwärts zeigt und mit Rippenperichondrium bedeckt bleiben sollte, um die Granulationsneigung zu verringern. Zur Aufnahme des Transplantats wird das posteriore Perichondrium der Ringknorpelplatte unterminiert. Dann gelingt das Einsetzen des Transplantats mit deutlicher Vorspannung, in den allermeisten Fällen ist eine zusätzliche Fixierung durch eine Naht nicht erforderlich und nicht sinnvoll. Durch die Eigenspannung des Ringknorpels kommt es zu einem primär stabilen Sitz des Rippenknorpels (◘ Abb. 12.12). In analoger Weise wird ein zweites Transplantat in das gespaltene Krikoid eingesetzt, das je nach individueller Situation in die kraniale Trachea oder das kaudale Thyroid hineinreicht (◘ Abb. 12.11).

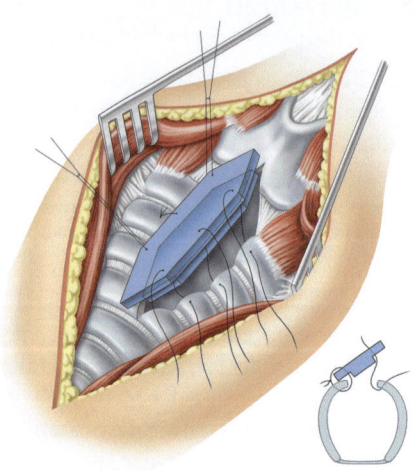

◘ Abb. 12.11 Laryngotracheale Rekonstruktion anterior (© Foto: C. Sittel)

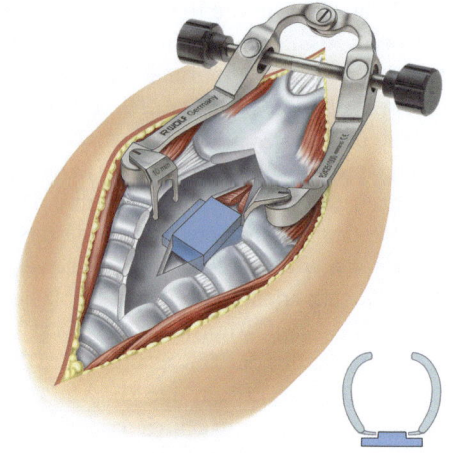

◘ Abb. 12.12 Laryngotracheale Rekonstruktion posterior mit Laryngofissursperrer (© Foto: C. Sittel)

Die LTR ist ein modulares Verfahren, das auch nur anterior oder nur posterior eingesetzt werden kann. Die alleinige anteriore LTR bedarf keines Stentings und kann im Regelfall ohne Tracheostoma ausgeführt werden. Die posteriore LTR sowie die kombiniert anteriore und posteriore LTR sollten hingegen stets zweizeitig, das heißt mit passagerer Tracheotomie oder Erhalt eines bereits bestehenden Tracheostomas ausgeführt werden.

Das postoperative Stenting zur Schienung des Rekonstruktionsergebnisses wird zunehmend zurückhaltend eingesetzt. Der Montgomery-T-Tubus führt durch Granulationsbildung und Druckläsionen nicht selten zu erheblichen Problemen. Der von Monnier entwickelte LT-Mold stellt eine erhebliche Verbesserung in allen Belangen dar, ist jedoch leider weiterhin nicht kommerziell verfügbar. In unseren Händen hat sich für die Mehrzahl der Fälle die einwöchige Einlage einer Gummifingerling-Tamponade als ausreichend bewährt.

Insgesamt ist die Frage des postoperativen Stentings, gerade im Kindesalter, jedoch noch in vielen Aspekten nicht zufriedenstellend gelöst.

12.5.3 Kontrolle

An den lumenwärts gerichteten Transplantatflächen kommt es relativ regelmäßig zu Granulationen und Ödembildungen. Eine Kontroll-Endoskopie mit der Option auf Granulationsabtragung sollte regelmäßig nach etwa 3 Wochen erfolgen. Hartnäckige Granulationen können durch die topische Applikation von Mitomycin-C (Konzentration 2 mg/ml) häufig sehr gut beeinflusst werden. Wenn schließlich im Rahmen einer Kontroll-Endoskopie eine erfolgreiche Rekonstruktion des Atemwegs bestätigt ist, kann das schrittweise Dekanülement erfolgen. Üblicherweise wird hierfür zunächst die Kanülengröße schrittweise verkleinert (Down sizing), gefolgt vom Abstöpseln der Kanüle. Im letzten Schritt erfolgt das Abkleben des Tracheostoma vor dem operativen Tracheostomaverschluss. Im Erwachsenenalter kann dieser Prozess üblicherweise erheblich verkürzt werden.

12.6 Endoskopische Dilatationsverfahren

12.6.1 Verschiedene Verfahren

Gerade weniger ausgeprägte Atemwegstenosen, insbesondere im Glottisniveau, können erfolgreich und reproduzierbar mit endoskopischen

Techniken behandelt werden, die jedoch nicht Thema dieses Kapitels sind. Für subglottische Stenosen sowohl im Kindes- als auch im Erwachsenenalter sind ab einem Schweregrad III nach Cotton jedoch nur im seltenen Ausnahmefall Langzeiterfolge durch endoskopische Techniken zu verzeichnen. Die Anwendung des CO_2-Lasers, gerade in wiederholter Weise, muss daher als kontraindiziert und obsolet angesehen werden, ganz besonders im Kleinkindalter. Durch die stets auftretenden Kollateralschäden kommt es zu einer langfristigen Verschlechterung der stenotischen Situation, die schlimmstenfalls eine offene Rekonstruktion nicht nur erschwert, sondern unmöglich macht.

12.6.2 Hochdruck-Ballondilatation

Die Hochdruck-Ballondilatation stellt einen guten Kompromiss zwischen Gewebeschonung und Erfolgswahrscheinlichkeit dar (Gnagi u. White 2016). Im Vergleich zu sämtlichen lasergestützten Techniken kann das Vorgehen als wesentlich gutmütiger charakterisiert werden, selbst bei mehrfacher Anwendung sind signifikante Begleittraumatisierungen nicht zu erwarten. Wenn es gelingt, den stenosierenden Prozess noch vor seinem Abschluss mit einer oder mehrfachen Ballondilatationen zu behandeln, kann es durchaus gelingen, ein dauerhaft normalisiertes Lumen zu erreichen. Wenn hingegen die Behandlung erst nach vollständigem Abschluss der narbigen Fixierung beginnt, ist dies in aller Regel nicht der Fall. Dennoch kann die Hochdruck-Ballondilatation auch bei diesen Patienten eine sinnvolle Maßnahme darstellen, wenn es beispielsweise darum geht, eine Tracheotomie in der Überbrückungsphase bis zu einem offenen rekonstruktiven Eingriff zu vermeiden.

Falls sich die Intervalle bis zur Restenosierung nicht allzu kurz gestalten, kann die wiederholte Ballondilatation auch ein sinnvolles Konzept zur Dauertherapie bei einzelnen Patienten darstellen.

Zunehmende Bedeutung erfährt die Hochdruck-Ballondilatation als postoperatives Adjuvans. So ist das Verfahren ausgesprochen gut geeignet, um in der frühen postoperativen Phase Ödeme des subglottischen Abhangs, wie sie nach krikotrachealer Resektion häufig zu beobachten sind, auszupressen. Auch imminente, frühe Restenosierungsprozesse können häufig erfolgreich abgefangen werden. Sofern die Erwartungen realistisch bleiben und die Grenzen respektiert werden, stellt daher die Hochdruck-Ballondilatation in der Behandlung der laryngotrachealen Stenosen einen wertvollen Baustein im komplexen Therapiekonzept dar (Hseu et al. 2014).

Literatur

Ashiku SK, Kuzucu A, Grillo HC et al. (2004) Idiopathic laryngotracheal stenosis: effective definitive treatment with laryngotracheal resection. The Journal of thoracic and cardiovascular surgery 127: 99–107

Blumin JH, Johnston N (2011) Evidence of extraesophageal reflux in idiopathic subglottic stenosis. Laryngoscope 121: 1266–1273

Cotton RT, Myer CM, Bratcher GO et al. (1988) Anterior-cricoid split, 1977-1987, evolution of a technique. Arch Otolaryngol Head Neck Surg 114: 1300–1302

Damrose EJ (2008) On the development of idiopathic subglottic stenosis. Med hypotheses 71: 122–125

Giudice M, Piazza C, Foccoli P et al. (2003) Idiopathic subglottic stenosis: management by endoscopic and open-neck surgery in a series of 30 patients. European archives of oto-rhino-laryngology: official journal of the European Federation of Oto-Rhino-Laryngological Societies (EUFOS): affiliated with the German Society for Oto-Rhino-Laryngology – Head and Neck Surgery 260: 235–238

Gnagi SH, White DR (2016) Beyond dilation: current concepts in endoscopic airway stenting and reconstruction. Current opinion in otolaryngology and head and neck surgery 24: 516–521

Grillo HC (1982) Primary reconstruction of airway after resection of subglottic laryngeal and upper tracheal stenosis. Ann Thorac Surg 33(1): 3–18.

Grillo HC (2003) The history of tracheal surgery. Chest Surg Clin North Am 13: 175–189

Hseu AF, Benninger MS, Haffey TM et al. (2014) Subglottic stenosis: a ten-year review of treatment outcomes. Laryngoscope 124: 736–741

Hu A, Mccaffrey J, Hillel A (2015) Cricotracheal resection. Ear, Nose, and Throat J 94: 214–215

Koempel JA, Cotton RT (2008) History of pediatric laryngotracheal reconstruction. Otolaryngol Clin North Am 41: 825–835

Mark EJ, Meng F, Kradin RL et al. (2008) Idiopathic tracheal stenosis: a clinicopathologic study of 63 cases and comparison of the pathology with chondromalacia. Am J Surg Pathol 32: 1138–1143

Monnier P, Dikkers FG, Eckel H et al. (2015) Preoperative assessment and classification of benign laryngotracheal stenosis: a consensus paper of the European Laryngological Society. European archives of oto-rhino-laryngology: official journal of the European Federation of Oto-Rhino-Laryngological Societies (EUFOS): affiliated with the German Society for Oto-Rhino-Laryngology – Head and Neck Surgery 272: 2885–2896

Monnier P, Savary M, Chapuis G (1993) Partial cricoid resection with primary tracheal anastomosis for subglottic stenosis in infants and children. Laryngoscope 103: 1273–1283

Nouraei SA, Sandhu GS (2013) Outcome of a multimodality approach to the management of idiopathic subglottic stenosis. Laryngoscope 123: 2474–2484

Pearson FG, Brito-Filomeno L, Cooper JD (1986) Experience with partial cricoid resection and thyrotracheal anastomosis. An Otol Rhinol Laryngol 95: 582–585

Réthi A (1963) Weitere Entwicklung der chirurgischen Therapie der narbigen Kehlkopfstenosen. Z Laryng Rhinol 42: 591–594

Roediger FC, Orloff LA, Courey MS (2008) Adult subglottic stenosis: management with laser incisions and mitomycin-C. Laryngoscope 118: 1542–1546

Sittel C (2012) Subglottische Stenosen im 1. Lebensjahr. Besonderheiten und Therapieoptionen. HNO 60: 568–572

Sittel C, Blum S, Streckfuss A et al. (2008) Cricotracheal resection in nontracheotomized adults: a prospective case series. Ann Otol Rhinol Laryngol 117: 288–294

Stone JH, Wegener's Granulomatosis Etanercept Trial Research G (2003) Limited versus severe Wegener's granulomatosis: baseline data on patients in the Wegener's granulomatosis etanercept trial. Arthritis Rheum 48: 2299–2309

Valdez TA, Shapshay SM (2002) Idiopathic subglottic stenosis revisited. Ann Otol Rhinol Laryngol 111: 690–695

Vollrath M, Freihorst J, von der Hardt H (1999) Die Chirurgie der erworbenen laryngotrachealen Stenosen im Kindesalter. Erfahrungen und Ergebnisse von 1988–1998. Teil II: Die cricotracheale Resektion. HNO 47: 611–622

Vollrath M, Freihorst J, von der Hardt H (1999) Die Chirurgie der erworbenen laryngotrachealen Stenosen im Kindesalter. Erfahrungen und Ergebnisse von 1988–1998. Teil I: Die laryngotracheale Rekonstruktion. HNO 47: 457–465

Yamamoto K, Jaquet Y, Ikonomidis C et al. (2015) Partial cricotracheal resection for paediatric subglottic stenosis: update of the Lausanne experience with 129 cases. Eur J Cardiothorac Surg 47: 876–882

Endoluminale Schienung der Trachea

O. Michel

13.1 Einleitung – 124

13.2 Geschichtliches und Definition – 124

13.3 Übersicht Stents – 124
13.3.1 Vorbemerkung – 124
13.3.2 Stents auf Metallbasis – 125
13.3.3 Stents auf Silikonbasis – 127
13.3.4 Silikon-/Stahl-, Silikon-/Polyester-, Silikon-coated-Stents – 128

13.4 Implantationstechnik – 129

13.5 Indikationen und Anwendung – 130
13.5.1 Vorbemerkung – 130
13.5.2 Trachealverengungen – 130
13.5.3 Benigne Trachealveränderungen – 131
13.5.4 Maligne Trachealveränderungen – 132

13.6 Probleme und Gefahren – 132
13.6.1 Stent und Tracheotomie – 132
13.6.2 Tracheo-ösophageale Fistel – 133
13.6.3 Stent und Intubation – 133
13.6.4 Stent und Laser – 133

13.7 Ausblick – 133

13.8 Fallbeispiele – 133

Literatur – 135

© Springer-Verlag GmbH Deutschland, ein Teil von Springer Nature 2018
E. Klemm, A. Nowak (Hrsg.), *Kompendium Tracheotomie und Atemwege*,
https://doi.org/10.1007/978-3-662-56824-8_13

13.1 Einleitung

Die Luftröhre kann sowohl von innen als von außen zum Offenhalten oder zur Stabilisierung geschient werden – eine Maßnahme, die in Verbindung mit einer Tracheotomie oder zur Vermeidung einer Tracheotomie notwendig werden kann. Die Therapie der Freihaltung der Atemwege gewinnt durch dieses Verfahren eine weitere Option. Im folgenden Kapitel sollen die derzeitigen Möglichkeiten der endoluminalen Platzhalter (Stents) mit der nötigen kritischen Sichtweise (Wassermann 2000) abgehandelt werden.

13.2 Geschichtliches und Definition

Zur inneren Schienung dienen röhrenförmige Endoprothesen oder Platzhalter, die man auch als Stents bezeichnet. In der Laryngologie haben sie eine lange Tradition. Sie wurden als Trachealbolzen, Gummirohr, Aboulker-Prothese oder Montgomery-Röhrchen in den Handel gebracht und dienten meist zur vorübergehenden Stabilisierung der Wundverhältnisse innerhalb der Trachea und des Kehlkopfs. Sie setzten in der Regel eine Tracheotomie voraus, da sie entweder kein oder nur ein ungenügendes Lumen für die Atemluft haben.

Der moderne Begriff Stent bezeichnet ebenfalls eine innere Schienung, die aber ein so großes Lumen besitzt, dass Atmung ermöglicht und eine Tracheotomie vermieden werden kann. Der Name „Stent" wird auf den englischen Zahnarzt Charles T. Stent (1807–1885) zurückgeführt. Die von ihm erfundene Abdruckmasse wurde erst in der Urologie und später auch in anderen Fächern zur inneren Schienung von Gängen, Gefäßen und Hohlorganen verwendet (Bloom et al. 1999).

Die langsame weitere Entwicklung lässt sich über die Jahre verfolgen. Bond schrieb 1891 in Lancet über einen teilbaren T-Tube mit der Möglichkeit zur endotrachealen Schienung (Bond 1891). Schmiegelow beschrieb 1929 das Verfahren, bei Stenosierung des Kehlkopfs einen Platzhalter einzusetzen (Schmiegelow 1929).

Durch die Einführung des Werkstoffs Silikon in den 1960er Jahren erhielt das Verfahren einen wirklichen Schub. Seit 20 Jahren stehen neben Kunststoffen auch spezielle Metalllegierungen wie das „Formgedächtnismetall" Nitinol (Akronym für „Nickel Titanium Naval Ordnance Laboratory"), aber auch selbstexpandierende Stahlnetze zur Verfügung, die aufgrund ihrer Stabilität und leichten Platzierbarkeit eine immer häufigere Anwendung finden.

Die zunächst für die Angioplastie entwickelten Stents fanden auch ein Anwendungsspektrum in der interventionellen Radiologie, Anästhesie, Bronchopulmologie und Thoraxchirurgie. Sie wurden zur Rekanalisierung der zentralen Atemwege weiterentwickelt und mit dem starren Bronchoskop in Vollnarkose platziert. Neueste Entwicklungen sind Stents, die Medikamente freisetzen (Hohenforst-Schmidt et al. 2016) oder biologisch abbaubar sind („biodegradable") (Dutau et al. 2015).

13.3 Übersicht Stents

13.3.1 Vorbemerkung

Allgemein werden von endoprothetischen Platzhaltern (Stents) folgende Mindestbedingungen erwartet:
- geringer Einführungsdurchmesser, da sie die engsten Stellen wie z. B. Glottis oder eine Stenose passieren müssen,
- leichte und unkomplizierte Platzierbarkeit, da die Beatmung während des Platzierens weitestgehend aufrechterhalten werden muss,
- Eigenstabilität, um nicht durch Hustenstöße mit physiologischer Verengung der Trachea verformt oder einen Druck von außen durch Narben oder Tumorwachstum zusammengedrückt zu werden,
- geringe oder keine Verborkungsneigung,
- Biofilm-Resistenz,
- keine Deplatzierung oder Durchwanderung,
- Röntgendichtigkeit,

- geringste Traumatisierung der Tracheaoberfläche, um nicht Granulationsgewebe und neuerliche Verengung hervorzurufen,
- gute Gewebeverträglichkeit,
- problemlose Entfernbarkeit,
- Haltbarkeit, keine Materialermüdung.

Im Folgenden soll kurz auf gängige und häufig gebrauchte Stents eingegangen werden (Tab. 13.1).

13.3.2 Stents auf Metallbasis

Selbstexpandierende Metallstents

Gianturco-Z-Stent Gianturco-Z-Stents oder Cook-Z-Stents sind selbstexpandierende Edelstahlgitter, die mit speziellen Einführungsinstrumenten in die Trachea über eine Stenose hinweg platziert werden. Durch ein Kathetersystem erfolgt die Freisetzung der Stents vor Ort. Aufgrund ihrer Eigenelastizität expandieren sie scherengitterartig und können so auf die Trachealwand einen Druck ausüben. Dieser kann bei stenosierenden Prozessen durchaus gewünscht sein. Damit er sich sicher fixiert und nicht verrutscht, sollte der Durchmesser des Stents ca. 1/3 größer gewählt werden als der Durchmesser der zu schienenden Trachea. Die Abstände der Metallfilamente sind relativ groß, sodass ein grobmaschiges Gitter entsteht. Dadurch besteht die Möglichkeit der Durchwachsung z. B. bei einem tumorösen Prozess. In der Regel kann der Stent nicht mehr entfernt werden. Durch Passivbewegungen der Trachea kann dieser Stent zudem die Wände durchbohren und sich so deplatzieren. Erhältlich sind diese Stents in einem Durchmesser von 6–12 mm und einer Länge von 15–90 mm, sodass sie aufgrund ihrer Maße für eine sehr weite Trachea nicht mehr infrage kommen.

Wall-Stent Wall-Stents sind Endoprothesen, die aus einem zirkulär gewobenen, flexiblen, engmaschigen und selbstexpandierenden

Tab. 13.1 Übersicht über aktuell gängige endoluminale Stents

Stent-Typ	Firma	Aufbau	Größe (mm)
Wall-Stent	Boston Scientific	Gewebte Kobalt-/Chromlegierung Monofilament mit Silikonumscheidung	8 x 20 bis 24 x 60
Ultraflex Tracheobronchial-Stent	Boston Scientific	Gewebtes Monofilament aus Nitinol	8 x 20 bis 20 x 80
Dumon	Novatech	Geformtes Silikon	9 x 20 bis 18 x 70 + Y
Hood-Stent Y-Stent Tracheal-/Bronchus-Stent	Hood Corp.	Geformtes Silikon mit und ohne Verstärkung, Außennoppen oder Ringen	6 x 13 bis 18 x 90 + Y
Polyflex Airway Stent	Boston Scientific	Polyesternetz mit Silikon umgossen	6 x 20 bis 22 x 80
Dynamic-Y-Stent	Boston Scientific	Silikon mit U-förmigen Stahlspangen, die hinten offen sind	11 x 110 bis 15 x 110 + Y
Tracheobronchial-Stent-Y	Rüsch Teleflex Company	Silikon mit U-förmigen Stahlspangen, die hinten offen sind	13, 15, 17 (Trachea) 110

Drahtgeflecht bestehen (Abb. 13.1). Die Stärke der Drahtfilamente beträgt zwischen 0,08–0,17 mm. Die Geflechte sind im gestreckten Zustand auf ein Kathetersystem montiert und werden so eingeführt. Zur Implantation wird unter Druck Flüssigkeit zwischen die Blätter der den Stent umhüllenden Doppelmembran gespritzt. Der Stent dehnt sich dann von selbst auf die vorgegebene Weite auf. Das System wird zurückgezogen und der Wall-Stent bleibt vor Ort zurück. Der Stent ist an den Enden leicht nach außen gebogen. Die Enden dringen in die Schleimhaut ein und verankern den Stent. Eine Explantation des Stents ist zwar grundsätzlich möglich, gestaltet sich aber als sehr schleimhaut-traumatisierend und zeitaufwendig, da die Drähte einzeln entfernt werden müssen (Noppen et al. 2005) (Abb. 13.2).

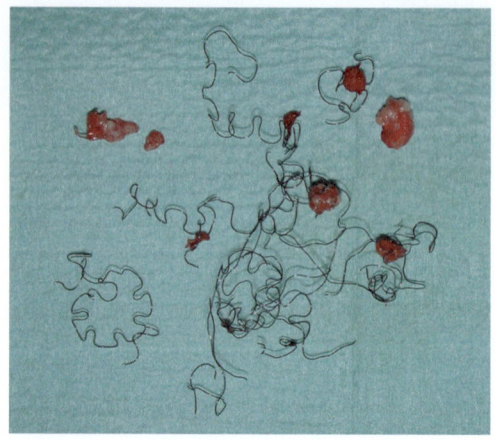

Abb. 13.2 Metall-Stent in Stücken entfernt

Ballonexpandierbare Metallstents

Strecker-Stent Strecker-Stents bestehen aus einem feinmaschigen Geflecht aus Tantaldraht mit einer Stärke von 0,15 mm, das auf einen Ballonkatheter mit kleinem Durchmesser aufgezogen wird (Abb. 13.3). Der Katheter wird in die Stenose eingeführt. Unter Verwendung einer isotonischen Kochsalzlösung wird der Ballon mit einem Druck von circa 6–7 bar aufgepumpt.

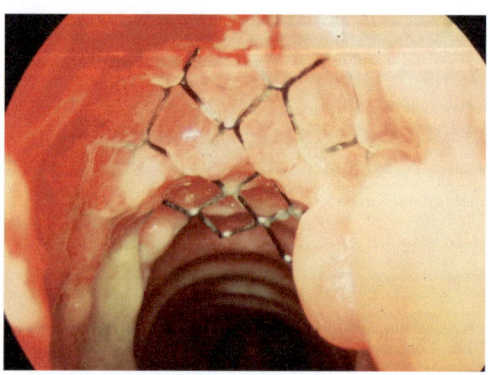

Abb. 13.3 Strecker-Stent

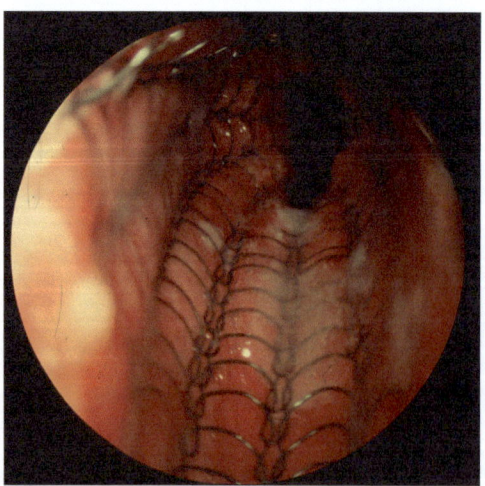

Abb. 13.1 Liegender Metall-Stent (Wall-Stent)

Dadurch wird die Stenose auf das gewünschte Lumen erweitert und gleichzeitig der Stent in seine endgültige Form gebracht. Strecker-Stents sind semistarre Platzhaltersysteme und üben nur wenig Druck auf die Lumenwände aus. Aufgrund ihrer Flexibilität können sich Strecker-Stents bei einem Hustenstoß zusammen mit der Trachea oder dem Bronchialabschnitt verengen, sodass Sekret aus tieferen Abschnitten über den Stent hinweg durch die Luftströmung transportiert werden kann. Das engmaschige Netz erlaubt darüber hinaus auch die Schleimsekretion in das Lumen, sodass keine Verkrustungsgefahr besteht. Eine Entfernung des Strecker-Stents ist in der Regel ohne größere Probleme und ohne Verletzung der Tracheawand möglich.

Palmaz-Stent Palmaz-Stents sind Gitterkonstruktionen aus chirurgischem Edelstahl, die ähnlich wie der Strecker-Stent auf Ballonkatheter aufgezogen sind und mit dem noch geringen Durchmesser in den stenotischen Bereich eingebracht werden. Die Expansion des Stents erfolgt durch den mittels Flüssigkeit mit Überdruck (circa 10 bar) aufgepumpten Ballon. Zur Erzeugung des Drucks muss eine spezielle Spritze und ein Überleitsystem verwendet werden, die den enormen Druck erzeugen bzw. aushalten können. Diese Stents sind – einmal in Form gebracht – starre Systeme. Da sie über keinerlei Rückstellkraft verfügen, sind sie durch Druck von außen verform- und zusammendrückbar, was bei stenosierenden Prozessen mit Eigenwachstum gravierende Nachteile hat. Ein weiterer Nachteil ist die Bildung von Granulationsgewebe an den Enden des Stents, wo er mit dem Trachealgewebe in Berührung kommt. Mit Palmaz-Stents sind Probleme bei der Entfernung – insbesondere nach Deformierung – bekannt. Sie sind in einem Durchmesser von 3–16 mm und einer Länge von 12–30 mm erhältlich. Die Wanddicke reicht von 0,076–0,127 mm.

Y-Stent und J-Stent Neben dem klassischen Silikon-Y-Stent sind mittlerweile auch selbstexpandierende Metallstents auf dem Markt wie der Ottomed-Stent, Meditech-Y-Stent (Madan et al. 2016). Eine Sonderform stellt der J-Stent für einseitige Lungenresektion dar.

13.3.3 Stents auf Silikonbasis

Die aktuell am häufigsten verwendeten Stents bestehen aus Silikon, einer polymeren, siliziumorganischen Verbindung. Aufgrund der aus reinem Silikon bestehenden Stents ist aus Stabilitätsgründen die Wanddicke mindestens 1 mm, wodurch der Außendurchmesser dieser Stents erheblich über dem Innendurchmesser liegt. Das Material kann durch Zusätze oder eingearbeitete Streifen röntgendicht gemacht werden, sodass in Röntgenaufnahmen die Lage festgestellt werden kann. Die leichte Entflammbarkeit bei Lasereingriffen zählt zu den Nachteilen dieses Materials.

Vollsilikon

Montgomery-Stent Montgomery-Prothesen sind T-förmige, relativ formstarre Platzhaltersysteme, die durch ein Tracheostoma in die Trachea eingesetzt werden (Montgomery 1965) (◘ Abb. 13.4). Der kurze Schenkel des T-Rohrs kann über das Stoma zur Sicherung fixiert werden. Das weiche Silikonmaterial erlaubt sowohl eine distale als auch proximale Anpassung durch Kürzung. Die Trachea kann über die Öffnung des Tracheostomas und die sich dort befindliche Öffnung der T-Prothese abgesaugt werden. Von Vorteil sind die weite Verbreitung und die Möglichkeit, nach Maßangaben Sonderanfertigungen der Prothese herstellen zu lassen. In der Regel sind sie durch Zug an dem herausragenden Stück leicht zu entfernen. Nachteilig an diesem System ist, dass sie immer nur in Verbindung mit einem Tracheostoma angewandt werden können, stark zur inneren Verkrustung neigen sowie unter Umständen schwierig zu platzieren und anästhesiologisch besondere Vorkehrungen zu treffen sind (Agrawal et al. 2007).

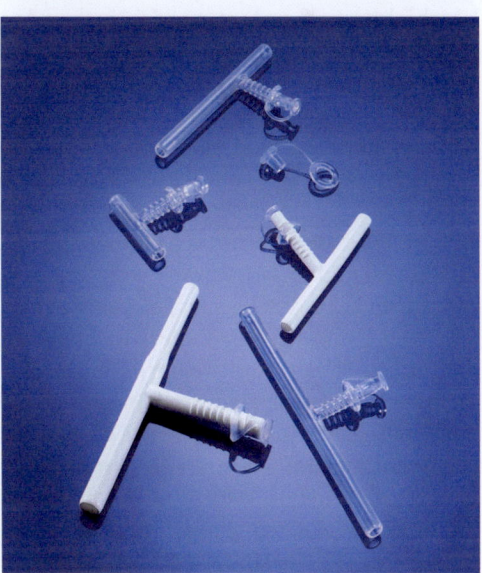

◘ Abb. 13.4 Montgomery® Safe-T-Tuben™ (© Boston Medical Products, Inc.)

Dumon-Artemis-Stent, Noppen-Stent Das Prinzip der inneren Schienung bei malignen Atemwegstenosen fand durch einen von Dumon 1988 für diese Indikation speziell entwickelten Stent weite Verbreitung (Dumon 1990). Der Dumon-Artemis-Stent (Endoxane®) ist ein röhrenförmiger Platzhalter aus Silikon, der über Außennoppen zur Fixierung innerhalb der Trachea oder der Bronchien verfügt. Lagekorrektur und Entfernung sind dadurch nur eingeschränkt möglich. Der Noppen-Stent behebt diese Schwäche (Noppen et al. 1999). Durch ihre glatte Innenfläche können sie zu Sekretverhalt und Verborkung führen. Erhältlich sind diese Platzhaltersysteme in einem Durchmesser von 9–16 mm und einer Länge von 20–50 mm, sodass eigentlich alle Tracheagrößen gut zu therapieren sind.

13.3.4 Silikon-/Stahl-, Silikon-/Polyester-, Silikon-coated-Stents

Orlowski-Stent Orlowski-Stents bestehen aus geschlossenen Stahlringen, die mit Silikon beschichtet und untereinander verbunden sind. Die Stahlringe ermöglichen eine geringere Wandstärke des Stents bei hoher Stabilität. Sie erinnern in ihrem Aussehen ein wenig an Rügheimer-Tuben. Sie sind nicht ganz einfach zu platzieren und neigen zum Sekretverhalt.

Y-Stent Die Y-Stents sind den Orlowski-Stents in Material und Aussehen verwandt. Sie besitzen jedoch keine durchgehenden, sondern verstärkende U-förmige Ringe, die in Richtung auf die Trachea-Hinterwand in einer dünneren Silikonmembran enden. Dadurch können sich die Stents bei einem Hustenstoß so wie die natürliche Trachea deformieren und erlauben durch die dadurch auftretende Reduzierung des Durchmessers eine Selbstreinigung (Freitag 1999).

An einem Ende sind zwei asymmetrische Ärmchen angebracht, die den Hauptbronchien nachgebildet sind und keine Stahlringe enthalten. Tatsächlich soll der Y-Stent auf der Karina aufsitzen und eignet sich dadurch für alle Prozesse, die in einer oder beiden Hauptbronchien oder karinanah liegen. Dadurch dass die Ärmchen keine Stahlringe besitzen, sind sie problemlos mit der Schere zu kürzen und anzupassen. Stents sind in einem Durchmesser von 8–11 mm und einer Länge von 20–40 mm erhältlich (◘ Abb. 13.5).

Polyflex-Stent Der Polyflex-Stent besteht hauptsächlich aus Silikon, in den diagonal verlaufende Polyester-Fasern eingebettet sind. Diese bilden ein rhomboides Muster, das die Verformung unterstützt (◘ Abb. 13.6a, b). An den Enden sind die Stents verstärkt, besitzen aber abgerundete Kanten, sodass wenig Granulationsgewebe an den Übergangsstellen entstehen kann (Freitag 1999). Sie lassen sich gut zum Einbringen verformen, benötigen aber dazu einen besonderen „Inserter", aus dem sie vor Ort ausgestoßen werden. Da sie sich beim Verformen verlängern, ist dieser Tatsache bei der Platzierung Rechnung zu tragen. Sie können einem Hustenstoß folgen, sodass sie kaum Verborkungsneigung zeigen. Ein wesentlicher Vorteil ist, dass sie aufgrund ihrer Flexibilität und geringen Wandstärke zum „Stent-in-Stent"-Verfahren geeignet sind, sodass bei fortschreitender Erkrankung mehrere Stents hintereinander, dachziegelartig überlappend eingesetzt

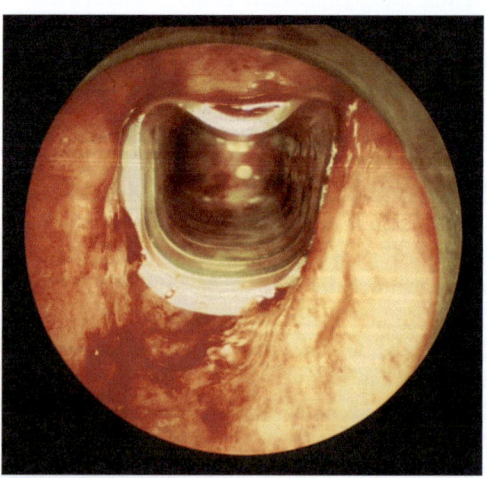

◘ Abb. 13.5 Liegender Y-Stent

Kapitel 13 · Endoluminale Schienung der Trachea

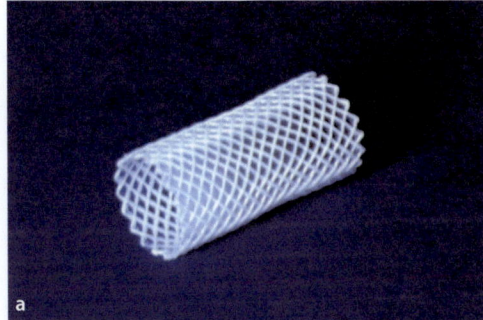

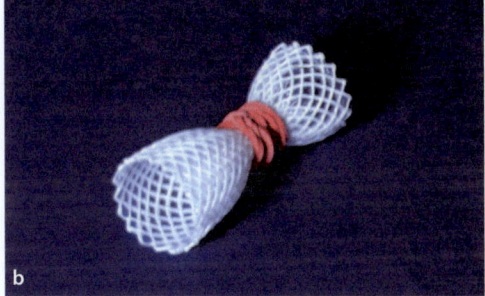

◘ **Abb. 13.6** Polyflex-Stent **a** aufgefaltet, **b** zusammengefaltet

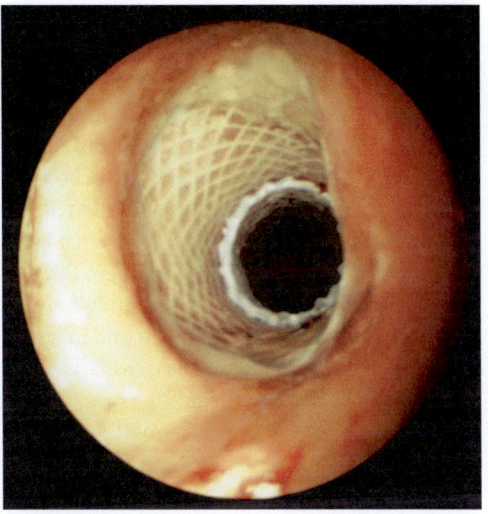

◘ **Abb. 13.8** Stent-in-Stent in der Trachea

werden können (◘ Abb. 13.7, ◘ Abb. 13.8). Polyflex-Stents lassen sich problemlos entfernen und bewirken kaum Wandschäden. Sie besitzen zudem eine elastische Aufstellkraft, sodass sie bei zunehmendem Druck von außen diesem auch mehr Druck entgegensetzen.

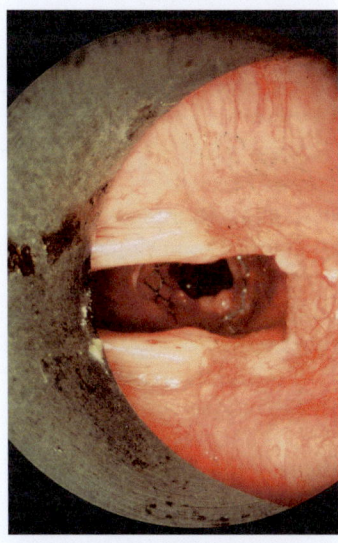

◘ **Abb. 13.7** Stent bei Tumorleiden

13.4 Implantationstechnik

In der Regel erfolgt die Implantation eines inneren Stents in Allgemeinnarkose und über ein starres Bronchoskop oder Mikrolaryngoskopie-Rohr. Beide gewährleisten einen ausreichenden Arbeitsdurchmesser (Wassermann et al. 1998, Buiret et al. 2011). Unter Verwendung eines Mikroskops oder Endoskops kann die Implantation unter Sicht erfolgen. Zuvor sollte unter Verwendung desselben Instrumentariums eine Inspektion und gegebenenfalls auch Abmessung der Stenosenlänge und der Lage zur Karina erfolgen. Nach genauer topografischer Dokumentation der Stenose kann vor der Platzierung eines Stents auch ein Debulking oder eine Exzision von Narbengewebe erfolgen, um ein ausreichendes Tracheallumen herzustellen. Bei den ballonexpandierten Systemen ist je nach Konsistenz der Stenose auch eine Ausdehnung möglich.

Während der Platzierung des Stents erfolgt die Beatmung der Patienten vorzugsweise in Jetventilation (Putz et al. 2016), ► Kap. 15 und 16.

Bei Verwendung eines starren Tracheobronchoskops kann die Beatmung auch über das Rohr erfolgen. Dies erfordert in jedem Fall eine gute Abstimmung mit dem Anästhesisten vor und während des Eingriffs. Der Endoskopiker muss den Anästhesisten auf mögliche erforderliche

Apnoephasen des Patienten hinweisen. Gute Kommunikation ist ein Schlüssel zum Erfolg.

Nach Einbringen eines jeglichen Stents ist seine Lage zu kontrollieren. Dies wiederum ist mit einem flexiblen Endoskop oder mit einem starren Endoskop möglich. Eine Lagekorrektur kann bei den passiv auszudehnenden Stents allein während der Stent-Entfaltung durch Neupositionierung des Katheters erfolgen. Bei den Silikon-Stents ist dagegen auch nachträglich eine Neupositionierung leicht möglich und in vielen Fällen auch erforderlich, da bei der Platzierung häufig die Sicht eingeschränkt ist oder wegen einer Apnoe des Patienten schnell gearbeitet werden muss. Ein Stent sollte auch röntgenologisch für Lagekontrollen sichtbar sein.

Eine zweite Lagekontrolle der Stents sollte in einem definierten Zeitintervall tracheobronchoskopisch (flexible Optik) oder radiologisch erfolgen. Die physiologische Verbesserung des Atemflusses ist durch Monitoring dokumentierbar und verfolgbar.

> **Allgemeine Nachteile von Stents**
> — Sekretverhalt, Foetor,
> — Stentdislokation,
> — Bruch des Stents,
> — Hämoptyse,
> — Ulzerationen der Trachea,
> — Tracheitis,
> — Granulationen.

Indikationen zur endoluminalen Schienung bei benignen und malignen Tumoren oder Atemwegsveränderungen der Trachea sind in der Regel:
— anästhesiologische Risiken oder schlechter Allgemeinzustand des Patienten, die einen offenen Halseingriff an der Trachea infrage stellen,
— schwerer Strahlenschaden an den Weichteilen des Halses mit zu erwartenden Wundheilungsstörungen,
— Inoperabilität eines intra- oder extraluminal wachsenden Tumors,
— kurze Lebenserwartung bei infauster Prognose im Rahmen eines Palliativ-Konzepts (Wassermann 2000).

Es ist immer vor dem Einsatz von Stents abzuwägen, ob eine chirurgische Rekanalisierungstechnik infrage kommt (◘ Tab. 13.2).

13.5 Indikationen und Anwendung

13.5.1 Vorbemerkung

Der zunehmende Einsatz von Metall- und Silikon-Stents bei benignen und malignen Verengungen im Tracheo-Bronchialsystem bedingt eine verstärkte Zusammenarbeit zwischen Pulmologe und HNO-Arzt hinsichtlich Diagnosestellung und Ausführung. Die Implantation der Stents erfolgt überwiegend mittels starrer Endoskopie, während die Nachkontrollen zur Lage und zum Zustand des Lumens weniger belastend und auch ambulant mittels flexibler Tracheobronchoskopie durchgeführt werden können. Auch eine Fotodokumentation oder die Abtragung kleinerer Granulationen ist über flexible Endoskope möglich und wenig belastend für den Patienten ambulant durchführbar. Gängige durch Stents verursachte Komplikationen sind zu beachten, wie die Übersicht zeigt.

13.5.2 Trachealverengungen

Bei den Verengungen der Trachea werden
— Strukturstenosen wie
  – intraluminal wachsende,
  – extraluminal komprimierende Tumoren oder
  – narbige Strikturen
— von funktionellen Stenosen (Dyskinesie) wie
  – malazische Wandschwäche oder
  – schlaffe Hinterwand
unterschieden.

Tab. 13.2 Verfahren zum Offenhalten der Trachea

Verfahren ohne Eröffnung der Trachea	Verfahren mit Eröffnung der Trachea
Diathermie	Trachea-End-zu-End-Anastomose
Dilatation	Autologe Gewebetransplantation
Kryotherapie	Offene Rinne
Lasertherapie	Fremdmaterial-Implantation
Stents	Tracheal-Transplantation
Steroide	
Mitomycin	

Tab. 13.3 Unverbindliche Empfehlungen zur Auswahl der verschiedenen Stent-Modelle

Silikon-Stents	Trachea, Hauptbronchus, Lumen > 10 mm; Bronchus, Unterlappen
Metallstents	Bronchus intermedius, Unterlappen
	Bronchus, Trachea, Hauptbronchus nur bei kleinem Restlumen
T-Stents	Proximale, langstreckige Trachealstenosen
Y-Stents, J-Stents	Bifurkationsstenosen, karinanahe Tumoren
Sonderanfertigungen	Extrem langstreckige Stenosen

Die Indikationen der verschiedenen Stents sind zu beachten (Tab. 13.3).

13.5.3 Benigne Trachealveränderungen

Stenosen der Trachea und der Hauptbronchien entwickeln sich überwiegend im Verlauf nichtmaligner Erkrankungen wie z. B. Luftröhrenverletzungen (Strangulation, Unfall, Tracheotomie etc.) oder Langzeitbeatmungen.

Tracheomalazie und kurzstreckige, kollare und karinaferne Läsionen sind grundsätzlich einer endo- oder extratrachealen chirurgischen Therapie zugänglich, ▶ Kap. 12. Darunter fallen auch mechanische Zangenabtragungen, Elektro- und Kryotherapie, Bougierungen und Laserdesobliterationen, autologer Gewebeersatz und der plastische Trachealersatz. Der Erfolg dieser Operationen aber auch anderer wie Lungentransplantationen wird in einem nicht geringen Teil durch narbige Restenosierung und Granulationsbildung geschmälert (Michel et al. 1994, Freitag 2010). Um dieses zu verhindern, bieten die Stents ein alternatives, oft auch die Operation ergänzendes Verfahren.

Die Erweiterung von Trachealstenosen mit dem CO_2-Laser hat trotz der Anwendung verschiedener Exstirpationstechniken (sternförmig, segmentförmig etc.) keine Änderung der Restenosierungsrate ergeben. Im Gegenteil, viele Chirurgen sind nach Enttäuschungen über die Laserchirurgie wieder zu konventionellen Techniken zurückgekehrt.

Die Generation der selbstexpandierenden Stents – die ebenfalls Anwendung in der Behandlung von Bronchial-, Ösophagus- und

Gefäßstenosen finden – erscheint zur Verhinderung von Restenosierungen geeignet (Michel et al. 1997).

13.5.4 Maligne Trachealveränderungen

Die Symptome maligner Atemwegstenosen richten sich nach der Lokalisation der Stenose, dem Grad der Atemwegverengung und der Wachstumsform sowie der Natur des Tumors. Proximale Stenosen äußern sich in der Regel durch inspiratorischen (ggf. auch exspiratorischen) Stridor, ggf. Bluthusten, Borkenbildung; bei zunehmender Einengung des Lumens in Verbindung mit Dyspnoe, Zyanose und letztendlich Asphyxie.

Lungenfunktionsprüfungen lassen nicht immer eine funktionelle Abschätzung des Ausmaßes bei hochgradigen Stenosen zu. Die Bestimmung des exspiratorischen Spitzenflusses ist eventuell besser geeignet.

Erschwerend kommt bei distalen Stenosen oft eine poststenotische Pneumonie hinzu, die zunächst antibiotisch, antiinflammatorisch und sekretolytisch behandelt werden sollte.

Eine Stenteinsetzung kommt in palliativer Absicht in Frage, wenn die Grundkrankheit nicht heilbar ist und das Lumen weniger als die Hälfte des normalen Durchmessers beträgt (Freitag 2010). Durch die innere Schienung des durch einen Tumor betroffenen Atemwegabschnitts kann das Lumen der Trachea oder des Bronchus offen gehalten werden. Dies kann in Verbindung mit einem Debulking erfolgen (Wassermann et al. 1996, 2000).

Grobmaschige Drahtgitterstents haben sich wegen des oft schnell erfolgenden Durchwachsens des Tumors oder durch Deformation des Stents bei ungenügenden Rückstellkräften als nicht geeignet gezeigt.

Geschlossene, röhrenförmige Stents aus Silikon, die einer Kompression von außen genügend Widerstand entgegensetzen und zugleich nicht von Tumorgewebe durchwachsen werden können, sind in der Regel besser geeignet, längerfristig eine Durchgängigkeit der Atemwege zu ermöglichen (Eckel et al. 1997).

Häufiger als primäre Trachealtumoren führen Tumoren von umgebenden Organen (Ösophagus, Schilddrüse, Kehlkopf oder Bronchus) zur Verengung des Atemrohrs (Heindel et al. 1996). Eine besondere Situation liefern bösartige Prozesse in der Nähe der Karina, da sich im Bereich der Hauptbronchien das Lumen allein aus anatomischen Gründen verengt und durch den Abzweig die Geometrie der Trachea verlassen wird. Hier haben sich anpassbare Y-förmige Silikon-Stents bewährt.

13.6 Probleme und Gefahren

13.6.1 Stent und Tracheotomie

Ein endoluminales Tumorwachstum kann häufig durch ein endoskopisches Debulking von obstruierenden Tumormassen vorzugsweise mit Hilfe des CO_2-Lasers, der an ein Operationsmikroskop angekoppelt ist, verbessert werden. Auch eine mechanische Desobliteration kann bei weichen, wenig blutenden Tumoren mit dem starren Endoskop selbst erfolgen. Dieses Endoskop dient dann sowohl als Bougie als auch als tangential abscherendes Instrument. Darüber hinaus werden verschiedene Doppellöffelzangen, Sauger, monopolare Koagulationssonden und weitere Instrumente aus den Bereichen der starren Ösophagoskopie und der Mikrolaryngoskopie eingesetzt, um Tumoranteile abzutragen und eventuelle Blutungen zu stillen.

Das Risiko dieser Maßnahmen besteht in der Verursachung von Verletzungen der Trachea mit nachfolgendem mediastinalem Emphysem, dem Auftreten von tracheo-ösophagealen Fisteln und starken Blutungen. Eine kritische Indikationsstellung, handwerkliche Beherrschung der Atemwegendoskopie und zu treffende Vorsichtsmaßnahmen inklusive Abstimmung mit Nachbardisziplinen sind unabdingbare Voraussetzungen bei diesen Verfahren (Wassermann 2000).

Im Fall einer erforderlich werdenden Tracheotomie, wenn diese nicht schon vorher angelegt wurde, ist mit dem im Lumen liegenden

Stent zu rechnen. Bei reinen Silikonstents kann es möglich sein, eine Öffnung hineinzuschneiden, in der Regel wird es aber besser sein, den Stent zu entfernen oder so zu deplatzieren, dass eine Tracheotomie möglich wird. Die Schwierigkeiten, einen liegenden Stent von außen zu öffnen, sind nicht zu unterschätzen. Im Fall von Metallstents können die Schwierigkeiten unüberwindlich sein wenn man versucht, von außen den Stent zu durchbrechen. Die starren Stents geben unter Druck von außen nach und können so das Lumen komplett verlegen. Folglich wird es in diesen Fällen besser sein, den Metallstent zu entfernen, bevor die Tracheotomie durchgeführt wird.

13.6.2 Tracheo-ösophageale Fistel

Ein Tumorwachstum von der Trachea aus oder umgekehrt vom Ösophagus aus kann eine tracheo-ösophageale Fistel hervorrufen (Muniappan et al. 2013). Da sich auch der Ösophagus von innen schienen lässt, ist in diesen Fällen zu überlegen, von welcher Seite eine Überbrückung der Fistel erfolgen soll (Freitag et al. 1996). Wenn sowohl in Ösophagus als auch in Trachea Stents platziert werden sollen, ist darauf zu achten, dass keine zusätzliche Drucknekrose zwischen beiden auftritt. Man ist besser beraten, sich für den Stent eines Organs zu entscheiden. In der Regel wird man der Trachea die Präferenz einräumen, da der Atmung eine ungleich wichtigere Bedeutung zukommt.

13.6.3 Stent und Intubation

Bei einem liegenden Stent aus Silikon ist in der Regel eine Intubation möglich, wenn auf den durch den Stent verengten Durchmesser des Atemwegs Rücksicht genommen wird. Der Cuff kann hierbei innerhalb des Lumens aber auch außerhalb je nach Lage des Stents zum Liegen kommen. Bei allen liegenden Metallstents ist bei einer Intubation, bei der ein Endotrachealtubus mit Cuff verwendet wird, mit einer Zerstörung des Cuffs durch scharfkantige Metallränder zu rechnen, vor allem wenn dieser an Randzonen des Stents zu liegen kommt.

13.6.4 Stent und Laser

Bei Verwendung eines CO_2-Lasers bei liegendem Stent sind die Materialeigenschaften zu berücksichtigen. Stents aus Silikon oder mit Silikonummantelung können insbesondere in mit Sauerstoff angereicherter Atemluft in Brand geraten, wenn sie vom Laserstrahl getroffen werden. Diese Gefahr besteht bei Metallstents nicht. Da aber Metall den Laserstrahl reflektiert, ist mit unkontrollierten Verbrennungseffekten in der Trachea zu rechnen.

13.7 Ausblick

Trotz der seit 1990 in Gang gekommenen Entwicklung neuer technologisch hochwertiger Stents und neuer Ansätze wie resorbierbare oder arzneimittelfreisetzende Stents finden sich in der Literatur weder prospektive noch randomisierte Studien außer größeren Fallzusammenstellungen und Literaturreviews. Empfehlungen von Fachgesellschaften stützen sich daher weniger auf Evidenz als auf Empirie.

> Da jeder Stent-Implantation eine sehr individuelle Krankengeschichte zugrunde liegt, sollte dem Patienten ein Nothilfepass ausgestellt werden.

13.8 Fallbeispiele

Fall 1
Der 32-jährige Patient kam 2 Monate nach Langzeitbeatmung wegen Polytrauma mit in- und exspiratorischem Stridor zur Aufnahme. Tracheoskopisch zeigte sich circa 2 cm subglottisch eine

doppelte, ringförmige und vorwiegend membranöse Stenose in einer Länge von 1,5 cm. Zunächst wurde in erster Operation die Stenose schrittweise mit dem CO_2-Laser abgetragen. Es wurde geplant, in einem zweiten Schritt eine Trachea-End-zu-End-Anastomose durchzuführen. Diesem Eingriff stand der Patient skeptisch gegenüber, weshalb mit konservativen Mitteln (Kortisondauertherpie) versucht wurde, eine Restenosierung zu verhindern. Circa zwei Monate später wurde der Patient wegen erneutem in- und exspiratorischen Stridor vorstellig. Da der Patient einer End-zu-End-Anastomose der Trachea weiterhin ablehnend gegenüber stand, wurde ihm alternativ die Implantation eines Tracheal-Stents angeboten. Tracheoskopisch zeigte sich an gleicher Stelle der Trachea (circa 2 cm subglottisch) erneut eine ringförmige, relativ breitbasige Stenose, die zum Lumen hin in einem kleinen Segel auslief. Das Restlumen der Trachea betrug circa 4 mm. Die Sprengung der Trachealstenose erfolgte mit dem CO_2-Laser durch eine inzisionsartige Gewebedurchtrennung bei 8, 11, 2, 5 Uhr. Daraufhin wurde ein Palmaz-Stent mit einem Durchmesser von 12 mm implantiert. Unmittelbar postoperativ kam es zu einer sofortigen Beseitigung des Stridors und der Patient konnte 4 Tage später nach lupenlaryngoskopischer und radiologischer Lagekontrolle des Stents bei Wohlbefinden entlassen werden. Circa 1 Woche nach Entlassung wurde eine erste Kontrolltracheoskopie in Jetventilation durchgeführt, wobei sich zeigte, dass der Stent unverändert in seiner Position lag und weiterhin das gewünschte Lumen gewährleistete. Lediglich am distalen Ende des Stents war eine kleine Granulation mit völlig glatter Oberfläche zu erkennen, die den Stent an dieser Stelle übermantelte. Vier Wochen später waren bei einer Kontrolltracheoskopie keine Granulationen mehr vorhanden. Die Schleimhaut war nun völlig reizlos und der Stent war unverändert in situ. Die radiologische Lagekontrolle erfolgte mittels Tracheazielaufnahme. Der Patient blieb beschwerdefrei und hatte subjektiv eine Lebensqualität wie vor seinem Unfall.

Fall 2

Eine 28-jährige Patientin wurde 3 Monate nach Tracheotomie und Langzeitbeatmung mit einer Belastungsdyspnoe vorgestellt. Bei der Tracheoskopie zeigte sich bei reizlos verschlossener Tracheotomienarbe eine circa 2 cm subglottisch gelegene ringförmige Stenose. Die Exzision dieser Stenose erfolgte mit dem CO_2-Laser in Jetventilation. Es wurde ein Palmaz-Stent mit einem Durchmesser vom 14 mm implantiert. Die Stentimplantation war vollkommen unproblematisch, und die Patientin konnte nach 2 Kontrolltracheoskopien bei reizlosem Schleimhautbefund in die ambulante Überwachung entlassen werden. Unmittelbar postoperativ wurde auch hier, für spätere radiologische Kontrolle als Ausgangswert, eine Tracheazielaufnahme angefertigt. Durch die Implantation des Stents ließ sich der Peak flow von 70 auf 400 Liter/Minute steigern. Die Patientin war präoperativ nicht in der Lage, mehr als 10 Treppenstufen ohne Unterbrechung zu gehen. Nach der Laser-Stent-Therapie konnte die Patientin ohne Einschränkungen ihrem Hobby Rad fahren wieder nachkommen.

Fall 3

Ein 36-jähriger Patient wurde nach Langzeitbeatmung wegen eines Polytraumas mit progredienter Belastungsdyspnoe und Aphonie vorgestellt. Tracheoskopisch stellte sich circa 2 cm subglottisch eine ringförmige Stenose auf einer Länge von 2,5–3 cm mit einem Restlumen von 30 % dar. Es folgte eine Tracheokrikopexie in klassischer Weise. Dabei zeigte sich, dass das zu resezierende Tracheastück eine Länge von 3 cm hatte. Der postoperative Verlauf gestaltete sich in den ersten 10 Tagen problemlos. Ab dem 11. Tag entwickelte der Patient einen zunehmenden Stridor. Tracheoskopisch zeigte sich das Lumen von ventral wachsendem Granulationsgewebe verengt, das in gleicher Sitzung abgetragen wurde. Der Patient konnte bei Wohlbefinden und unter konservativer Therapie entlassen werden. 3 Wochen später erfolgte eine Notaufnahme des Patienten wegen schwerster Luftnot. Tracheoskopisch zeigte sich im Resektionsgebiet ein ventrales, semizirkuläres Narbensegel, welches das Tracheallumen um 50 % verlegte. Es wurde eine Erweiterung nach Réthi sowie eine Tracheostomie und die Implantation einer Aboulker-Prothese durchgeführt. Bei starker Granulationstendenz wurde mit Aboulker-Prothesen aufsteigenden Durchmessers versucht, eine Lumenerweiterung zu erreichen. Der Peak flow betrug nach diesen Maßnahmen 140 Liter/Minute.

Wegen Wundheilungsstörungen wurde die Aboulker-Platzhalterprothese entfernt und der Patient mit einer Jatho-Silberkanüle versorgt. 6 Monate später wurde eine erneute Tracheoskopie durchgeführt, wobei sich zeigte, dass die Trachea 2,4 cm unterhalb der Glottisebene durch Granulationspolypen fast vollständig stenosiert und kranial des Tracheostomas malazisch war. Die Entfernung der Granulationspolyen erfolgte in üblicher Weise. Zur Schienung der Trachea wurde zunächst ein 4 cm langer Strecker-Stent mit einem Durchmesser von 8 mm implantiert. 2 Tage darauf konnten wir den Patienten in die ambulante Nachsorge entlassen. Durch die Tracheostomaöffnung war die retrograde Endoskopie des den stenttragenden Trachea-Abschnitts jederzeit möglich. Nach Ablauf eines Monats wurde der Patient erneut in Intubationsnarkose tracheoskopiert, wobei sich zeigte, dass der Stent reizlos in situ lag. Es fand sich jedoch ein vom Tracheostoma ausgehendes, das Lumen verlegendes Granulationsgewebe. Nach unproblematischer Entfernung des Stents mit der Fremdkörperfasszange konnte festgestellt werden, dass der Trachealabschnitt, in dem der Stent gelegen hatte, nun stabilisiert war. Die Stenose wurde mit dem CO_2-Laser entfernt. Die Trachea war nun bis zum Tracheostoma frei. Im Anschluss an die Blutstillung erfolgte die Implantation eines Strecker-Stents mit einem Durchmesser von 10 mm. Nach weiteren 2 Wochen konnte das Tracheostoma bei reizlosen endotrachealen Schleimhautverhältnissen in Lokalanästhesie verschlossen werden. Eine Steigerung des Peak flows von 160 auf 450 Liter/Minute konnte nach der Laser-Stent-Therapie verzeichnet werden.

Literatur

Agrawal S, Payal YS, Sharma JP, Meher R, Varshney S (2007) Montgomery T-tube: anesthetic management. J Clin Anesth 19: 135–137

Bloom DA, Clayman RV, McDougal E (1999) Stents and related terms: a brief history. Urology 54: 767–771

Bond CJ (1891) Note on the treatment of tracheal stenosis by a new T-shaped tracheotomy tube. Lancet 137: 539–539

Buiret G, Colin C, Landry G, Poupart M, Pignat JC (2011) Determination of predictive factors of tracheobronchial prosthesis removal: stent brands are crucial. Ann Otol Rhinol Laryngol 120 (5): 307–313

Dumon JF (1990) A dedicated tracheobronchial stent. Chest 97: 328–332

Dutau H, Musani AI, Laroumagne S, Darwiche K, Freitag L et al. (2015) Biodegradable airway stents – bench to bedside: a comprehensive review. Respiration 90: 512–521

Eckel H, Wassermann K, Michel O (1997) Maligne Stenosen der zentralen Atemwege. Atemw Lungenkrkh 23: 182–188

Freitag L, Tekolf E, Steveling H, Donovan TJ, Stamatis G (1996) Management of malignant esophagotracheal fistulas with airway stenting and double stenting. Chest 110: 1155

Freitag L (1999) Tracheobronchial Stents. In: Bolliger CT, Mathur PN (eds) Interventional bronchoscopy. Prog Respir Res 30: 171–186

Freitag L (2000) Tracheobronchial stents. In: Bollinger CT, Mathur PN (eds): Interventional bronchoscopy. Prog Respir Res 30: 171–186

Freitag L (2010) Airway stents. Eur Respir Mon 48: 190–217

Heindel W, Gossmann A, Fischbach R, Michel O, Lackner K (1996) Treatment of a ruptured anastomotic esophageal stricture following bougienage with a Dacron-covered nitinol stent. Cardiovasc Intervent Radiol 19: 431–434

Hohenforst-Schmidt W, Zarogoulidis P, Pitsiou G, Linsmeier B, Tsavlis D et al. (2016) Drug eluting stents for malignant airway obstruction: a critical review of the literature. J Cancer 7: 377–390

Madan K, Dhooria S, Sehgal IS, Mohan A, Mehta R et al. (2016) A multicenter experience with the placement of self-expanding metallic tracheobronchial Y stents. J Bronchology Interv Pulmonol 23: 29–38

Michel O, Eckel H (1994) Massnahmen zur Förderung der Wundheilung nach Lasereingriffen im Kehlkopf. Oto-Rhino-Laryngologia Nova 4: 160–163

Michel O, Eckel H, Wassermann K (1997) Rekanalisierungstechniken bei benignen Stenosen des Larynx und der Subglottis. Atemw Lungenkrkh 23: 189–193

Montgomery W (1965) T-tube tracheal stent. Arch Otolaryngol Head Neck Surg 82: 320–321

Muniappan A, Wain JC, Wright CD, Donahue DM, Gaissert H et al. (2013) Surgical treatment of nonmalignant tracheoesophageal fistula: a thirty-five year experience. Ann Thorac Surg 95: 1141–1146

Noppen M, Meysman M, Claes I, D'Haese J, Vincken W (1999) Screw-thread vs Dumon endoprosthesis in the management of tracheal stenosis. Chest 115: 532–535

Noppen M, Stratakos G, D'Haese J, Meysman M, Vincken W (2005) Removal of covered self-expandable metallic airway stents in benign disorders. Chest 127: 482–487

Putz L, Mayné A, Dincq AS (2016) Jet ventilation during rigid bronchoscopy in adults: a focused review. Biomed Res Int 2016: 4234861. Epub Oct 26

Schmiegelow E (1929) Stenosis of the larynx: a new method of surgical treatment. Arch Otolaryngol Head Neck Surg 9: 473

Wassermann K, Eckel HE, Michel O, Müller RP (1996) Emergency stenting of malignant obstruction of the upper airways: long-term follow-up with two types of silicone prostheses. J Thorac Cardiovasc Surg 112: 859–866

Wassermann K, Eckel H, Michel O, Müller R (1998) Emergency stenting of malignant obstruction of the upper airways: Long-term follow-up with two types of silicone prostheses. Ann Otol Rhinol Laryngol 107: 149–154

Wassermann K (2000) Atemwegsstents. Ein skeptisches Plädoyer für die Palliativmedizin. Dtsch Med Wochenschr 125: 429–435

Tracheotomie bei Patienten mit erhöhtem Hirndruck

S.-O. Kuhn und K. Hahnenkamp

14.1 Einleitung – 138

14.2 Physiologie und Pathophysiologie des Hirndrucks – 138

14.3 Tracheotomie bei schwerer Hirnschädigung – 139
14.3.1 Perioperative Gefahren – 139

14.4 Fazit für die Praxis – 141

Literatur – 141

© Springer-Verlag GmbH Deutschland, ein Teil von Springer Nature 2018
E. Klemm, A. Nowak (Hrsg.), *Kompendium Tracheotomie und Atemwege*,
https://doi.org/10.1007/978-3-662-56824-8_14

14.1 Einleitung

Schwere neurologische Defizite mit zentraler Atemstörung, Dysphagie oder Hirnnervenparesen machen häufig eine prolongierte Beatmung bzw. eine Atemwegssicherung über ein Tracheostoma notwendig. Der sichere Atemwegszugang unter Schonung des Larynx steht dabei im Vordergrund. Darüber hinaus sind in der klinischen Routine der verbesserte Patientenkomfort und die leichtere Mundpflege ausschlaggebend für eine frühzeitige Entscheidung zur Tracheotomie.

In der Akutphase einer schweren Hirnschädigung ist durch die gestörte zerebrale Autoregulation eine Zunahme der sekundären, ischämiebedingten Hirnschädigung möglich. Hirndruckanstieg, arterielle Hypotension und Hypoxie können das Outcome hirnverletzter Patienten sowohl unmittelbar nach der initialen Schädigung als auch im weiteren Verlauf erheblich verschlechtern. Absoluten Vorrang haben deshalb die Aufrechterhaltung einer optimalen zerebralen Durchblutung und die Vermeidung einer Ischämie (Ngubane 2011).

> Da eine Tracheotomie in der Regel als elektiver Eingriff durchgeführt wird, sollte sie besonders bei kritisch Kranken unter maximal sicheren Kautelen und strenger Risiko-Nutzen-Abwägung erfolgen.

14.2 Physiologie und Pathophysiologie des Hirndrucks

Die zerebrale Autoregulation sichert unter physiologischen Bedingungen auch bei großen Schwankungen des systemischen arteriellen Blutdrucks eine optimale Hirndurchblutung (sog. Bayliss-Effekt). Zwischen einem mittleren arteriellen Druck (MAP) von 50 bis 150 mmHg besteht eine weitgehend konstante zerebrale Durchblutung. Diese Grenzen können bei chronisch erhöhtem Blutdruck verschoben sein. Der zerebrale Blutfluss (CBF) wird hauptsächlich durch eine Adaptation des Vasotonus und damit des Gefäßwiderstands geregelt. Ein Anstieg des P_aCO_2 führt zu einer zerebrovaskulären Vasodilatation und umgekehrt ein Abfall des P_aCO_2 zu einer Vasokonstriktion. Dieser Regulationsmechanismus funktioniert in einem Bereich zwischen 25 und 60 mmHg. Es besteht eine lineare Beziehung zwischen dem P_aCO_2 und der Zunahme des CBF: Die Erhöhung des CO_2-Partialdrucks um 1 mmHg führt zu einer Zunahme des zerebralen Blutflusses um 4 %. Der zerebrale Blutfluss, der zerebrale Metabolismus und die Sauerstoffextraktion sind eng miteinander verbunden (Zwienenberg u. Muizelaar 2001). Der CBF ist außerdem vom zerebralen Perfusionsdruck (CPP) und dem zerebrovaskulären Widerstand (CVR) abhängig. Es bestehen folgende Zusammenhänge:

- CBF = CPP : CVR
- CPP = MAD – ICP

Der intrakranielle Druck (ICP) beträgt bei Gesunden 7–15 mmHg. Bei einem ICP über 20 mmHg ist eine Hirnschädigung zu erwarten und es besteht eine dringende Therapiepflicht, ein ICP über 40 mmHg bedeutet Lebensgefahr. Für das Schädel-Hirn-Trauma (SHT) ist die Prognose in diesen Fällen signifikant schlechter. Fällt der zerebrale Blutfluss infolge pathologischer Veränderungen wie z. B. durch Hirndruckerhöhung längere Zeit unterhalb eine kritische Grenze von etwa 15 % bzw. ist für mehrere Minuten vollkommen unterbrochen, führt dies zu irreversiblen Hirnschäden. Vor allem Hirnareale, die nach einer Schädigung prinzipiell noch zu retten sind (Penumbra bei Schlaganfällen), weisen eine gestörte Autoregulation auf. Zur Aufrechterhaltung einer adäquaten Hirndurchblutung wird empfohlen, einen CPP von 70 mmHg nicht zu unterschreiten. Deshalb wird bei Patienten mit kritischem zerebralen Befund die Überwachung von ICP bzw. CPP mittels speziellem Monitoring empfohlen (Engelhard et al. 2011).

> **Bei Patienten mit kritisch erhöhtem Hirndruck gelten folgende Therapieziele**
> - Hirnperfusion sichern
>   - CPP > 70 mmHg
> - Kontrollierte Beatmung, milde Hyperventilation
>   - CPPV, $PaCO_2$ = 35–38 mmHg
> - Adäquate Analgosedierung
> - Optimale Lagerung
>   - Oberkörper 30–45° hoch, neutrale Position des Kopfes
> - Normothermie bis milde Hypothermie
> - Ggf. medikamentöse Hirndrucksenkung
>   - Osmotherapie
>   - Barbiturate
> - Ggf. Dekompressionskraniotomie

14.3 Tracheotomie bei schwerer Hirnschädigung

Die Kenntnis der Pathophysiologie des Hirndrucks ist Voraussetzung für eine verantwortungsvolle Therapieentscheidung.

Bisher ist die Pro-Kontra-Debatte zur Tracheotomie bei Patienten mit schwerer Hirnschädigung nicht entschieden. Augenscheinliche Vorteile wie der verbesserte Patientenkomfort, ein geringerer Totraum und ein erleichtertes Entwöhnen von der Beatmung werden durch verschiedene Veröffentlichungen relativiert, die keine Reduktion der Letalität bzw. von ventilatorassoziierten Pneumonien bei tracheotomierten Patienten zeigen konnten (Terragni et al. 2010).

Da die Prognose einer erfolgreichen Extubation schwierig ist, wird häufig die Glasgow Coma Scale (GCS) in die Entscheidung zur Tracheotomie mit einbezogen. Eigene Beobachtungen jedoch unterstützen Daten, die keinen Zusammenhang zwischen GCS und Extubationsversagen nachweisen konnten. So gelingt nach unserer Erfahrung die Extubation bei Patienten nach Subarachnoidalblutung deutlich besser als bei solchen mit einer Blutung oder Ischämie der hinteren Schädelgrube bzw. in Hirnstammnähe, die häufiger an einer Dysphagie leiden.

Wird die Indikation zur Tracheotomie bei Patienten mit akutem bzw. subakutem Hirnschaden gestellt, sollten folgende Punkte berücksichtigt werden:
- optimaler Zeitpunkt für die Tracheotomie,
- Risikobewertung,
- geeignete Technik/geeignetes Prozedere/erfahrene Operateure.

Aktuelle Studien belegen, dass die verschiedenen Methoden der chirurgischen und der dilatativen Tracheotomien allgemein als sicher bewertet werden können. Ob jedoch eine frühzeitige Tracheotomie bis etwa zum 10. Behandlungstag das Langzeitergebnis hirngeschädigter Patienten verbessern und die Beatmungsdauer bzw. die Dauer des ITS-Aufenthalts reduzieren kann, ist nicht hinreichend belegt (Alali et al. 2014, Cheung u. Napolitano 2014, McCredie et al. 2017). Eine klare Empfehlung zum Zeitpunkt der Tracheotomie bei akut Hirngeschädigten kann deshalb auch weiterhin nicht gegeben werden. Intra- und postoperative Komplikationen sind jedoch Grund genug für eine strenge Indikationsstellung gerade in der Akutphase (Dunham et al. 2014). Der Eingriff sollte aus Sicht der Autoren bei Patienten mit subakuter Hirnschädigung nicht vor dem 7. bis 10. Tag durchgeführt werden. Akut Hirndruckgefährdete Patienten dagegen sollten nicht tracheotomiert werden, wenn nicht eine dringende Indikation dazu besteht wie z. B. Verletzungen im Gesichts- und Kieferbereich. Es bleibt eine individuelle Risiko-Nutzen-Abwägung (Richard et al. 2005).

14.3.1 Perioperative Gefahren

Interventionen bzw. operative Maßnahmen sind in den ersten Tagen nach einer Hirnschädigung besonders kritisch abzuwägen. Im Einzelnen muss von folgenden Gefahren ausgegangen werden:
- Durch eine inadäquate Narkose kann es zu einer relevanten Kreislaufinstabilität mit Hypotonie, Anstieg des ICP und Abnahme

des CPP kommen. In nahezu allen entsprechenden Veröffentlichungen werden vor allem zum Zeitpunkt der Platzierung der Trachealkanüle signifikante ICP-Anstiege und CPP-Erniedrigungen beschrieben (Stocchetti et al. 2000a, b; Imperiale et al. 2009; Kleffmann et al. 2012) .
- Nach der Lagerung mit Reklination des Kopfes kann durch die Kompression der Vv. jugulares der jugularvenöse Abfluss behindert werden. Dies führt konsekutiv zu einem Anstieg des ICP.
- Während der verschiedenen chirurgischen und Punktionstracheotomieverfahren kann es methodenbedingt zu erheblichen Atemgasverlusten durch Leckage sowie durch Verlegung des Endotrachealtubus durch das Endoskop kommen. Neben der Hypoxie scheint die Hyperkapnie durch eine zerebrale Vasodilatation bedingten ICP-Anstieg von besonderer Bedeutung zu sein. Auf diese „okkulte Hyperkarbie" wiesen frühzeitig Reilly et al. (1995) hin. Kuechler et al. (2015) fanden in einer Studie an 289 Patienten während der PDT in Ciaglia-Blue-Rhino-Technik trotz einer zeitlich gezielt kurz gehaltenen flexiblen Endoskopie in 33 % eine vorübergehend leichte und in 15 % eine schwere Hyperkapnie.

◨ Abb. 14.1 zeigt den typischen perioperativen Verlauf während einer Dilatationstracheotomie. Dabei sind deutliche intraoperative Schwankungen von ICP, CPP und MAP erkennbar.

Es stellt sich die Frage, ob alle diese potenziellen Gefahren klinisch relevant sind. Die Veröffentlichungen der letzten Jahre sind in ihrer Aussagekraft dazu begrenzt. Einige ältere Studien sind durch die Weiterentwicklung der Tracheotomiemethoden und der Lernkurven mit der aktuellen Situation nicht mehr vergleichbar. Zum anderen sind die untersuchten Fallzahlen für eine valide Bewertung zu gering. Unter Berücksichtigung der Literatur können alle gängigen Tracheotomieverfahren bei hirngeschädigten Patienten empfohlen werden (Börm u. Gleixner 2003, Imperiale et al. 2009). An die potenziellen intraoperativen und postoperativen Komplikationen muss an dieser Stelle

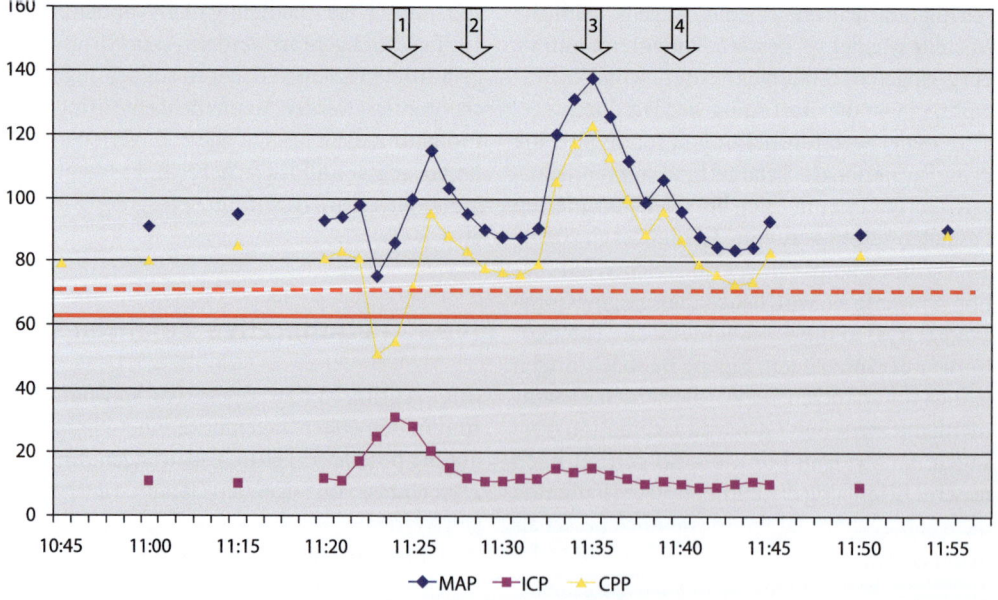

◨ **Abb. 14.1** Perioperativer Verlauf von MAP, ICP und CPP während einer Dilatationstracheotomie. *1* Lagerung, *2* Umintubation, *3* OP-Beginn, *4* OP-Ende

jedoch ausdrücklich erinnert werden. Neben Blutungskomplikationen oder Beatmungsproblemen während des Eingriffs ist besonders in den ersten Tagen nach einer Tracheotomie die Gefahr der akzidentellen Extubation potenziell lebensbedrohlich (Börm u. Gleixner 2003, Klemm u. Nowak 2017). Sonografisch lassen sich die anatomischen Verhältnisse präoperativ leicht darstellen und eventuelle prätracheale Gefäße identifizieren. Um Patienten mit akuter Hirnschädigung bzw. erhöhtem Hirndruck nicht zu gefährden, kann der Verzicht auf eine Tracheotomie auch einmal die bessere Entscheidung sein.

14.4 Fazit für die Praxis

- Eine elektive Tracheotomie bei Schädel-Hirn-Verletzten bzw. Patienten mit kritisch erhöhtem Hirndruck sollte erst nach überstandener Akutphase, also im Allgemeinen nach 10 Tagen erfolgen.
- Präoperativ empfiehlt sich zur Beurteilung des Situs eine Sonografie des Halses bzw. der Halsgefäße.
- Um eine Atemwegverlegung bei PDT weitgehend zu vermeiden, sollten ein großlumiger Endotrachealtubus und ein kleines flexibles Endoskop verwendet werden.
- Die Patienten werden optimal mit erhöhtem Oberkörper und achsengerecht, mit nur leicht rekliniertem Kopf gelagert.
- Der Eingriff sollte von einem erfahrenen OP-Team durchgeführt werden.
- Es sollten Notfallmedikamente bereitgehalten werden, um Kreislauf-Imbalancen bzw. Hirndruckspitzen zu behandeln.
- Eine sorgfältige Narkosesteuerung und Überwachung der Hämodynamik sind obligat.
- Der Eingriff sollte unter erweitertem Monitoring mit Überwachung von ICP und/oder $S_{jv}O_2$ stattfinden.
- Die Wahl einer sicheren OP-Methode, im Fall einer Dilatationstracheotomie z. B. die Technik nach Ciaglia-Blue-Rhino, ist zu empfehlen.
- Es ist sinnvoll, einen Notfallplan für das Eintreten ernster Komplikationen bereitzuhalten.

Literatur

Alali AS, Scales DC, Fowler RA et al. (2014) Tracheostomy timing in traumatic brain injury: a propensity-matched cohort study. J Trauma Acute Care Surg 76 (1): 70–76, discussion 76–78

Börm W, Gleixner M (2003) Experience with two different techniques of percutaneous dilational tracheostomy in 54 neurosurgical patients. Neurosurg Rev 26 (3): 188–191

Cheung NH, Napolitano LM (2014) Tracheostomy: epidemiology, indications, timing, technique, and outcomes. Respir Care 59 (6): 895–919

Dunham CM, Cutrona AF, Gruber BS et al. (2014) Early tracheostomy in severe traumatic brain injury: evidence for decreased mechanical ventilation and increased hospital mortality. Int J Burns Trauma 4 (1): 14–24

Engelhard K, Menzel M, Baetgen R (2011) Innerklinische Akutversorgung des Patienten mit schwerem Schädel-Hirn-Trauma. Anästh Intensivmed 52 (Suppl. 4): 65–72

Imperiale C, Magni G, Favaro R et al. (2009) Intracranial pressure monitoring during percutaneous tracheostomy "Percutwist" in critically ill neurosurgery patients. Anesth Analg 108 (2): 588–592

Kleffmann J, Pahl R, Deinsberger W et al. (2012) Effect of percutaneous tracheostomy on intracerebral pressure and perfusion pressure in patients with acute cerebral dysfunction (TIP Trial): an observational study. Neurocrit Care 17 (1): 85–89

Klemm E, Nowak A (2017) Tracheotomy-related death a systematic review. Dtsch Arztebl Int 114 (16): 273–279

Kuechler JN, Abusamha A, Ziemann S et al. (2015) Impact of percutaneous dilatational tracheostomy in brain injured patients. Clin Neurol Neurosurg 137: 137–141

McCredie VA, Alali AS, Scales DC et al. (2017) Effect of early versus late tracheostomy or prolonged intubation in critically ill patients with acute brain injury: a systematic review and meta-analysis. Neurocrit Care 26 (1): 14–25

Ngubane T (2011) Mechanical ventilation and the injured brain. South Afr J Anaest Analg 17 (1): 76–80

Reilly PM, Anderson HL, Sing RF et al. (1995) Occult hypercarbia. An unrecognized phenomenon during percutaneous endoscopic tracheostomy. Chest 107 (6): 1760–1763

Richard I, Hamon MA, Ferrapie AL et al. (2005) Trachéotomie et traumatisme crânien grave: pour qui? Pourquoi? Quand? Comment? Ann Fr Anesth Réanim 24 (6): 659–662

Stocchetti N, Parma A, Lamperti M et al. (2000a) Neurophysiological consequences of three tracheostomy techniques: a randomized study in neurosurgical patients. J Neurosurg Anesthesiol 12 (4): 307–313

Stocchetti N, Parma A, Songa V et al. (2000b) Early translaryngeal tracheostomy in patients with severe brain damage. Intensive Care Med 26 (8): 1101–1107

Terragni PP, Antonelli M, Fumagalli R et al. (2010). Early vs late tracheotomy for prevention of pneumonia in mechanically ventilated adult ICU patients: a randomized controlled trial. JAMA 303 (15): 1483–1489

Zwienenberg M, Muizelaar JP (2001) Cerebral perfusion and blood flow in neurotrauma. Neurol Res 23: 167–174

Jetventilation beim schwierigen Atemweg

A. Aloy

15.1 Der erwartet schwierige Atemweg – 144
15.1.1 Anwendungsmöglichkeiten der Jetventilation bei obstruktiven supraglottischen bzw. glottischen oder subglottischen Veränderungen – 145
15.1.2 Infraglottische Jetventilationsbeatmungstechniken – 145
15.1.3 Supraglottische Jetventilation – 149

15.2 Der unerwartet schwierige Atemweg „cannot intubate – cannot ventilate" – 155

Literatur – 155

© Springer-Verlag GmbH Deutschland, ein Teil von Springer Nature 2018
E. Klemm, A. Nowak (Hrsg.), *Kompendium Tracheotomie und Atemwege*,
https://doi.org/10.1007/978-3-662-56824-8_15

Seit der Veröffentlichung der „Practice guidelines for management of the difficult airway" der American Society of Anesthesesiologists Task Force on Management of the Difficult Airway (1993) gibt es eine allgemein anerkannte Definition des „schwierigen Atemwegs", der dann vorliegt, wenn ein ausgebildeter Anästhesist Schwierigkeiten mit der Maskenbeatmung, der endotrachealen Intubation oder beidem hat. In weiterer Folge wurden sowohl Einteilungen der Formen des schwierigen Atemwegs als auch Strategien und Algorithmen des möglichen Vorgehens entwickelt. Ausgehend von der amerikanischen Beschreibung haben weltweit Fachgesellschaften nationale Vorschläge des Vorgehens beim schwierigen Atemweg erarbeitet, in der auch der Jetventilation Indikationen eingeräumt werden (Society of Anesthesiologists Task Force on Management of the Difficult Airway 2003, Braun et al. 2004, SIAARTI Task Force 2005).

Entsprechend der klinischen Situation (Heidegger u. Gerig 2007) werden der erwartet schwierige Atemweg, der unerwartet schwierige Atemweg, die schwierige Maskenbeatmung und die schwierigste Situation „cannot intubate – cannot ventilate" unterschieden.

15.1 Der erwartet schwierige Atemweg

Der Algorithmus des erwartet schwierigen Atemwegs, bei dem mit einer schwierigen Intubation gerechnet werden muss, hat das Ziel nach einer Möglichkeit zu suchen, die die Sicherung des Atemwegs und damit die Beatmung des Patienten gewährleistet. Vorgeschlagen werden unter anderem die fiberoptische Intubation, Larynxmasken, andere supraglottische Atemwegshilfen, eventuell auch Koniotomie und Tracheotomie.

Eine schwierige Intubation ist z. B. bei folgenden Situationen zu erwarten: Gesichtsmissbildungen und Anomalien der Mundhöhle, Unfallfolgen, Einschränkungen der Beweglichkeit der Halswirbelsäule, Verminderung der Kieferbeweglichkeit, raumfordernde Prozesse im Bereich der oberen Atemwege und pathologische Veränderungen von Larynx und Trachea.

Oft sind die pathologischen Veränderungen dem Fachbereich der Hals-Nasen-Ohrenheilkunde oder der Mund-, Kiefer- und Gesichtschirurgie zuzuordnen: Veränderungen von Larynx und Trachea, Larynxstenosen, Rekurrensparesen beidseits, Trachealstenosen, Tracheomalazie, Verletzungen und Tumoren oder Kiefer und Gesichtsanomalien.

Die in den Fachbereichen HNO-Heilkunde und Kieferchirurgie immer wieder bevorzugt auftretende Form des „erwartet schwierigen Atemwegs", dessen Lokalisation im Bereich des Mesohypopharynx, Larynx oder des subglottischen Raums liegt, ist dadurch charakterisiert, dass es gerade noch möglich ist, den Weg bis zum Kehlkopf bzw. zur Glottis zu finden. Oft ist es dann aber unmöglich, einen Endotrachealtubus durch die hochgradig verengte Glottis zu platzieren. Alternativ muss hier die Tracheotomie in Erwägung gezogen werden.

Die erste und wichtigste Forderung zur Behebung dieser Situation des schwierigen Atemwegs ist es, dass der Atemweg des Patienten gesichert und damit eine kontinuierliche Beatmung ermöglicht wird. Die zweite Forderung ist, mit den eingeleiteten Maßnahmen das operative Vorgehen zu ermöglichen.

Durch die Lokalisation eines pathologischen Prozesses im Bereich des proximalen Atemwegs ergibt sich eine Konkurrenzsituation für Chirurgie und Anästhesie. Der Wunsch nach suffizienter anästhesiologischer Beatmung einerseits und andererseits der Notwendigkeit, dem Operateur einen ungehinderten Zugang zum eigentlichen Operationsgebiet zu gewährleisten, hat deshalb wesentlich zur Entwicklung spezieller hochfrequenter Beatmungstechniken beigetragen.

Die Jetventilation ist eine etablierte Beatmungstechnik für laryngeale und tracheale chirurgische Eingriffe. Der Vorteil hochfrequenter Beatmungstechniken bzw. der auch als Jetventilation bezeichneten Beatmungstechnik ist es, Gasvolumina in komprimierter Form über einen dünnen Katheter mit einer Düsenöffnung oder auch über eine Jet-Düse zu applizieren. In den jeweiligen Jet-Düsen besteht ein hoher Druck (ca. 1–2 bar), der jedoch beim Austritt des Gases aus der Jet-Düse um etwa das Hundertfache abnimmt und dann nur mehr 10–20 mbar beträgt.

Im Rahmen des chirurgischen Vorgehens bei Glottisstenosen mit dem Ziel, den Atemweg operativ zu erweitern, werden vielerorts noch Koniotomien bzw. Tracheotomien durchgeführt und als Mittel der letzten Wahl zur Sicherung des Atemwegs angesehen. Hier zeigt sich, dass der Jetventilation zunehmend eine besondere Rolle bei der Planung der anästhesiologischen Strategien bei diesen Operationen zukommt.

Während eine plötzliche Einengung der Atemwege durch eine rasch progrediente Stenosierung, bedingt durch ein Trauma oder eine akute Entzündung mit einer schweren klinischen Symptomatik einhergeht, wird eine langsam progrediente Einengung des laryngealen Lumens von bis zu 80 % durch Patienten klinisch besser toleriert. Eine weitere Zunahme der Stenose, bedingt z. B. durch eine Schwellung, kann jedoch eine lebensbedrohliche Dyspnoe hervorrufen. Das therapeutische Ziel ist eine rasche Wiederherstellung des verlegten Atemwegs, um einen ausreichenden Gasaustausch gewährleisten zu können und evtl. ein invasives Vorgehen zu vermeiden (z. B. Tracheotomie).

15.1.1 Anwendungsmöglichkeiten der Jetventilation bei obstruktiven supraglottischen bzw. glottischen oder subglottischen Veränderungen

Liegt keine pathologische Stenose der Stimmbandebene vor, kann jede Form der Jetventilation angewendet werden. Je enger der Glottisdurchmesser durch einen krankhaften Prozess ist, umso mehr Augenmerk muss auf dem auszuwählenden Jet-Verfahren liegen.

Entsprechend der lokalen Ausbreitung des pathologischen Geschehens gibt es folgende anatomische Lokalisationen einer Obstruktion bzw. einer Stenose:
1. supragottischer Raum,
2. Glottisebene,
3. subglottischer Raum,
4. Trachea.

Prinzipiell stehen drei Möglichkeiten für eine Beatmung mit Jet-Technik zur Verfügung, erstens die Möglichkeit zur Verwendung einer Nadel, zweitens eines Katheters oder drittens eines speziellen Jet-Laryngoskops oder Jet-Tracheoskops. Entsprechend der primären Lokalisation der Jet-Düse muss zwischen einer infraglottischen und einer supraglottischen Jetventilation unterschieden werden.

Bei der infraglottischen Jetventilation wird das Jet-Gas unterhalb der Glottisebene aus einer Düsenöffnung verabreicht. Entweder wird bei dieser Technik eine Nadel transtracheal bzw. transkrikoidal oder ein Katheter transoral bzw. transnasal durch die Glottisebene gelegt.

Bei der supraglottischen Jetventilation hingegen erfolgt die Jet-Gasabgabe oberhalb der Stimmbandebene über in das Operationsendoskop integrierte Jet-Düsen (Jet-Laryngoskop, Jet-Tracheoskop).

15.1.2 Infraglottische Jetventilationsbeatmungstechniken

Transtracheale Hochfrequenz-Jetventilation (TTHFJV)

Die transtracheale oder transkrikoidale Jetventilation (◘ Abb. 15.1) (Bourgain et al. 2001) ist eine einfache und sichere Technik der Beatmung bei endoskopischen laryngealen Eingriffen als auch bei laserchirurgischen Eingriffen. Als Vorteil werden der nicht erforderliche Endotrachealtubus, die ausgezeichnete Sicht des Operateurs auf den Larynx und damit verbundene optimale Arbeitsbedingungen angesehen. Bei den meisten Patienten bestehen auch eine zufriedenstellende Oxygenierung und Ventilation. Ist diese Technik unbestritten ausgezeichnet für laryngeale Eingriffe mit normaler Glottisweite

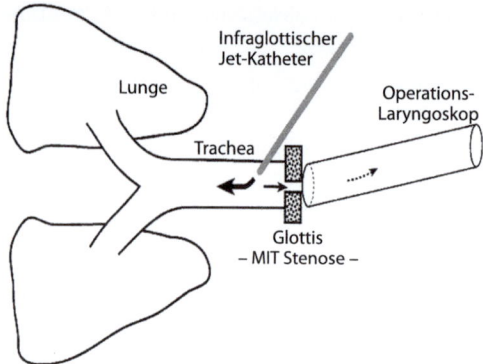

Abb. 15.1 Schematische Darstellung der transkrikoidalen Platzierung des Jet-Katheters (z. B. Nadel nach Ravussin) bei Vorliegen eine Glottisstenose

geeignet, so stellt sich jedoch die Frage, ob und inwieweit sie auch bei Eingriffen mit zunehmender Einengung des Atemwegs unterschiedlichen Ausmaßes anwendbar ist.

Klinische Anwendungen zeigen, dass die transtracheale Jetventilation eine weitere mögliche Beatmungstechnik bei Patienten mit supraglottischer oder auf Ebene der Glottis bestehender Atemwegobstruktion ist, die durch die klinische Stridor-Symptomatik gekennzeichnet sein kann. Bereits Ravussin et al. (1987) haben die erfolgreiche Anwendung der transtrachealen Jetventilation bei zwei Kindern in einem Alter von 4 Monaten und 5 Jahren mit laryngealer Obstruktion beschrieben. Bei dem 4 Monate alten Kind wurde der transtracheale Zugangsweg zwischen dem ersten und zweiten Trachealring, bei dem 5-jährigen Kind transkrikoidal vorgenommen.

Depieraz et al. (1995) beschrieben später die erfolgreiche Anwendung der transtrachealen Jetventilation bei einem Patientengut von 16 Kindern mit 28 Eingriffen. Alle Kinder wiesen schwere stenosierende Veränderungen am Larynx bzw. im oberen Trachealbereich auf. Die Autoren wiesen darauf hin, dass durch diese Beatmungstechnik eine sonst zumindest vorübergehend notwendige Tracheotomie vermieden werden konnte. Es traten drei Komplikationen auf: ein chirurgisch bedingtes Emphysem, ein Pneumothorax durch totale Gasabflussblockade bei fehlendem Druckmonitoring in den Atemwegen und eine Nervus-vagus-induzierte Kreislaufreaktion. Alle Komplikationen wurden behoben. Von Ross-Anderson et al. (2011) wird über die Anwendung der transtrachealen Jetventilation beim schwierigen Atemweg von 50 Patienten berichtet. Das Ausmaß der Lumeneinengung betrug bei diesen Patienten mehr als 70 %. Die Autoren beschrieben lediglich das Auftreten von sog. Minor-Komplikationen mit einer Inzidenz von 20 %, dies betraf vor allem Knickungen des Jetkatheters und geringe Blutungen. Schwerwiegende Komplikationen traten nicht auf.

▪▪ Vorteile

Die transtracheale Jetventilation bietet beim Management des erwartet schwierigen Atemwegs einige Vorteile wie die Sicherstellung des Atemwegs vor Einleitung der Allgemeinanästhesie, Vermeidung der Notwendigkeit eines Tracheostomas, uneingeschränkte Sicht zum Kehlkopf bei geplantem operativen Vorgehen.

▪▪ Durchführung der Punktion:

Überstreckung des Halses; wenn möglich sollte eine Infiltration der Punktionsstelle mit Lidocain 2 % vor Punktion erfolgen; Verwendung eines Jet-Ventilationskatheters nach Ravussin (◻ Abb. 15.2). Der Katheter besitzt eine innenliegende Stahlkanüle auf die eine mit Wasser gefüllte Spritze aufgesetzt werden kann. Sicherstellung der Punktion des trachealen Lumens durch Aspiration von Luft. Die innenliegende

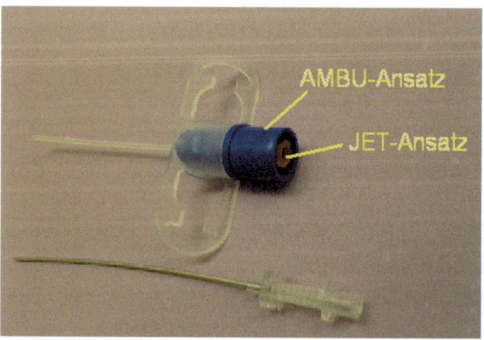

Abb. 15.2 Jet-Ventilationskatheter mit der innen liegenden Stahlkanüle (VBM-Medizintechnik GmbH, Sulz, Deutschland)

Stahlkanüle wird mit der Spritze zurückgezogen, ggf. kann kurzfristig die Konnektion des Katheters an die Kapnografie erfolgen und somit die intratracheale Lage bewiesen werden.

▪▪ Beatmungstechnische Anforderungen:
Die maschinelle Beatmung sollte mit einem elektronischen Respirator durchgeführt werden. Als Beatmungsdruckmonitoring wird von modernen Jet-Respiratoren die Pausendruckmessung angewandt. Zwischen zwei abgegebenen Jet-Gasimpulsen wird in derselben Druckleitung in der Phase der exspiratorischen Pause der Druck gemessen, der als Pausendruck bezeichnet wird. Dabei wird nicht der Druck zwischen zwei Jet-Impulsen sondern der Gesamtdruck in der Lunge gemessen. Dadurch wird die Kurve angehoben. Wenn die Exspiration des Gases behindert wird, steigt der Pausendruck an (◘ Abb. 15.3). Am Beatmungsdruckmonitoring kann die Höhe des tolerablen Pausendrucks eingestellt werden. Wird das eingestellte Drucklimit erreicht, sistiert die Abgabe des Jet-Gasimpulses. Auf diese Weise kann eine Überblähung der Lunge und damit die Gefahr eines Barotraumas verhindert werden.

Da bei höhergradigen Stenosen und poststenotischer Applikation des Jet-Gases die Gefahr einer Einschränkung des Gasabflusses besteht, ist dadurch prinzipiell das Risiko eines Barotraumas erhöht. Es ist daher eine Geräteeinstellung anzustreben, die einen sicheren Gasabfluss durch die vorhandene Stenose ermöglicht. Daher sollte in dieser Situation die Jetfrequenz niedrig gehalten werden. Die Inspirationszeit sollte kurz, die Exspirationszeit jedoch lang sein. Der Geräteabstrahldruck, mit dem das Gas aus der Jet-Düse tritt, sollte gering gehalten werden.

> **Ventilationseinstellung bei Stenose und transtrachealer Jetventilation:**
> – Beatmungsfrequenz: **niedrig**
> – Inspirationszeit: **kurz, < 1 sec bei manueller Jetventilation**
> – Exspirationszeit: **lang**
> – Abstrahldruck: **niedrig**

Transorale und transnasale infraglottische Jetventilation

Bei der transoralen bzw. transnasalen infraglottischen Jetventilation wird transoral oder transnasal ein Katheter durch die Stimmbandebene ausreichend tief in die Trachea gelegt (◘ Abb. 15.4). Wird die Glottis nicht in ihrem Querschnitt eingeengt, ist die Beatmung problemlos durchführbar. Beschrieben werden die Anwendungen eines speziellen subglottischen Katheters wie des „Jockjet tube" (Barakate et al. 2010) oder des „Hunsaker-Katheters" (Orloff

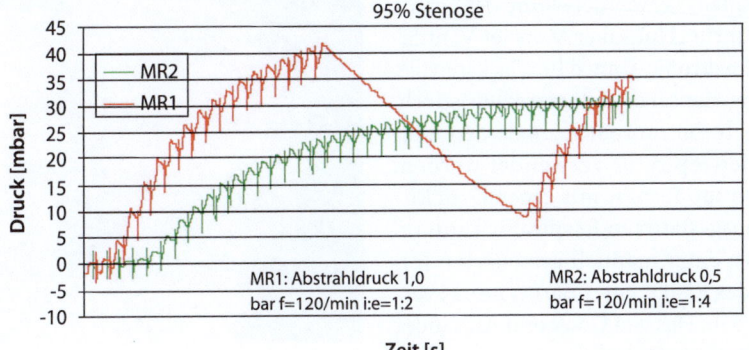

◘ **Abb. 15.3** Zunehmende Volumenfüllung der Lunge bei anhaltender Jet-Ventilation mit Stenose, die den Gasabfluss aus der Lunge behindert. Mit der zunehmenden Volumenfüllung kommt es zu einem Anstieg des intrapulmonalen Drucks. Durch die Druckbegrenzung am Respirator wird die Beatmung abgeschaltet und es kommt zu einem Druckabfall (*rote Kurve*)

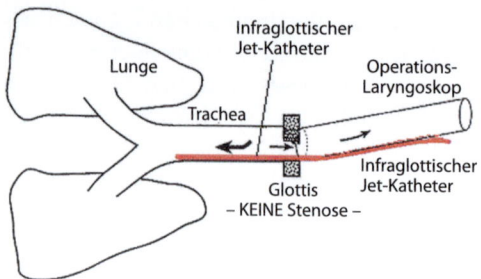

Abb. 15.4 Schematische Darstellung der Lage eines Jet-Katheters bei transoraler Jet-Ventilation

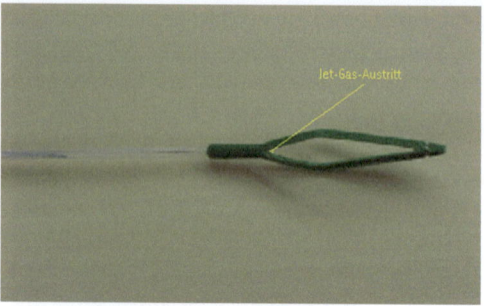

Abb. 15.6 Distaler Abschnitt des Hunsaker-Katheters. Er hat einen Durchmesser von 5 mm ohne das an der Spitze angebrachte Körbchen, so dass er bei höhergradigen Stenosen nicht durch das verbleibende Lumen vorgeschoben werden kann

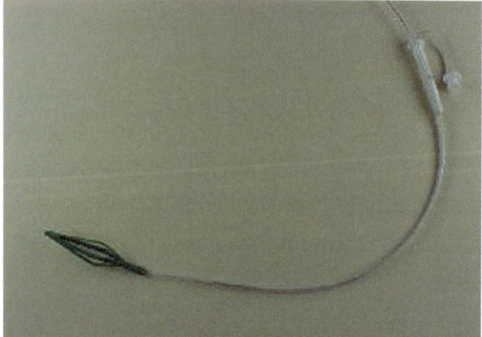

Abb. 15.5 Hunsaker Mon-Jet Ventilation Tube (Medtronic Xomed Inc., Jacksonville, FL, USA) mit proximalem und distalem Ende

et al. 2002) (■ Abb. 15.5 und 15.6). So berichteten Davies et al. (2009) von der erfolgreichen Anwendung der subglottischen Jetventilation bei 552 Patienten. Verwendet wurde der bereits 1994 eingeführte „Hunsaker Mon-Jet Ventilation Tube" (Medtronic Xomed Inc., Jacksonville, FL, USA). Der Hunsaker-Katheter sollte jedoch, wie der Autor betont, mit einem modernen automatischen Jetrespirator verwendet werden. Durch einen modernen mit einer Drucklimitierung ausgestatteten Respirator kann im Gegensatz zu einer manuell gesteuerten Jetventilation das Risiko eines Barotraumas vermindert werden. Das von Cook und Alexander (2008) beschriebene Barotrauma war mit einem manuell betriebenen Jetventilator assoziiert.

Gerade bei Vorliegen einer Stenose des Atemwegs ist ein moderner Jetrespirator mit einstellbarer Druckbegrenzung eine absolute

Notwendigkeit. Liegt eine Atemwegstenose vor, sollte eine transorale subglottische Katheter-Jetventilation nur bei leichten Formen der Stenose durchgeführt werden. In jedem Fall sollte ein verbleibender offener Atemwegsquerschnitt klar erkennbar sein. Da bei dieser Technik ein Katheter durch die Glottis platziert wird, muss eine mögliche Behinderung des Gasabflusses und damit die Gefahr einer Überblähung der Lunge und eines Barotraumas bedacht werden (■ Abb. 15.7). Eine wenn auch geringe intraoperative Lageveränderung des Kopfes und damit auch des Halses kann zu einer möglichen Okklusion eines zu geringen Restlumens

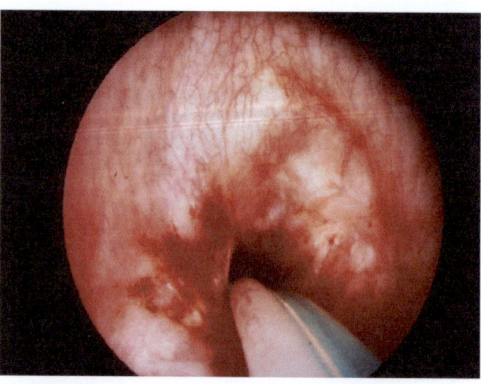

Abb. 15.7 Platzierung eines Hunsaker-Katheters durch eine subglottische Stenose. Die verbleibenden Platzverhältnisse sind als sehr gering anzusehen. In dieser Situation ist nicht mit Sicherheit abschätzen, in welchem Ausmaß der Gasabfluss für die Exspiration gesichert ist

führen. Bedingt durch die Größe einzelner Katheter mit einem Durchmesser von mindestens 4 mm (Hunsaker-Katheter und Jockjet-Katheter) können diese Katheter bei ausgeprägten Obstruktionen mit diesen Ausmaßen nicht platziert und daher auch nicht verwendet werden. Das gilt besonders bei Kindern. Zur Verfügung stehen einlumige Katheter oder Katheter mit einem zweiten Lumen für das Monitoring. Die Länge der Katheter erlaubt auch die nasale Platzierung. Das Kathetermaterial besteht aus nichtbrennbarem laserresistentem Material. Die angebotenen Katheter haben einen externen Durchmesser von 2,6–5,5 mm. Durch Weiterentwicklungen sind Änderungen möglich.

Das am distalen Ende des Hunsaker-Katheters befindliche offene Körbchen sorgt dafür, dass die Lage des Jet-Katheters stabil bleibt und nicht durch auftretende Pulsationen hin und her geschleudert werden kann. Gleichzeitig wird ein unmittelbares Auftreffen des Jet-Impulses auf die Trachealschleimhaut vermieden. Somit kommt es zu keiner Schädigung der Trachealschleimhaut.

■ ■ **Beschriebene Komplikationen:**
Barotrauma, subkutanes Emphysem, Pneumomediastinum, Hämatome, Katheterfehllagen.

Bourgain et al. (2001) beschrieben bei 643 Patienten folgende Komplikationen: 8,4 % subkutanes Emphysem, 2 % subkutane Ausbreitung des Emphysems im Gesicht, 2,5 % Pneumomediastinum und 1 % Pneumothoraces.

Russel et al. (2000) berichteten bei 90 Patienten mit infraglottischer Kathetertechnik eine Komplikationsrate von 10 % und den Brand eines Jet-Katheters, Gilbert (1998) eine Magenruptur nach Fehllage eines Jet-Katheters.

Insgesamt ist die Inzidenz der Komplikationen bei elektiven Eingriffen gering, bei Notfalleingriffen jedoch deutlich höher.

■ ■ **Beatmungstechnische Voraussetzungen bei stenosierenden anatomischen Situationen:**
Es gelten dieselben Voraussetzungen wie für die transtracheale Jetventilation. Je hochgradiger die Stenose, umso niedriger sollte der zu verwendende Arbeitsdruck des Jetventilators sein. Um das Risiko eines Barotraumas möglichst gering zu halten, ist folgendes beatmungstechnische Vorgehen angezeigt:

> **Ventilationseinstellung bei Stenose und transoraler infraglottischer Jetventilation:**
> — Beatmungsfrequenz: **niedrig**
> — Inspirationszeit: **kurz**
> — Exspirationszeit: **lang**
> — Abstrahldruck: **niedrig**

Die infraglottische transorale Jetventilation sollte mit einem modernen Respirator mit integrierter Druckbegrenzung durchgeführt werden. Die zu verwendenden Arbeitsdrücke liegen meist unter 1 bar, die zu verwendende Frequenz beträgt 1,6 Hz, die I-E-Ratio des Jet-Impulses bei 1 : 2. Notwendige individuelle Adaptationen hängen vom Körpergewicht und von der Lungenfunktion des Patienten ab.

Schlussfolgerung

Klinische Studien zeigen, dass die transtracheale als auch die infraglottische transorale Jetventilation Beatmungsverfahren darstellen, die auch und gerade bei schwierigen Atemwegen angewandt werden können. Jedoch sollte in diesen Fällen ein elektronischer Jetrespirator mit integrierter Druckbegrenzung zum Einsatz kommen.

15.1.3 Supraglottische Jetventilation

Die supraglottische Jetventilation ist dadurch charakterisiert, dass die Abgabe des Gases oberhalb der Glottis, also auch oberhalb einer möglichen Stenose erfolgt (◘ Abb. 15.8). Diese Technik wurde im Rahmen einer Studie über einen längeren Zeitraum bisher erfolgreich bei mehr als 1500 Patienten ohne beatmungstechnische Komplikation bei verschiedenen laryngotrachealen Eingriffen angewendet (Rezaie-Majd et al. 2006).

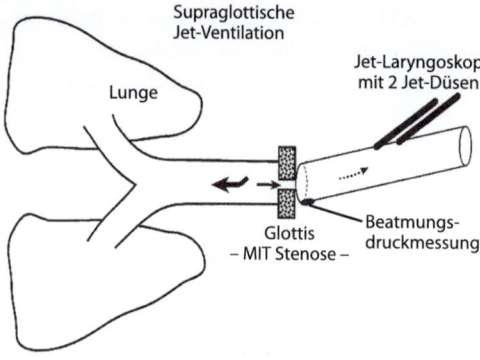

Abb. 15.8 Schematische Darstellung der supraglottischen Jet-Ventilation bei einer laryngealen Stenose. Das Endoskop mit integrierten Jetdüsen wird vor der Stenose platziert. Die Atemgasapplikation erfolgt oberhalb der pathologischen Verengung des oberen Atemwegs

■■ **Beatmungstechnik:**

Das Jet-Laryngoskop (◘ Abb. 15.9) für die supraglottisch applizierte superponierte Hochfrequenz-Jetventilation (SHFJV) besitzt zwei Jet-Düsen, die in das Laryngoskop integriert sind. Die Abgabe des Jet-Gases erfolgt im proximalen Endoskopabschnitt, jedoch vor der Glottis. Das Endoskop enthält eine integrierte Beatmungsdruckmessung, die in die Endoskopspitze integriert ist. Am Griff des Endoskops ist eine Öffnung für die Befeuchtung und Erwärmung des Atemgases vorhanden. Auf der linken Seite des Jet-Endoskops befinden sich die zwei Jet-Düsen. Die Superposition (◘ Abb. 15.10) der hoch- und niederfrequenten Jet-Gase zeigt ein niedriges (PEEP) und ein hohes Druckplateau entsprechend einer zeitgesteuerten druckkontrollierten Beatmung mit dem zugehörigen Gasflow. Moderne Hochfrequenzbeatmungsgeräte (Twin Stream) (◘ Abb. 15.11) besitzen ein adäquates Monitoring (Spitzendruck, mittlerer Atemwegsdruck, PEEP, eingestellte und gemessene FIO_2), weiterhin eine frei variable Druckbegrenzung als auch eine getrennte Steuerung des NF- und HF-Jet-Gases.

Als weiterer Vorteil der supraglottischen Jetventilation kann deren Anwendung bei Kindern angesehen werden (Grasl et al. 1997, Mausser

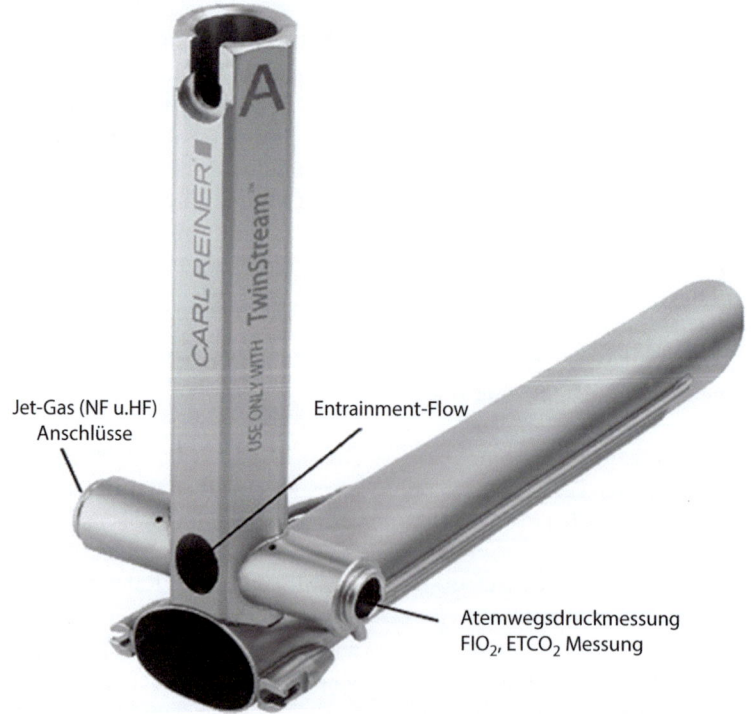

Abb. 15.9 Jet-Laryngoskop für SHFJV (Carl Reiner GmbH, Wien, Österreich)

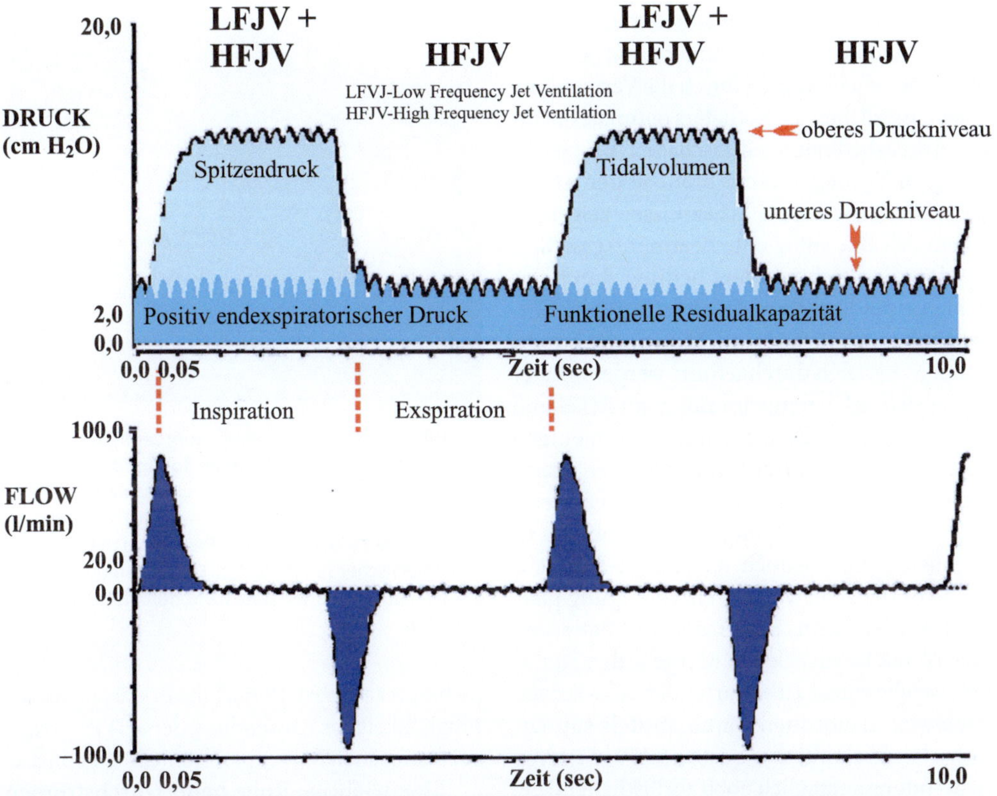

Kapitel 15 · Jetventilation beim schwierigen Atemweg

Abb. 15.10 Schematische Darstellung der Beatmungsdrücke bei gleichzeitiger normofrequenter und hochfrequenter Jetventilation Die normofrequente Jetventilation erzeugt das obere und die hochfrequente Jetventilation das untere Druckplateau. Es handelt sich um eine zeitgesteuerte druckkontrollierte Beatmung

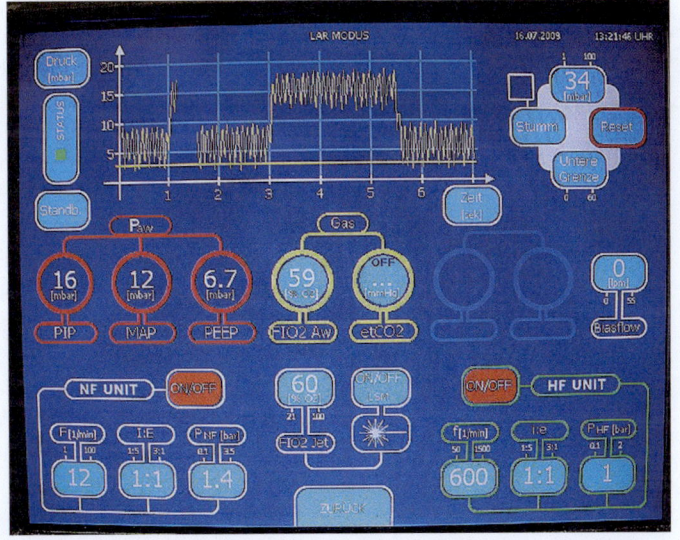

Abb. 15.11 Monitorbild des Multimode-Jet-Respirators Twin Stream™. Die beiden Druckplateaus der zeitgesteuerten druckkontrollierten Beatmung sind deutlich erkennbar (Carl Reiner GmbH, Wien, Österreich)

et al. 2007). Aufgrund der engen Platzverhältnisse, die immer bei Kleinkindern und bei Säuglingen bestehen, werden durch die Vermeidung eines zusätzlichen Jet-Katheters optimale operative Arbeitsbedingungen geschaffen. Bei gleichzeitigem Vorliegen einer Stenose der Atemwege kann, wie unsere Erfahrungen zeigen, in jedem Fall eine suffiziente Beatmung gesichert werden. Zugleich können, bedingt durch das Fehlen eines Katheters, laserchirurgische Eingriffe ohne mögliche Interaktionen mit brennbaren Materialen durchgeführt werden. Daher eignet sich in Übereinstimmung mit Eckel und Remacle (2010) diese Technik für diejenigen Formen bei zu erwartenden schwierigen Atemwegen, die durch eine Stenose des oberen Atemwegs bedingt sind (Abb. 15.12, Abb. 15.13). Voraussetzung ist jedoch, dass das Jet-Laryngoskop vor der zu erwartenden Verengung platziert werden kann. Es wurden 139 Patienten (9,2 %) mit laryngealen bzw. trachealen Stenosen, welche einem zu erwartenden schwierigen Atemweg zuzuordnen waren, mittels supraglottischer Jetventilation beatmet. Wurde deren Anwendung anfänglich noch zurückhaltend bei stenosierenden oberen Atemwegerkrankungen angewandt, zeigten sich bald deren Vorteile gerade bei ausgeprägten Stenosen der Atemwege

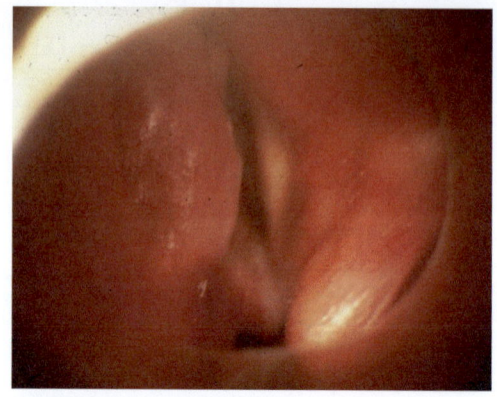

Abb. 15.13 Ausgeprägte tumorbedingte Stenose. Im Bereich der hinteren Kommissur findet sich ein Restlumen, über das die Spontanatmung des Patienten gerade noch möglich war. Die Beatmung des Patienten erfolgt über das Restlumen mittels supraglottischer Jetventilation. Eine infraglottische Katheter-Jetventilation wäre nicht durchführbar gewesen

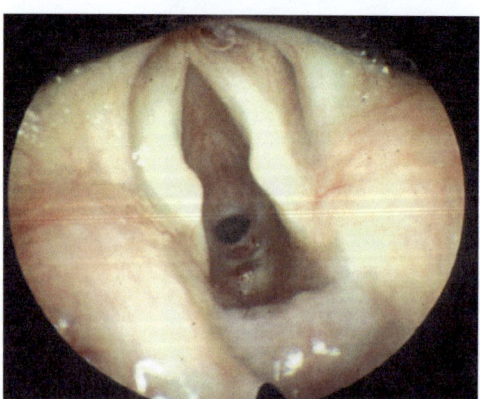

Abb. 15.12 Beatmung mit supraglottischer Jetventilation bei Therapie einer ausgeprägten subglottischen Stenose. In diesem Fall wäre eine infraglottische Jet-Kathetertechnik nicht möglich, ja auch falsch gewesen

(Schragl et al. 1994, 1995). Eine Erklärung für die Möglichkeit der Anwendung der SHFJV gerade bei Stenosen liefern experimentelle Ergebnisse.

Eine wichtige Rolle beim Durchströmen des Gases durch eine Stenose spielt der vor der Stenose auftretende Druck. Der Druck steigt (Abb. 15.14) an der vorderen Front des Jets bis zur Stenose stetig an, hingegen zeigt die Geschwindigkeit (Abb. 15.15) ein umgekehrtes Verhalten. Der durch die Stenose auftretende Druck ist auch für eine stärkere lokale Rückströmung und ein geringeres Entrainment verantwortlich. Im stenotischen Bereich besteht eine Druckabnahme, bei gleichzeitiger Geschwindigkeitszunahme entsprechend der Bernoulli-Gleichung, die nach der Stenose ausgeprägt ist und sich im poststenotischen Bereich auf eine begrenzte Strecke fortsetzt. Aus strömungsmechanischer Sicht ist es nicht überraschend, dass der Druck vor der Stenose hoch und im Stenosebereich sowie hinter der Stenose geringer ist. Somit bestätigt sich, dass bei Vorliegen einer Stenose der sich hinter der Stenose aufbauende Atemwegdruck nicht höher sein kann als der vor der Verengung an der Laryngoskopspitze gemessene Beatmungsdruck

Kapitel 15 · Jetventilation beim schwierigen Atemweg

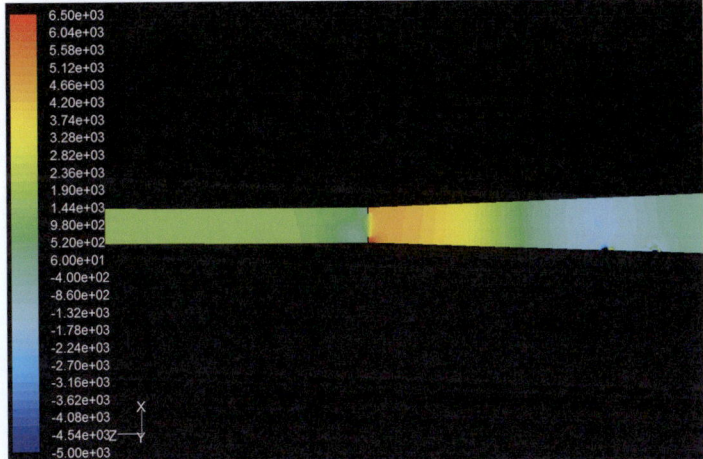

◘ **Abb. 15.14** CFD (Computational Fluid Dynamics)-Analyse zur Bestimmung der Strömungsanalyse im Jet-Laryngoskop: Sie zeigt, dass der Druck hinter der Stenose geringer als vor der Stenose ist. Man sieht den Staudruck vor der Stenose

Obstruktion des Atemwegs durch das Einbringen von Instrumenten in das Jet-Laryngoskop bei supraglottischer Jetventilation

Fast immer ist es notwendig, dass operative Instrumente (flexible-starre Bronchoskope) in das Jet-Laryngoskop eingebracht werden müssen, um eine Therapie zu gewährleisten. Wie wir zeigen konnten, ist es auch bei einer zusätzlichen instrumentellen Verengung des Beatmungsquerschnitts (◘ Abb. 15.16) im Endoskop möglich, eine suffiziente Beatmung durchzuführen (Schragl et al. 1995). Folgende Frage resultiert: Wie groß darf die Einengung des Beatmungsquerschnitts bei Anwendung des Jet-Laryngoskop sein? Eine Jetventilation kann durchgeführt werden, wenn folgender Algorithmus beachtet wird:

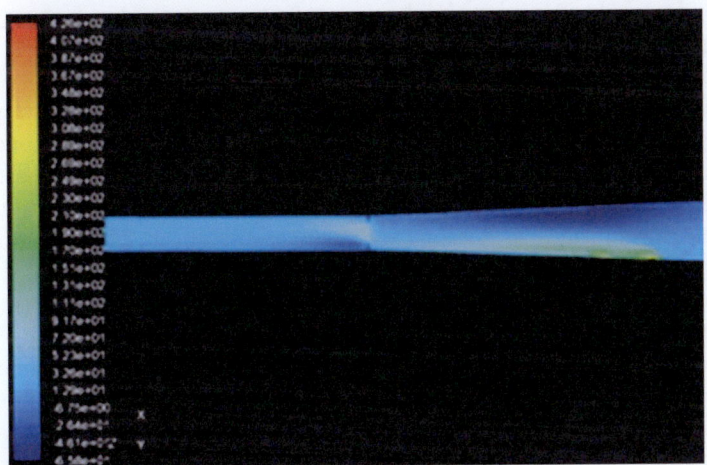

◘ **Abb. 15.15** Darstellung der Strömungsverhältnisse (Geschwindigkeitsverteilung m/sec) im Jet-Laryngoskop, im Bereich der Stenose sowie hinter der Stenose im fiktiven Trachealbereich bei einem Lungendruck von 15 cm/H_2O

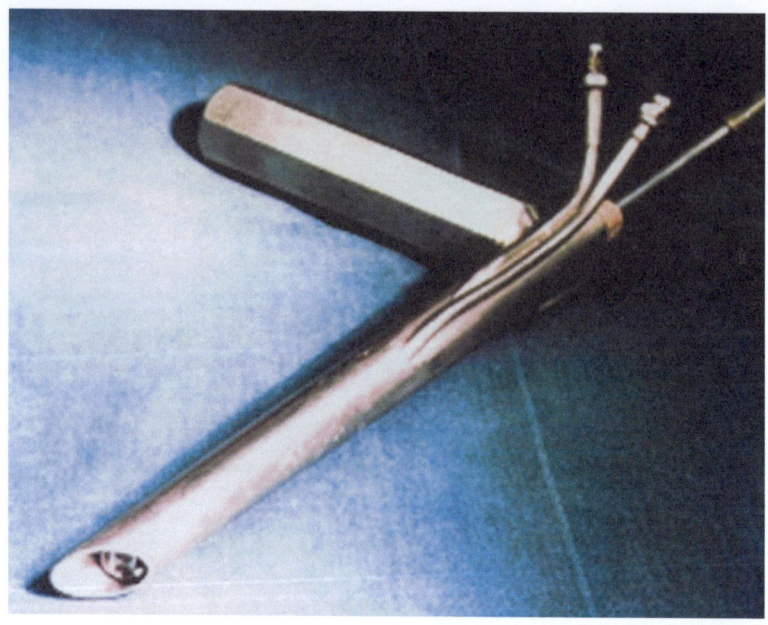

Abb. 15.16 Hochgradige Querschnittsverengung des Jet-Laryngoskops durch ein optisches Instrument

- Messung und Registrierung des Atemwegdrucks im Jet-Laryngoskop vor dem Einbringen jeglicher Instrumente.
- Einbringen der Instrumente, die eine Gasabflussbehinderung verursachen können. Für den Fall, dass es nun zu einem **Anstieg des Atemwegdrucks** kommt, muss
- der **Jet-Abstrahldruck** derart **reduziert** werden, bis der erhöhte Atemwegsdruck dem Beatmungsdruck entspricht, der vor dem Einführen des Instrumentariums bestand. Wird das beschriebene Vorgehen gewählt, kann auch bei größeren Querschnitteinengungen eine Jet-Beatmung sicher durchgeführt werden. Für normale eingeführte Bronchoskope oder bei der Stent-Applikation ist dieses Verfahren nicht notwendig.

Eine weitere Indikation ist die endoluminale Schienung bei Stenosen des Tracheobronchialsystems (Klepetko et al. 1991). Die Applikation eines Stents ist unter kontinuierlicher Beatmung und unter optimalen Abeitsbedingungen für den Operateur möglich ▶ Kap. 13. Für diese endoluminale Erweiterung des Atemwegs bei schweren Trachealstenosen eröffnet die supraglottische Jetventilation neue Perspektiven.

> Ein wesentlicher Schlüssel zum Erfolg ist die fortlaufende Kommunikation zwischen Anästhesist und Operateur mit gegenseitiger Rücksichtnahme für die Probleme des anderen.

■■ **Kontraindikationen:**
Nichteinstellbarkeit des Jet-Laryngoskops, extreme Adipositas, schwere Lungenfunktionsstörung, bereits präoperativ bestehende deutliche Einschränkung des pulmonalen Gasaustauschs, Blutungen, Patient nicht nüchtern.

■■ **Mögliche Komplikationen:**
Insuffiziente Oxygenierung, Hyperkapnie, Austrocknung der laryngealen und trachealen Schleimhaut bei längerdauernden Eingriffen, wenn keine Befeuchtung verwendet wird.

■■ **Beatmungstechnik:**
s. folgende Übersicht.

> **Ventilationseinstellung bei Stenose und supraglottischer Jetventilation**
> — Inspirationszeit: **lang**
> — Exspirationszeit: **kurz**
> — Abstrahldruck: **hoch**
> — Beatmungsfrequenzen: **höher**

Schlussfolgerung

Bei laryngealen Stenosen ist es bei Anwendung der supraglottischen Jetventilation notwendig, einen höheren Arbeitsdruck des Respirators zu verwenden, damit hinter der Stenose ein ausreichender Druck mit ausreichendem Tidalvolumen erzielt werden kann. Da der Druck hinter der Stenose nicht gemessen werden kann, ist es erforderlich, klinisch die Hebung während der Inspiration und die Senkung des Thorax während der Exspiration zu beobachten.

15.2 Der unerwartet schwierige Atemweg „cannot intubate – cannot ventilate"

Die klinische Situation „cannot intubate – cannot ventilate" („cannot oxygenate" – CICO) beschreibt eine Form des schwierigen Atemwegs, bei der ein Patient nicht ausreichend mit einer Maske oder supraglottischen Atemwegshilfen beatmet und nicht intubiert werden kann. Es handelt sich dabei um eine lebensbedrohliche Situation mit der Gefahr, dass es aufgrund der Unmöglichkeit jeglicher Oxygenierung zu Hypoxie und Asphyxie mit kardialem Versagen kommt (Lacquiere u. Heard 2009). Daher ist der raschen Oxygenierung Priorität einzuräumen. Die in dieser Situation infrage kommende Krikothyroidotomie ist ein Notfallverfahren ▶ Kap. 8. Die Krikothyroidotomie kann unter dem Aspekt der Jetventilation in mehreren Techniken durchgeführt werden: Prinzipiell sind eine chirurgische Standardtechnik, die Nadelkrikothyroidotomie oder verschiedene Formen einer Seldinger-Krikothyroidotomie wie Melker Katheter Set, Portex Seldinger Kit anwendbar (Boccio et al. 2015). Eine Erweiterung der Nadelkrikothyroidotomie stellt der Enk Oxygen Flow Modulator dar. Nach transkrikoidaler Punktion und Platzierung eines transtrachealen Katheters kann direkt der Enk Oxygen Flow Modulator angeschlossen werden. Eine Studie von Helm et al. 2013 zeigte, dass das Verfahren der Nadelkrikothyroidotomie für nicht geübte Anwender ungeeignet ist ▶ Kap. 8. Nach eigener Meinung sollte bei Kindern bis zum präpubertären Alter aufgrund der anatomischen Lokalsituation einer Nadelkrikothyroidotomie mit Jetventilation im klinischen Bereich gegenüber der chirurgischen Krikothyroidotomie der Vorzug gegeben werden. Bei Säuglingen und Kleinkindern sollte jedoch aufgrund der anatomischen Besonderheiten keine transkrikoidale sondern eine mediane tracheale Punktion erfolgen (Cote u. Hartnick 2009). Es sollte eine drucklimitierte Beatmung angewendet werden, auf die auch die Paediatric Difficult Airway Guidelines (2015) hinweisen. Voraussetzungen für die Anwendung der genannten Verfahren sind genaue Kenntnisse der jeweiligen Methode als auch ihrer Technik sowie die Beachtung der Differenzialindikationen. In die Überlegungen ist auch der jeweilige Zeitbedarf für das gewählte Verfahren in einer Notsituation mit einzubeziehen.

Literatur

American Society of Anesthesiologists Task Force on Management of the Difficult Airway (2003) Practice guidelines for management of the difficult airway: an updated report by the American Society of Anesthesiologists Task Force on Management of the Difficult Airway. Anesthesiology 98: 1269–1277

APAGBI Paediatric Airway Guidelines. http://www.apagbi.org.uk/publications/apa-guidelines. Zugegriffen: 05. September 2017

Barakate M, Maver E, Wotherspoon G, Havas T (2010) Anaesthesia for microlaryngeal and laser laryngeal surgery: impact of subglottic jet ventilation. J Laryngol Otol 124: 641–645

Boccio E, Gujral R, Cassara M, Amato T, Wie B, Ward MF, D´Amore J (2015) Combining transtracheal catheter oxygenation and needle-based Seldinger cricothyroidotomie into a single, sequential procedure. American J Emerg Med 33 (5): 708–712

Bourgain JL, Desruennes E, Fischler M, Ravussin P (2001) Transtracheal high frequency jet ventilation for endoscopic airway surgery: a multicentre study. Br J Anaesth 87 (6): 870–875

Braun U, Goldmann K, Hempel V, Krier C (2004) Airway Management. Leitlinie der Deutschen Gesellschaft für Anästhesiologie und Intensivmedizin. Anaesth Intensivmed 45: 302–306

Cook TM, Alexander R (2008) Major complication during anaesthesia for elective laryngeal surgery in The UK: a national survey of the use of high-pressure source ventilation. Br J Anaesth 101: 266–272

Cote CJ, Hartnick CJ (2009) Pediatric transtracheal and cricothyrotomy airway devices for emergency use: which are appropriate for infants and children? Pediatric Anesthesia 19 (Suppl 1): 66–76

Davies JM, Hillel AD, Maronian NC, Posner KL (2009) The Hunsaker Mon-Jet tube with jet ventilation is effective for microlaryngeal surgery. Can J Anesth 56: 284–290

Depierraz B, Ravussin P, Brossad E, Monnier P (1995) Percutaneous transtracheal jet ventilation for paediatric endoscopic laser treatment of laryngeal and subglottic lesions. Can J Anaesth 42 (6): 554–556

Eckel HE, Remacle M (2010) Fundamentale of laryngeal surgery: approaches, instrumentation, and basic microlaryngoscopic techniques. In: Ramacle M, Eckel HE (eds) Surgery of larynx and trachea. Springer, Heidelberg, S 35

Frerk C, Mitchel VS, McNarry AF, Mendonca C, Bhagrath R, Patel A, O´Sullivan EP, Woodall NM, Ahmad I (2015) Difficult Airway Society 2015 guidelines for management of unanticipated difficult intubation in adults. BJA 115 (6): 827–848

Gilbert TB (1998) Gastric rupture after inadvertent esophageal intubation with a jet ventilation catheter. Anesthesiology 88 (2): 537–538

Grasl M C,Donner A, Schragl E, Aloy A (1997) Tubeless laryngotracheal surgery in infants and children via jet ventilation. Laryngoscope 107: 277–281

Helm M, Hossfeld B, Jost Ch, Lampl L, Böckers T (2013) Emergency cricothyoidotomy by inexperienced clinicians – surgical technique versus indicator-guided puncture technique. Emerg Med J 30: 646–649

Klepetko W, Müller MR, Grimm M, Aloy A, Kashanipour A, Wisser W, Eckersberger F, Wolner E (1991) Endoluminale Schienung (Stenting) bei Stenosen des Tracheobronchialsystems. Acta Chirurgica Austriaca 3 (23): 124–129

Lacquiere DA, Heard AM (2009) Management of the 'Can't Intubate, Can't Ventilate' situation in the field. Am J Emerg Med 27(4): 504–505

Langvad S, Hyldmo PK, Nakstad AR, Vist GE, Sandberg M (2013) Emergency cricothyrotomy – a systematic review. Scand J Trauma Resusc Emerg Med 21: 43/1–14

Heidegger T, Gerig HJ (2007) Algorithmen für das Management des schwierigen Atemweges innerhalb des Krankenhauses. Notfall Rettungsmed 10: 476–481

Mausser G, Friedrich G, Schwarz G (2007) Airway mangement and anesthesia in neonates, infants and children during endolaryngotracheal surgery. Paediatr Anaesth 17 (10): 942–947

Orloff LA, Parhizkar N, Ortiz E (2002) The Hunsaker Mon-Jet ventilation tube for microlaryngeal surgery: optimal laryngeal exposure. Ear Nose Throat J 81 (6): 390–394

Piepho T, Cavus E, Noppens R, Byhahn C, Dörges V, Zwissler B, Timmermann A (2015) S1 Leitlinie: Atemwegsmanagement Airwaymanagement. AWMF-Register Nr.: 001/028. http://www.awmf.org/uploads/tx_szleitlinien/001-028l_S1_Atemwegsmanagement_2015-04_01.pdf. Zugegriffen: 05. September 2017

Practice guidelines for management of the difficult airway (1993) A report by the American Society of Anesthesiologists Task Force on Management of the Difficult Airway. Anesthesiology 78: 597–602

Ravussin P, Bayer-Berger M, Monnier P, Savary M, Freeman J (1987) Percutaneous transtracheal ventilation for laser endoscopic procedures in infants and small children with laryngeal obstruction: report of two cases. Can J Anaesth 34: 83–86

Rezaie-Majd A, Bigenzahn W, Denk DM, Burian M, Kornfehl J, Grasl MCh, Ihra G, Aloy A (2006) Superimposed high-frequency jet ventilation (SHFJV) for endoscopic laryngotracheal surgery in more than 1500 patients. Br J Anaesth 96 (5): 650–659

Ross-Anderson DJ, Ferguson C, Patel A (2011) Transtracheal jet ventilation in 50 patients with severe airway compromise and stridor. Br J Anaesth 106 (1): 140–144

Russell WC, Maguire AM, Jones GW (2000) Cricothyroidotomy and transtracheal high frequency jet ventilation for elective laryngeal surgery. An audit of 90 cases. Anaesth Intensive Care 28 (1): 62–67

Schragl E, Donner A,Kashanipour A, Gradwohl I, Ullrich R, Aloy A (1994) Anaesthesie bei akuten Atemwegsobstruktionen infolge hochgradiger laryngealer und tracheobronchialer Stenosen. Anästh Intensiv Notfallmed Schmerzther 29: 269–277

Schragl E, Donner A, Grasl MC, Kashanipour A, Aloy A (1995) Beatmung während einer Tracheotomie bei langstreckiger 90%iger laryngealer Stenose mittels superponierter Hochfrequenz Jet-Ventilation über das Jet-Laryngoskop. Laryngo-Rhino-Otol 74: 223–226

Schragl E, Biegenzahn W, Donner A, Gradwohl I, Aloy A (1995) Mikrolaryngeale Eingriffe in 3D-Technik. Erste Erfahrungen mit dem Jet-Laryngoskop unter Superponierter Hochfrequenz Jet-Ventilation. Anaesthesist 44: 48–53

SIAARTI Task Force (2005) Recommendation for airway control and difficult airway management. (2005) Minerva Anesthesiol 71: 617–657

Anästhesiologische und beatmungsmedizinische Besonderheiten bei perkutanen dilatativen Tracheotomien

A. Nowak, E. Klemm, T. Usichenko und W. Heller

16.1 Allgemeine Aspekte – 159

16.2 Beatmung mit intermittierender Überdruckbeatmung (IPPV) zur Durchführung der PDT unter fiberoptischer Kontrolle über den Endotrachealtubus – 160

16.3 Superponierte Hochfrequenz-Jetventilation (SHFJV®) als Beatmungsstrategie zur Durchführung der PDT mit endoskopischer Kontrolle über das Tracheotomie-Endoskop – 161
16.3.1 Wirkungsweise der SHFJV® – 161
16.3.2 Gerätetechnik für SHFJV® – 161

16.4 Beatmungsparameter – 163
16.4.1 Sauerstoffkonzentration – 163
16.4.2 Beatmungsfrequenz – 163
16.4.3 Arbeitsdruck – 163
16.4.4 I:E-Verhältnis – 164
16.4.5 Monitoring – 164

16.5 Kontraindikationen – 165

© Springer-Verlag GmbH Deutschland, ein Teil von Springer Nature 2018
E. Klemm, A. Nowak (Hrsg.), *Kompendium Tracheotomie und Atemwege*,
https://doi.org/10.1007/978-3-662-56824-8_16

16.6	Komplikationen	– 165
16.6.1	Gasaustauschstörungen – 165	
16.6.2	Aspiration – 166	
16.6.3	Pneumothorax – 166	
16.7	Medizinrechtliche Hinweise – 167	
16.8	Ergebnisse experimenteller und computerbasierter Simulationen – 168	
16.9	Zusammenfassung – 170	
	Literatur – 172	

16.1 Allgemeine Aspekte

Bei der Atemwegsicherung respiratorisch insuffizienter Patienten zur Vorbereitung einer Tracheotomie in der Intensivmedizin stellen nach wie vor die endotracheale Intubation und eine kontrollierte Beatmungsform den Standard dar. Die aus der laryngotrachealen Chirurgie bekannte Situation einer engen räumlichen Beziehung zwischen Operationsgebiet und Luftweg des Patienten gilt in besonderem Maß auch für die perkutane dilatative Tracheotomie (PDT).

Durch die bei der PDT geforderte sichere anatomische Identifikation von Ringknorpel und Trachealspangen im Verlauf der Trachea wird bei der Verwendung von Trachealtuben die Einführung eines flexiblen Endoskops in den Beatmungstubus zur fiberoptischen Kontrolle des Eingriffs erforderlich. Die flexible Tracheobronchoskopie wird bei der PDT am häufigsten zur Visualisierung des endotrachealen OP-Gebiets verwendet (Vargas et al. 2015). Ungeachtet der langstreckigen Obstruktion des Endotrachealtubus durch ein flexibles Endoskop während aller Phasen der PDT mit mehreren nachgewiesenen Nachteilen und Gefahren wird diese Technik empfohlen (ANZICS 2014). Dabei kann bei ungünstigen Größenverhältnissen von Tubus und Endoskop (◘ Tab. 16.1) die Situation entstehen, dass flexible Endoskope das Lumen des Endotrachealtubus so einengen, dass der Tracheotomievorgang zur Optimierung der Beatmung wiederholt unterbrochen werden muss (Reilly et al. 1995). Die tracheale Lumenreduktion durch den Dilatator, die Kompression der Trachea und das Entweichen von Atemgasen während der verschiedenen Schritte der PDT bedeuten ein zusätzliches Risiko im Sinn von Sauerstoffmangelzuständen und CO_2-Retentionen.

Neben der anatomisch bestehenden Möglichkeit zur direkten Punktion der Pleurahöhle und Verletzungen der Trachealwand mit der Entwicklung eines Pneumomediastinums (Fikkers et al. 2004) ist die zunehmende pulmonale Retention des Atemgases bei Behinderung der Exspiration durch die das Lumen des Beatmungstubus einengende Fiberoptik ein möglicher Mechanismus für die Entstehung eines Pneumothorax bei PDT. Bei der Verwendung von flexiblen Endoskopen zur Kontrolle der PDT können Situationen entstehen, die einem zu fordernden gesicherten und offenen Atemweg nicht entsprechen, was insbesondere bei respiratorisch insuffizienten Patienten problematisch werden kann.

Die ideale Beatmungsform während des operativen Eingriffs PDT sollte einerseits die sichere und suffiziente Oxygenierung und Ventilation des Intensivpatienten ermöglichen, andererseits ist die permanente endoskopische Kontrolle des operativen Vorgehens zu gewährleisten, ohne das beim Management von Notsituationen behindernde zeitliche Limitierungen entstehen. Diese Forderungen können durch die Verwendung von intermittierender Überdruckbeatmung (IPPV) über einen Beatmungstubus mit fiberoptischer Kontrolle bei PDT nicht vollständig erfüllt werden. Mit dem propagierten Rückzug des Tubus in die Glottisebene während der fiberoptisch kontrollierten PDT wird darüber hinaus der sichere Atemweg aufgegeben. Der infolge dieses Rückzugmanövers möglicherweise auftretende Verlust des Atemwegs durch Dislokation des Beatmungstubus während des schrittweisen Vorgangs der

◘ **Tab. 16.1** Lumenreduktion von Beatmungstuben bei endoluminaler Einführung von flexiblen 6-mm-Endoskopen

Tubusinnendurchmesser (mm)	7,0	7,5	8,0	8,5
Verbleibendes Lumen nach Einführung einer 6-mm-Fiberoptik (%)	25,5	36	44	50
Restlumen des Tubus in Bezug auf den Innendurchmesser (mm)	3,6	4,5	5,3	6,0

PDT stellt immer eine gefahrvolle Situation dar. Ein solches Ereignis ist im Durchschnitt von 2 % aller PDT zu beobachten (▶ Kap. 10).

> **Die ideale Beatmungsform für die PDT muss gewährleisten**
> - Sichere und unterbrechungsfreie Oxygenierung und Ventilation des Intensivpatienten
> - Permanente und übersichtliche endoskopische Kontrolle des operativen Vorgehens
> - Keine zeitlichen Limitierungen beim Auftreten von Notsituationen
> - Freien trachealen Zugang zum OP-Gebiet
> - Verhinderung der Aspiration von Blut oder Gewebeteilen

16.2 Beatmung mit intermittierender Überdruckbeatmung (IPPV) zur Durchführung der PDT unter fiberoptischer Kontrolle über den Endotrachealtubus

Die PDT beim Intensivpatienten ist in Allgemeinanästhesie mit Relaxation zur Vermeidung von Hustenstößen durchzuführen. Das intensivmedizinische Monitoring ist dabei aufrecht zu erhalten. Analgosedierung allein ist keine Allgemeinanästhesie. Obwohl auf die Einhaltung einer 6-stündigen präoperativen Nahrungskarenz zu achten ist, kann aufgrund der bei Intensivpatienten häufig gestörten gastrointestinalen Passage die Anlage einer Magensonde in Erwägung gezogen werden.

> Zur Durchführung der PDT ist eine Allgemeinanästhesie erforderlich.

Nach der Reklination des Kopfes wird der Beatmungstubus, unter Einstellung der Glottisebene in direkter Laryngoskopie, in den Stimmbandbereich zurückgezogen. In dieser Position werden Beatmungstubus und Kopf des Patienten fixiert (◘ Abb. 16.1). Unkontrollierte Bewegungen des Patientenkopfes können zum Verlust des Atemwegs durch Herausgleiten des Tubus aus der Stimmbandebene führen. Die Einstellungen der Druckgrenzen und Alarme des Beatmungsgeräts sind so vorzunehmen, dass die teilweise Verlegung des Beatmungstubus durch die Fiberoptik Berücksichtigung findet. Durch die in den Tubus eingeführte Fiberoptik entstehende Resistance werden die am Beatmungsgerät gemessenen inspiratorischen Drücke gesteigert. Diese entsprechen jedoch nicht den dabei entstehenden intrapulmonalen Drücken. Die poststenotischen intrapulmonalen Beatmungsdrücke sind in Abhängigkeit der Größenverhältnisse von Tubus und Bronchoskop bestenfalls abschätzbar. Ab einem Beatmungsdruck von 30 mbar ist erfahrungsgemäß verstärkt mit dem Auftreten von Leckagen am intra- oder supraglottisch positionierten Tubus zu rechnen. Auf die Einstellung einer geringeren Atemfrequenz und eines an die akzidentelle Obstruktion des Tubus angepassten I:E-Verhältnisses mit verlängerter Exspirationszeit ist in Verbindung mit dem Monitoring der Druck- und Flowkurven am Beatmungsgerät bei eingeführter Fiberoptik zu achten. Die Schwierigkeit besteht dabei in der Aufrechterhaltung des erforderlichen Atemminutenvolumens. Bei volumenkontrollierter Beatmung sind einer Erhöhung der Atemfrequenz mit dem Ziel der Steigerung des Atemminutenvolumens durch

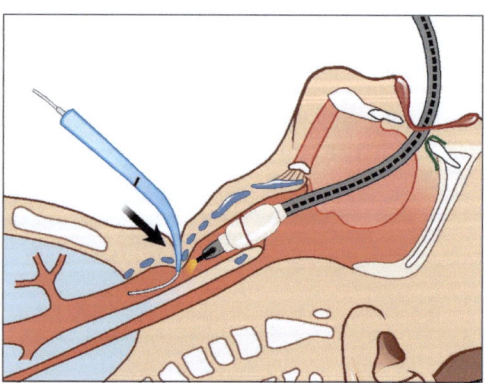

◘ **Abb. 16.1** Für die Durchführung der fiberoptisch kontrollierten PDT muss der Beatmungstubus in die Stimmbandebene zurückgezogen werden

die resultierende Steigerung des Auto-PEEP Grenzen gesetzt. Sind Absaugmanöver über die Fiberoptik erforderlich, wird Atemgas aus den Atemwegen des Patienten entfernt. In Abhängigkeit vom Atemzyklus des Patienten kann sich dadurch das Atemzeitvolumen zusätzlich verringern.

> **Beispiel Allgemeinanästhesie zur PDT**
> — Remifentanil 0,2–0,5 µg/kg/min i.v.
> — Propofol 3,5–5 mg/kg/min i.v.
> — Cisatracurium 0,1 mg/kg i.v.
> — $F_iO_2 = 1,0$
> — Volumenkontrollierte oder druckregulierte-volumenkontrollierte Beatmung
> — Beachtung und Einstellung der Druckgrenzen am Beatmungsgerät

16.3 Superponierte Hochfrequenz-Jetventilation (SHFJV®) als Beatmungsstrategie zur Durchführung der PDT mit endoskopischer Kontrolle über das Tracheotomie-Endoskop

Im anästhesiologischen Vorgehen bei Atemwegsobstruktionen infolge hochgradiger laryngealer oder trachealer Stenosen haben sich Beatmungsformen etabliert, die auf die beatmungsmedizinischen Gegebenheiten bei der PDT übertragbar sind. Die Anwendung der superponierten Hochfrequenz-Jetventilation (SHFJV®) in Verbindung mit dem Tracheotomie-Endoskop (◘ Abb. 16.2) bietet komfortable Möglichkeiten für Oxygenierung und Ventilation, auch wenn durch Instrumente der Atemweg obstruiert wird. Während es nach unserer klinischen Erfahrung bei Patienten mit reduzierter pulmonaler Compliance (z. B. Adipositas, restriktive Lungenerkrankungen) und bei Anwendung alleiniger Hochfrequenz-Jetventilation (HFJV) mit Jetfrequenzen > 5 Hz zur CO_2-Retention kommen kann, stellt die SHFJV die für die PDT geeignetere Form der Jetventilation dar (Nowak u. Klemm 2011).

16.3.1 Wirkungsweise der SHFJV®

Die SHFJV ist eine pulsatile Beatmung auf zwei unterschiedlichen Druckplateaus. Niederfrequente Jetventilation und hochfrequente Jetventilation werden dabei überlagert – superponiert. Der hochfrequente Gasstrom erzeugt ein exspiratorisches Druckplateau und verzögert durch die, dem normofrequenten Jetstrom entgegengesetzte Strömung dessen Abatmung. Daraus resultiert eine Erhöhung des endinspiratorischen Druckplateaus, und es kommt zu einer Vergrößerung des Volumens. Die Superponation des hochfrequenten und des niederfrequenten Anteils der Gasströmung führt zur besseren pulmonalen Volumenfüllung in der Inspiration bei erhaltener Volumenfüllung während der Exspiration, selbst bei Obstruktionen der Atemwege (Sütterlin et al. 2015). Die prästenotische Applikation der SHFJV verhindert die Entstehung eines Barotraumas, da der poststenotische Atemwegsdruck immer geringer ist als der Atemwegsdruck vor der Stenose. Im Gegensatz zu manuell durchgeführten Formen der Jetventilation verringert sich die Gefahr des Barotraumas zusätzlich bei der Anwendung moderner Jetventilatoren, die im Fall der Überschreitung eingestellter Druckgrenzen zur automatischen Abschaltung des Jets führen (Cook u. Alexander 2008). Die bei der Hochfrequenz-Jetventilation zwischen Endoskop und Trachealwand entstehende kontinuierliche Rückströmung des Atemgases aus der Lunge verhindert die Aspiration und Verschleppung von Blut, Sekret und Gewebeteilen in die tieferen Atemwege (Nowak et al. 2013).

16.3.2 Gerätetechnik für SHFJV®

Für den Einsatz der SHFJV mit dem Tracheotomie-Endoskop wird ein spezieller Jetventilator – TwinStream™ – verwendet (◘ Abb. 16.3). Der Multimode-Jetventilator TwinStream™ ist

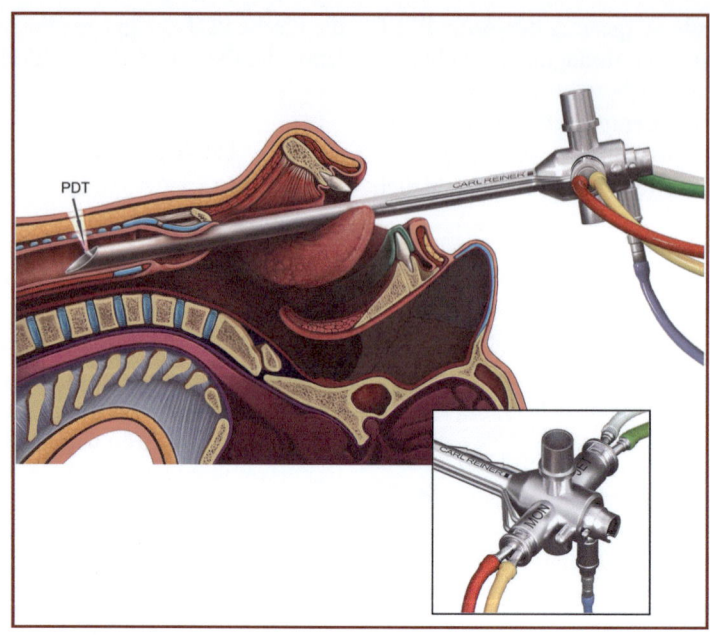

Abb. 16.2 Durchführung der starr-endoskopisch kontrollierten PDT mit dem Tracheotomie-Endoskop und SHFJV (Carl Reiner GmbH, Wien, Abb. freundlicherweise von der Fa. Carl Reiner GmbH, Wien zur Verfügung gestellt, Zeichnung: Cilein Kearns, UK)

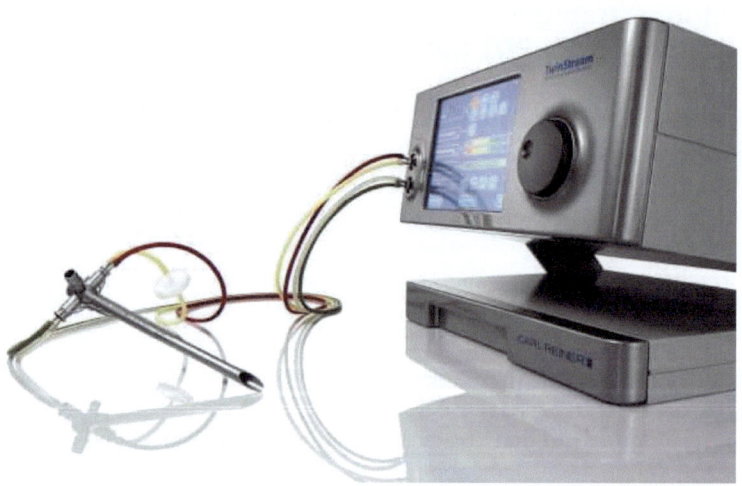

Abb. 16.3 Multimode Jetventilator TwinStream™ und Tracheotomie-Endoskop (Carl Reiner GmbH, Wien). (Freundlicherweise zur Verfügung gestellt von der Fa. Carl Reiner GmbH)

ein mikroprozessorgesteuertes Jetbeatmungsgerät und besteht aus zwei getrennt oder simultan arbeitenden Beatmungsteilen. Die Jetimpulse werden nach den eingestellten Parametern durch schnell reagierende Ventile über Jetdüsen freigegeben. Bei der superponierten Hochfrequenz-Jetventilation (SHFJV®) werden synchron normofrequente und hochfrequente Jetventilation über weite Frequenzbereiche ermöglicht. Zusätzlich gewährleistet dieses

Jetbeatmungsgerät eine simultane Beatmung auf zwei unterschiedlichen Druckniveaus. Sowohl die Höhe der Arbeitsdrücke als auch Inspirations- und Exspirationsdauer sind frei wählbar. Dadurch sind Oxygenierung und CO_2-Elimination patientenadaptiert steuerbar. Messungen am Lungenmodell zeigen, dass durch die Kombination von nieder- und hochfrequenter Jetbeatmung auch bei eingeschränkter pulmonaler Compliance ausreichende effektive Atemhubvolumina erreicht werden können. Mit Jetventilatoren, die nur über eine Frequenz verfügen, ist ein suffizienter Gasaustausch im offenen System gerade bei Patienten mit eingeschränkter Lungenfunktion oft nur begrenzt möglich (Sütterlin et al. 2014). Bei alleiniger Hochfrequenz-Jetventilation dieser Patienten besteht die Wahl zwischen einem Beatmungsmuster mit geringer Jetfrequenz und ausreichender CO_2-Elimination auf Kosten der Oxygenierung oder einem hochfrequenten Beatmungsmuster mit guter Oxygenierung, jedoch mit raschem Anstieg des p_aCO_2. Neben der Messung der Gaskonzentrationen (O_2 und CO_2) im Atemweg ermöglichen moderne Jetventilatoren die Messung von Atemwegdrücken, d. h. Pausendruck und Spitzendruck. Eine Überschreitung des eingestellten Spitzendrucks führt zur automatischen Abschaltung des Jets. Pulmonale Barotraumen werden auf diese Weise vermieden.

16.4 Beatmungsparameter

16.4.1 Sauerstoffkonzentration

Der aus den Jetdüsen austretende Gasstrom reißt Gaspartikel aus der Umgebung mit und verursacht das sog. Entrainment. Die in der Trachea resultierende Sauerstoffkonzentration (F_iO_2) ist deshalb geringer als die am Jetventilator eingestellte Sauerstoffkonzentration ($F_{jet}O_2$). Das Entrainment der Umgebungsluft bewirkt je nach Geräteeinstellung eine Verminderung der F_iO_2 um bis zu 20 %. Die Verwendung von SHFJV® reduziert dieses Phänomen.

16.4.2 Beatmungsfrequenz

Bei alleiniger HFJV wird durch einen mit zunehmender Frequenz ansteigenden Anteil nichtkonvektiver Mechanismen über einen breiten Frequenzbereich (ca. 1,5–5 Hz) der Gasaustausch aufrechterhalten (Biro u. Wiedemann 1999). Dieses Phänomen ist von Resonanzfrequenzen des Thorax aber auch Abdomen abhängig (Lin et al. 1990) und hat ein Optimum zwischen 1,5 und 2,5 Hz (Calkins et al. 1987, Young 1989). Ab einer Jetfrequenz von mehr als 5 Hz nimmt die CO_2-Elimination bei alleiniger HFJV deutlich ab. Höhere Jetfrequenzen > 5 Hz können jedoch zur Aufrechterhaltung eines bestimmten PEEP erforderlich werden. Durch die Steigerung der Jetfrequenz entsteht eine Verschiebung der Atemexkursionen in eine tiefere Inspirationslage. Ein positiver endexspiratorischer Atemwegsdruck („intrinsic PEEP") entsteht. Der niederfrequente Anteil der SHFJV® sorgt in dieser Situation einerseits durch die Schaffung von zwei sich abwechselnden Beatmungsniveaus als auch über eine Verstärkung des Entrainments und dadurch erfolgte Anhebung der effektiven Tidalvolumina für die erforderliche CO_2-Elimination ◘ Abb. 16.4 und 16.5.

16.4.3 Arbeitsdruck

Zentrale Gasversorgungssysteme stehen unter einem Druck von ca. 4,5–5 bar. Die vom Jetventilator vorgenommene Reduzierung dieses Drucks ergibt den Arbeitsdruck. Daraus wird ersichtlich, dass durch den Jetventilator höchstens derjenige Druck bereitgestellt werden kann, der in der primären Gasquelle vorhanden ist. Bei der Anwendung des Tracheotomie-Endoskops ergeben sich unter Berücksichtigung der eingeschränkten pulmonalen Compliance der Intensivpatienten Arbeitsdrücke von 0,8–2,5 bar. Entsprechend der allgemeinen Gasgleichung (p x V x T^{-1} = konstant) ergibt sich eine weitere Reduktion des Drucks der beim Jet applizierten Gasportion unmittelbar nach Verlassen der Jetdüse im Atemweg des Patienten um den Faktor 10^{-3} in physiologische Bereiche (Millibar). Schlanke Patienten benötigen

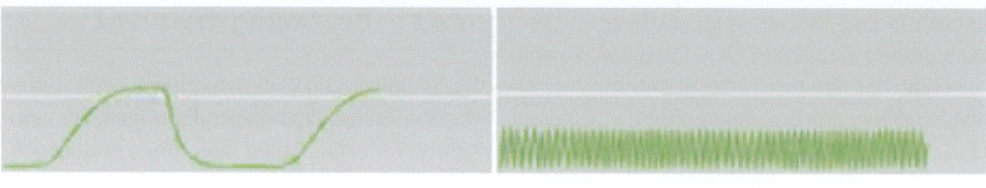

NF = CO$_2$↓   HF = O$_2$↑

Abb. 16.4 Auswirkung von NF und HF auf Oxygenierung und Ventilation bei alleiniger Applikation. (Freundlicherweise zur Verfügung gestellt von der Fa. Carl Reiner GmbH)

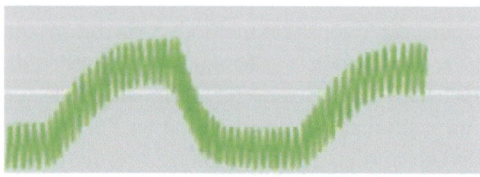

NF + HF = CO$_2$↓ O$_2$↑

Abb. 16.5 Die Überlagerung von NF- und HF-Anteil der SHFJV verbessert die Ventilation unter Beibehaltung der Vorteile der HF-Jet-Beatmung für die Oxygenierung. (Freundlicherweise zur Verfügung gestellt von der Fa. Carl Reiner GmbH)

eher niedrigere Arbeitsdrücke um 0,8–1,5 bar, während adipöse Patienten und solche mit COPD oder geringer pulmonaler Compliance mitunter Arbeitsdrücke bis ca. 2,0 bar erfordern.

16.4.4 I:E-Verhältnis

Wie bei konventionellen Beatmungsgeräten wird auch bei der Jetventilation aufgrund der passiven Ausatmung das I:E-Verhältnis über die Inspirationsdauer (ID) definiert. Die Inspirationsdauer wird als die Öffnungszeit des Jetventils im Verhältnis zum Zeitabstand zwischen 2 Beatmungsimpulsen beschrieben. Wird die ID verlängert, vergrößert sich das in den Atemweg applizierte Gasvolumen, und Oxygenierung sowie CO$_2$-Elimination werden verbessert (MacIntyre 2001). Der Einfluss der Inspirationsdauer auf den Gasaustausch ist frequenzabhängig und durch Wechselwirkungen mit anderen Parametern der Jetventilation gekennzeichnet. Mit zunehmender Jetfrequenz ist die Verkürzung der zur Verfügung stehenden Exspirationszeit zu beachten, was je nach Gerätekonfiguration die Einstellung einer längeren Inspirationsdauer als nicht mehr sinnvoll erscheinen lässt. In der Regel wird deshalb ein I:E-Verhältnis von 1 : 1 bis 1 : 1,5 verwendet.

> **Beispiel Einstellung der SHFJV am Jetventilator TwinStream™ (Carl Reiner GmbH, Wien)**
> - Wahl des Bronchoskopie-Modus (BRO)
> - Eingabe des Patientengewichts
> - Überprüfung der vorgeschlagenen Arbeitsdrücke, Frequenzen und I:E-Verhältnisse für jeweils den hochfrequenten und den niederfrequenten Anteil der Jetbeatmung
> - $P_{jet}HF$ = 1,5–2,0 bar; $p_{jet}NF$ = 1,0–1,5 bar
> - f_{HF} = 400–600 min^{-1}; f_{NF} = 8–15 min^{-1}
> - $I:E_{HF}$ = 1 : 1,5; $I:E_{NF}$ = 1 : 1
> - Obere Alarmgrenze: 30 mbar (Abschaltdruck); untere Alarmgrenze: 5 mbar
> - Einstellung der $F_{jet}O_2$ = 1,0
> - Kontrolle der Effektivität der Ventilation und Oxygenierung durch integrierte E_TCO_2-Messung bzw. Messung der S_pO_2 im Rahmen des anästhesiologischen Standardmonitorings während der PDT

16.4.5 Monitoring

Neben dem Standardmonitoring des Intensivpatienten, das neben üblichen Kreislaufparametern in den meisten Fällen umfassende

Möglichkeiten zur Überwachung von Oxygenierung und Ventilation bietet, haben moderne Jetventilatoren die Möglichkeit einer Kapnografie. Zur Messung des p_aCO_2-Status kann ebenfalls die transkutane Blutgasmessung angewendet werden. Bei der Kapnografie bestehen die gegenwärtigen Einschränkungen in der Trägheit der Seitenstrommessung. Diese Trägheit sorgt dafür, dass nur bei normofrequenter Jetbeatmung oder während Beatmungsunterbrechungen ein quantitativ brauchbares E_TCO_2-Signal messbar ist. Die transkutane Blutgasmessung ist unabhängig von der Atemfrequenz. Ihre Nachteile liegen in der komplizierteren Handhabung und der Latenzzeit der Anzeige gegenüber dem aktuellen arteriellen P_aCO_2-Wert. Das Monitoring des Jetventilators erfasst $F_{jet}O_2$, Arbeitsdrücke und Atemwegsdruck (P_{aw}) kontinuierlich. Die Drucküberwachung des Atemwegs erfolgt über eine vom Beatmungszyklus unabhängige kontinuierliche P_{aw}-Messung am distalen Ende des Endoskops. Die Überschreitung der eingestellten Druckgrenzen wird auf diese Weise und mithilfe einer automatischen Abschaltung der Beatmung zuverlässig verhindert. Gerade bei intensivmedizinisch beatmeten Patienten ist die simultan mögliche Überwachung und Steuerung des PEEP, der unweigerlich bei SHFJV® entsteht, ebenso von Vorteil.

> Für die optimale Applikation der Jetventilation ist das starre Endoskop so auszurichten, dass die Bifurkation bzw. die Tiefe der Trachea für den endoskopierenden Arzt sichtbar ist.

16.5 Kontraindikationen

Eine absolute Kontraindikation der SHFJV®, wie auch jeder anderen Jetventilation, ist die hochgradige Behinderung des Gasabflusses aus den Atemwegen. Indem der Abflussweg des Atemgases mit dem Endoskoprohr des TED permanent offen gehalten wird, erweist sich die SHFJV® über alle Phasen der PDT als geeignetes Beatmungsverfahren.

16.6 Komplikationen

16.6.1 Gasaustauschstörungen

Im Verlauf der PDT müssen die Einstellungen des Jetventilators selbstverständlich überwacht, den Verhältnissen des Patienten und dem veränderlichen Verlauf von P_aO_2 und P_aCO_2 angepasst werden (◘ Tab. 16.2). Bei permanent guter Sauerstoffsättigung können geringere $F_{jet}O_2$-Einstellungen als 1,0 am Jet-Respirator eingestellt werden.

Bei auftretenden *Hyperkapnien* muss nach pulmonalen und eingriffsbedingten Ursachen gefahndet werden. Bei adipösen Patienten wird zuerst die Frequenz des niederfrequenten Jets erhöht, beim COPD-Patienten wird in diesem Fall zuerst der Abstrahldruck des niederfrequenten Jets gesteigert. Steigerungen des Arbeitsdrucks dürfen nur unter Kontrolle des intratrachealen Drucks vorgenommen werden. Je niedriger die Hochfrequenz eingestellt wird (gilt für $f_{HF} < 500$ min^{-1}), umso mehr CO_2 wird abgeatmet. Obstruktionen bzw. Abstrombehinderungen durch eingeführte Instrumente müssen durch kollegiale Absprachen zwischen Operateur und Beatmungsmediziner behoben werden.

Hypoxämie und Probleme mit der Oxygenierung sind lebensbedrohend. Folgende Ursachen für arterielle *Hypoxämie* sind möglich (Biro und Wiedemann 1999):

- alveoläre Hypoventilation durch vermindertes Tidalvolumen,
- verminderte F_iO_2 aufgrund Entrainment mit Raumluft,
- Effizienzabnahme der Jetventilation bei obstruktiven und/oder restriktiven Lungenerkrankungen.

Wenn die Sauerstoffsättigung des Patienten fällt, sollten zuerst die Hochfrequenz, danach die beiden Abstrahldrücke der SHFJV® gesteigert werden ($F_iO_2 = 1,0$).

Mit der Steigerung des Arbeitsdrucks wird der Atemwegsdruck (P_{aw}) und damit das Tidalvolumen (V_t) angehoben. Die Verlängerung der Inspirationsdauer kann durch intraalveoläre

Tab. 16.2 Einfluss der Beatmungsparameter auf die Blutgaswerte bei SHFJV

	F_iO_{jet}	P_{NF}	P_{HF}	f_{NF}	f_{HF}
p_aO_2-Steigerung	↑	↑	↑	=	↑
p_aCO_2-Senkung	=	↑	=	↑	↓

Druckerhöhung die Oxygenierung verbessern. Ohnehin muss bei Patienten mit pulmonalen Funktionseinschränkungen und bei Durchführung der PDT die $F_{jet}O_2$ zunächst auf 1,0 eingestellt werden.

16.6.2 Aspiration

Das Vorhandensein eines Lecks für den kontinuierlichen Abstrom der Atemgase ist für die Durchführung jeder Art von Jetventilation obligat. Die Frequenz der Jetventilation gewinnt dadurch Bedeutung in Hinblick auf den Aspirationsschutz. Ab Jetfrequenzen von ca. 100 min^{-1} kommt es zu einem kontinuierlichen Gasaustritt aus den Atemwegen (Biro u. Wiedemann 1999). Mit der Aufrechterhaltung der Jetventilation wird durch den kontinuierlichen Rückstrom der Atemgase das Eindringen von Regurgitat, Blut oder Sekret in die Atemwege verhindert (Nowak et al. 2013).

16.6.3 Pneumothorax

Die Möglichkeit der Entstehung eines Pneumothorax unter jeglicher Art von mechanischer Ventilation ist aus den Anfangsjahren der klinischen Anästhesiologie bekannt. Unabhängig von den verschiedenen pathophysiologischen Mechanismen kann sich ein beginnender Pneumothorax bei beatmeten Patienten nur als unklare Hypoxämie oder Hypotonie klinisch bemerkbar machen. Wenn der Arzt nicht rechtzeitig an diese Möglichkeit denkt, wird die rettende Diagnosestellung gefährlich verzögert. Aus einem Pneumothorax unter Beatmung kann sich rasch ein lebensbedrohender Spannungspneumothorax mit kardiorespiratorischem Versagen entwickeln.

> Ein Pneumothorax ist eine potenziell lebensbedrohliche Komplikation, die schnell erkannt und behoben werden muss. Ein Pneumothorax kann auch bilateral auftreten.

Pneumothorax-Symptome bei beatmeten Patienten:
- Abnahme der pulmonalen Compliance mit konsekutiver Erhöhung der Beatmungsdrücke
- Hypoxiezeichen
- Tachykardie
- Hypotonie
- Erhöhung des ZVD
- Subkutanes Emphysem
- Zyanose
- Herzrhythmusstörungen

Pneumothorax-Diagnose:
- Auskultatorisch abgeschwächtes Atemgeräusch
- Hypersonorer Klopfschall auf der betroffenen Seite
- Sonografie, Röntgen-Thorax in zwei Ebenen (zur Entdeckung auch eines ventralen Pneumothorax)

Pneumothorax-Therapie:
- Thoraxsaugdrainage
- In lebensbedrohlicher Situation: Besteht der starke Verdacht auf einen Spannungspneumothorax, ist das Einstechen einer großlumigen Venenverweilkanüle medioklavikulär im zweiten Interkostalraum auf der betroffenen Seite erforderlich. Das Entweichen der unter Spannung stehenden Luft durch die Kanüle und das Verschwinden von Hypotonie, Hypoxämie und erhöhtem

Beatmungsdruck liefern den Beweis für die korrekte Diagnose. Zur weiteren Behandlung des Pneumothorax ist die Einlage einer kontinuierlichen Thoraxsaugdrainage erforderlich.

> Die absolute Dringlichkeit der Situation beim Auftreten eines Spannungspneumothorax kann unter Umständen das Abwarten bis zur definitiven Diagnosestellung durch Bildgebung verbieten und aufgrund der Lebensbedrohung sofortiges Handeln erfordern.

16.7 Medizinrechtliche Hinweise

Die in der Literatur wiederholt zu findende Propagierung der PDT als ein einfacher, schneller, komplikationsarmer und jederzeit bettseitig durchführbarer Eingriff darf die erforderliche Bereitstellung personeller und technischer Ressourcen nicht aus dem Blickfeld geraten lassen. Aufgrund der Tatsache, dass es sich bei Tracheotomien um Eingriffe handelt, die mit potenziell lebensbedrohlichen Komplikationen einhergehen können, sind Mindestforderungen an Struktur- und Prozessvoraussetzungen unausweichlich.

Die PDT ist kein Notfalleingriff. Vor Beginn der PDT bei respiratorisch und kardiozirkulatorisch stabilen Patienten ist eine Allgemeinanästhesie mit dazugehörigem Intensivmonitoring und Relaxation zur Vermeidung von reflektorischen Hustenstößen zu etablieren. Die Beatmung erfolgt mit reinem Sauerstoff ($F_iO_2 = 1{,}0$). Anschließend erfolgt die Visualisierung der Stimmbandebene mit direkter Laryngoskopie. Ergibt dieses Prozedere oder die Anamnese des Patienten Hinweise auf einen schwierigen Atemweg, darf nur offen chirurgisch tracheotomiert werden.

> Die PDT ist kein Notfalleingriff. Bei schwierigem Atemweg darf keine Dilatationstracheotomie durchgeführt werden.

Es müssen alle gerätetechnischen und personellen Voraussetzungen in Reichweite sein, um bei Verlust des Atemwegs bei PDT durch die sofortige Reintubation wieder sichere Verhältnisse schaffen zu können. Ebenso ist sicherzustellen, dass bei Störungen der Vitalfunktionen jederzeit eine medikamentöse oder mechanische Therapie bis hin zur kardiopulmonalen Reanimation gemäß den geltenden Leitlinien durchgeführt werden kann. Auch ist jederzeit eine therapeutische Interventionsmöglichkeit im Sinn von Volumen- bzw. Vasopressorgabe zu gewährleisten. Die Qualifikation des ärztlichen und nichtärztlichen Personals, welches an der Durchführung der PDT, der Vertiefung der Analgosedierung zur Allgemeinanästhesie und deren Überwachung beteiligt ist, muss durch Aus- und Weiterbildung sowie regelmäßige Fortbildungen sichergestellt werden. Sowohl der endoskopierende als auch der die Punktion, Dilatation und Insertion der Trachealkanüle ausführende Arzt sind während der PDT nicht uneingeschränkt in der Lage, die Vitalfunktionen des Intensivpatienten im gebotenen Maß zu überwachen und zu steuern. Das gilt insbesondere beim Auftreten von Komplikationen, die aus nachvollziehbaren Gründen die ungeteilte Aufmerksamkeit für das OP-Gebiet erfordern. Aus diesem Grund muss eine weitere Person, die nicht in die Durchführung der Endoskopie und der Operation involviert ist, anwesend sein, um jederzeit die Überwachung des Patienten zu gewährleisten. Da es sich zumeist um einen Eingriff bei intensivmedizinischen Patienten handelt, ist grundsätzlich von einem erhöhten Risikoprofil auszugehen und Überwachung sowie Steuerung der Vitalfunktionen durch alleinige Anwesenheit einer pflegerischen Assistenzkraft kritisch zu hinterfragen.

In der Routine der meisten Intensivstationen ist es praktischerweise üblich, dass die Analgosedierung durch Pflegepersonal und nicht durch den anordnenden Arzt appliziert wird. Deutsche Leitlinien unterscheiden jedoch klar zwischen Sedierung und Anästhesie. Für die Allgemeinanästhesie im Rahmen von Interventionen oder Operationen wird grundsätzlich die

Anwesenheit eines Anästhesisten, der den Facharztstandard erfüllt, gefordert (Riphaus et al. 2015). Parallelnarkosen, auch im Sinn einer geteilten Aufmerksamkeit, werden vom deutschen Gesetzgeber gegenwärtig nicht gestattet. Die Übernahme der Doppelverantwortung für Eingriff und Anästhesieverfahren durch den Operateur stellt im stationären Bereich einen unvertretbaren Anachronismus dar (Opderbecke u. Weißauer 2007).

> Geplante Anästhesieverfahren mit Relaxation, wie sie für die PDT erforderlich sind, bedürfen der Hinzuziehung eines Anästhesisten oder eines intensivmedizinisch erfahrenen Arztes, der sich in ungeteilter Aufmerksamkeit der Überwachung und Steuerung der Allgemeinanästhesie und der Überwachung sowie Steuerung der Vitalparameter des Intensivpatienten während der Operation widmet.

Liegen die personellen und strukturellen Voraussetzungen für die sichere Durchführung der PDT auf der Intensivstation nicht vor, sollte der Patient in das OP-Programm eingeordnet oder an eine Abteilung mit entsprechenden Voraussetzungen überwiesen werden. Die Sicherheit von Patienten und Personal muss, auch unter Berücksichtigung ökonomischer Belange, vordergründige Beachtung finden.

16.8 Ergebnisse experimenteller und computerbasierter Simulationen

Die Entwicklung von technischen Hilfsmitteln zur Sicherung der Atemwege und deren Einführung in die Praxis unterliegt heutzutage meist empirischem Vorgehen. Anatomie, Physiologie und funktionelle Aspekte der menschlichen Atmungsorgane sind gut untersucht. Weniger gut erforscht sind dagegen physikalische Grundlagen, wie die strömungsmechanischen Phänomene bei modernen und klinisch erfolgreichen Beatmungsformen. Computerbasierte Simulationen zur Analyse von Luftströmungen sind im Strömungsmaschinenbau seit vielen Jahren etabliert. In der medizinischen Forschung sind diese Methoden bisher selten anzutreffen. Mögliche Ursache dafür ist die hohe Komplexität und Variabilität des menschlichen Körpers. Die Variabilität ist hier die Norm. Speziell bei der Atmung sind viele Teilaspekte des Gastransports und die komplexe Anatomie der Atemwege zu berücksichtigen, um realistische Ergebnisse bei numerischen Simulationen zu erzielen. Das enorme Erkenntnispotenzial, das sich in der numerischen Simulation von Strömungsvorgängen im medizinischen Bereich verbirgt, wird bei der Untersuchung der Strömungsvorgänge des Atemgases bei Beatmung mit SHFJV® über das Tracheotomie-Endoskop deutlich. Experimentelle Untersuchungen sind dennoch unerlässlich, um die Genauigkeit der numerischen Ergebnisse zu validieren (Hörschler et al. 2006, Große et al. 2007). Beide Möglichkeiten sind nicht losgelöst voneinander zu betrachten und werden nebeneinander bei ein und derselben Aufgabenstellung angewandt.

Am Beispiel der Umströmung eines Gebäudekomplexes lässt sich das eindrucksvoll zeigen (◘ Abb. 16.6). Während ein Gebäudekomplex in einem Windkanal im Modellmaßstab experimentell untersucht wird, erfolgt parallel dazu die Berechnung der Strömungen, z. B. mit ANSYS™-CFX (Ansys Inc., Southpointe, Canonsburg P.A., USA). Dafür ist es notwendig, dass die der Berechnung zugrunde liegenden Gleichungssysteme (Navier-Stokes-Gleichungen) in einigen Millionen Raumpunkten aufgelöst werden. Dabei fällt auf, dass die Strömung im Nachlaufgebiet sehr gut sichtbar gemacht werden kann (◘ Abb. 16.6b). Die Darstellung ist eine Momentaufnahme der sich ständig verändernden Strömungsverhältnisse. Es ist aber möglich, dominante Strömungs- und Turbulenzstrukturen zu erkennen, die eine Optimierung der Anordnung der Gebäude nach bestimmten Kriterien erlaubt. Es gibt unendlich viele, sich permanent ändernde Strömungsstrukturen, was bedeutet, dass auch die

Abb. 16.6 Numerische Simulation zur Sichtbarmachung von Strömungen am Beispiel eines Gebäudekomplexes

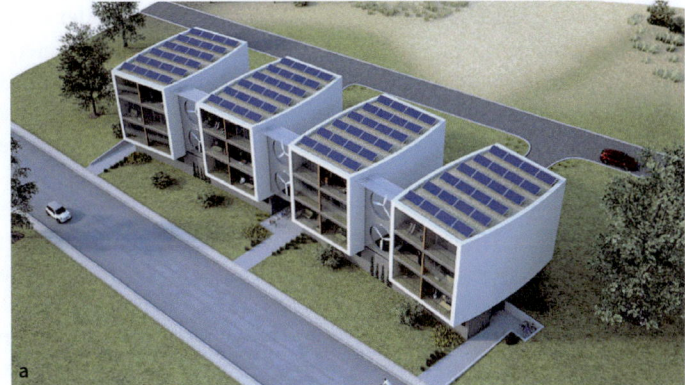

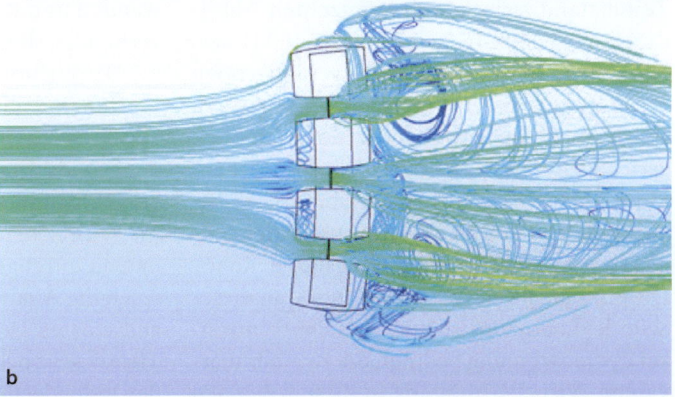

komplizierten Gleichungssysteme zur Berechnung der chaotischen Strömungsstrukturen unendlich viele Lösungsmöglichkeiten besitzen. Vom Wissen und von der Erfahrung des Strömungsmechanikers sowie von der Qualität des Berechnungsprogramms hängt ab, wie gut sich die berechneten Ergebnisse mit denen des Experiments bzw. mit den Bedingungen der Realität in Übereinstimmung bringen lassen.

Mit der Anwendung computerbasierter Darstellungs- und Simulationsmethoden auf die Strömungsverhältnisse im Tracheotomie-Endoskop (TED, Karl Storz GmbH Tuttlingen, Deutschland) werden die turbulenten Strömungsvorgänge mit veränderlichen Randbedingungen wie der Jetfrequenz, dem Arbeitsdruck in der Jetdüse und der Jetdüsenlänge sichtbar gemacht und bewertet. Die Wirkungsweise der SHFJV kann durch diese Sichtbarmachung strömungsmechanisch erklärt und Schlussfolgerungen für eine Optimierung des Endoskops unter strömungsmechanischen Gesichtspunkten können gezogen werden. Durch die parallele experimentelle Untersuchung der Strömung im Tracheotomie-Endoskop mit strömungsmechanischem Rauchverfahren konnte gezeigt werden, dass beim Einsatz der SHFJV® keine eventuell mikrobiell belastete Luft aus der Lunge des Patienten in das Endoskop zurück strömt. Die Erklärung dafür ist, dass sich in Abhängigkeit der Jet-Frequenzen und in Abhängigkeit der Lokalisation der Jet-Düsen in der Umgebung bestimmte Druckverhältnisse einstellen. Die Größe der Druckdifferenz zwischen dem Inneren des Endoskops und dem Außenbereich ist für die Strömungsrichtung verantwortlich. Die Rückströmung der Ausatemluft aus der Lunge erfolgt bei der Jetventilation über das verbleibende Leck zwischen Endoskop und Trachealschleimhaut.

In ◘ Abb. 16.7 sind die berechneten Ergebnisse für die Strömungsgeschwindigkeiten im Endoskop zu unterschiedlichen Zeitpunkten während der Anwendung der SHFJV® dargestellt. Sie stimmen mit den Ergebnissen der experimentellen Untersuchung mittels strömungsmechanischem Rauchverfahren überein. Die in der Berechnung zugrunde gelegte Jetfrequenz der Niederfrequenz-Düse (oben) beträgt 12 min^{-1} und die Jetfrequenz an der Hochfrequenz-Düse (unten) beträgt 600 min^{-1}. Der Zeitabstand zwischen den einzelnen Abbildungen (◘ Abb. 16.7a–c) beträgt 0,001 sec. Die sich an jedem Ort ständig verändernden Strömungsgeschwindigkeiten sind deutlich zu erkennen, insbesondere an der nach oben gerichteten Anschlussmöglichkeit des Tracheotomie-Endoskops für einfache Überdruckbeatmung (IPPV) und an der zum endoskopierenden Arzt gerichteten Öffnung des starren Rohrs. Die erzeugte partielle Rückströmung an dieser Seite des Endoskops ist durch den Einströmwinkel der Jetströmung bedingt, die zu einer markanten Wirbelausprägung in diesem Bereich führt und an diesem Rohrende ausschließlich aus Frischluft besteht. Es ist zu erkennen, dass zu keiner Zeit Rückströmungen von der distalen, patientenseitigen Öffnung im Endoskop erfolgen, was auch durch die Darstellung der berechneten Stromlinien in ◘ Abb. 16.8 zu bestätigen ist.

Dass das Einströmen bzw. das Ansaugen von Umgebungsluft über die nach oben gerichtete Anschlussmöglichkeit für IPPV erfolgt, ist darin begründet, dass die Jetdüsen, bezogen auf den Querschnitt dieses Anschlusses, nach der sich dort einstellenden Druckverteilung optimiert wurden. In ◘ Abb. 16.9 ist der erreichbare Ansaugvolumenstrom in Abhängigkeit von der Lokalisation der Jetdüsen dargestellt. Das Optimum wird bei einer Verschiebung der Düsen um 20 mm vom Ausgangspunkt erreicht und führt zu einer Zunahme des angesaugten Volumenstroms um ca. 70 % gegenüber der nichtoptimierten Düsenanordnung.

Auf der Grundlage klinischer und experimenteller Untersuchungen (Kraincuk et al. 2003, Nowak et al. 2013) können mit der numerischen Simulation klinisch bekannte positive Effekte bei verschiedenen Beatmungsmethoden untersucht werden. Obwohl die Jetventilation aktuell nicht im Fokus der Behandlung des ARDS liegt, ist eine superponierte Hochfrequenz-Jetventilation (SHFJV) ein alternativer Ansatz, um mit lungenprotektiver Beatmung die Lungenfunktion und Oxygenierung beim ARDS zu verbessern. Verglichen mit extrakorporaler Membranoxygenierung (ECMO) ist die SHFJV einfacher anzuwenden und mit geringeren Komplikationen verbunden (Bingold et al. 2012).

Die strömungsmechanischen Ursachen hierfür sind aber noch kaum untersucht. Das bedeutet, dass numerische Untersuchungen für das grundsätzliche Verständnis der komplexen Strömung innerhalb der Trachea bis hinein in die zahlreichen Generationen des Bronchialbaums durchgeführt werden müssen. Dabei spielt die Analyse der durch die Jetventilation ausgelösten Druckschwankungen, die in der Tiefe des Bronchialsystems in Abhängigkeit von den individuellen pathophysiologischen Gewebeeigenschaften Resonanzphänomene erzeugen, eine wichtige Rolle. Bei entsprechender Einstellung der Jetfrequenzen können Resonanz-Phänomene und Frequenzüberlagerungen mit der Eigenfrequenz des Thorax entstehen, bei denen besonders große Schwingungsamplituden auftreten. Diese können zur optimalen Ausdehnung der belüfteten Alveolen führen und für ein Maximum an Gasaustauschfläche sorgen. Mit der Auswahl des geeigneten Beatmungsverfahrens können diese physikalischen Abläufe berücksichtigt und optimale Bedingungen für den pulmonalen Gasaustausch bei respiratorisch insuffizienten Patienten geschaffen werden.

16.9 Zusammenfassung

Die Anwendung der SHFJV® über das Tracheotomie-Endoskop erfüllt die Anforderungen, die an das Beatmungsverfahren für einen

Kapitel 16 · Anästhesiologische und beatmungsmedizinische…

◘ **Abb. 16.7a–c** Numerische Simulation der Strömungsgeschwindigkeiten im Tracheotomie-Endoskop im Zeitabstand von 0,001 sec

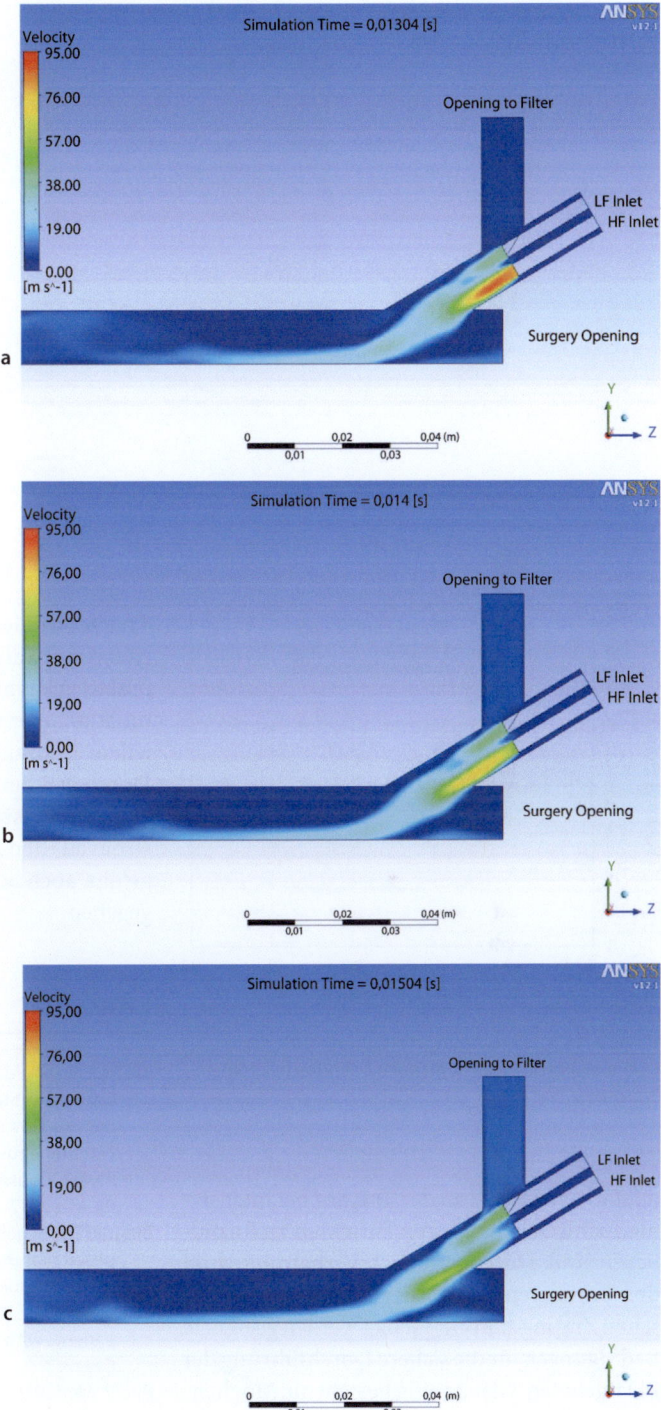

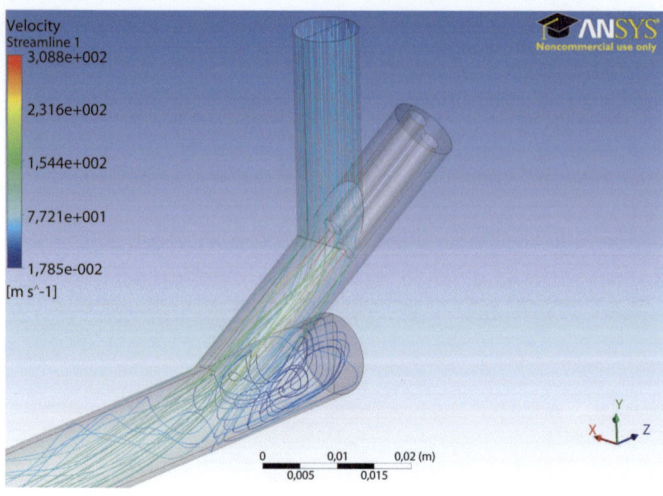

Abb. 16.8 Berechnung der Stromlinien im Tracheotomie-Endoskop

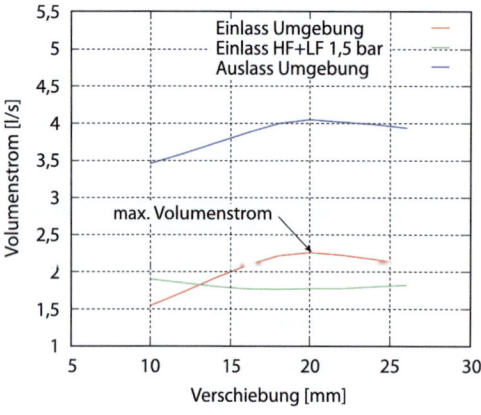

Abb. 16.9 Berechnung der Düsenposition zur Optimierung des Volumenstroms beim Tracheotomie-Endoskop

operativen Eingriff an der Trachea bei intensivmedizinisch behandelten Patienten zu formulieren sind. Durch gute Sichtverhältnisse und den parallelen kontinuierlichen endoskopischen Zugang zum OP-Gebiet werden geeignete Bedingungen für die sichere Durchführung der PDT geboten. Gleichzeitig besteht die Möglichkeit der kontinuierlichen Beatmung des Intensivpatienten, was besonders im Fall auftretender Verzögerungen oder Komplikationen von hohem Wert ist. Durch die Anwendung des Tracheotomie-Endoskops ist ein Verlust des Atemwegs während des Tracheotomievorgangs praktisch kaum möglich. Zusätzlich ist die Reintubation über das Tracheotomie-Endoskop zu jedem Zeitpunkt der PDT sicher durchführbar. Durch den bei gebräuchlichen höheren Jetfrequenzen entstehenden kontinuierlichen Gasstrom aus den Atemwegen ist eine Aspirationsgefahr, auch bei auftretenden Blutungen, nicht gegeben.

Literatur

ANZICS (2014) Percutaneous Dilatational Tracheostomy Consensus Statement, 2014. http://www.anzics.com.au/Downloads/2014%20The%20ANZICS%20Percutaneous%20Dilatational%20Tracheostomy%20Consensus%20Statement.pdf. Zugegriffen 05. Mai 2017

Bingold TM, Scheller B, Wolf T et al. (2012) Superimposed high-frequency jet ventilation combined with continuous positive airway pressure/assisted spontaneous breathing improves oxygenation in patients with H1N1-associated ARDS. Ann Intensive Care 2: 7

Biro P, Wiedemann K (1999) Jetventilation und Anästhesie für diagnostische und therapeutische Eingriffe an den Atemwegen. Anästhesist 48 (9): 669–685

Calkins JM, Waterson CK, Quan SF, Militzer HW, Otto CW, Conahan TJ, Hameroff SR (1987) Effect of alterations in frequency, inspiratory time, and airway pressure on gas exchange during high frequency jet ventilation in dogs with normal lungs. Resuscitation 15: 87–96

Cook TM, Alexander R (2008) Major complications during anesthesia for elective laryngeal surgery in the UK – a national survey of the use of high-pressure source ventilation. Br J Anaesth 101 (2): 266–272

Fikkers BG, van Veen JA, Kooloos JG, Pickkers P, van den Hoogen FJ, Hillen B, van der Hoeven JG (2004) Emphysema and pneumothorax after percutaneous tracheostomy: case reports and an anatomic study. Chest 125 (5): 1805–1814

Große S, Schröder W, Klaas M, Klöckner A, Roggenkamp J (2007) Time resolved analysis of steady and oscillating flow in the upper human airways. Exp Fluids 42: 955–970

Hörschler I, Brücker C, Schröder W, Meinke M (2006) Investigation of the impact of the geometry on the nose flow. Eur J Mech B Fluids 25 (4): 471–490

Kraincuk P, Kormoczi G, Prokop M, Ihra G, Aloy A (2003) Alveolar recruitment of atelectasis under combined high-frequency jet ventilation: a computed tomography study. Intensive Care Med 29 (8): 1265–1272

Lin ES, Jones MJ, Mottram SD, Smith BE, Smith G (1990) Relationship between resonance and gas exchange during high frequency jet ventilation. Br J Anaesth 64: 453–459

MacIntyre NR (2001) High-frequency jet ventilation. Respir Care Clin N Am 7: 599–610

Nowak A, Klemm E (2011) Percutaneous dilatational tracheotomy using the tracheotomy endoscope. Laryngoscope 121: 1490–1494

Nowak A, Usichenko T, Wendt M, Klemm E (2013) Methods of administering superimposed high-frequency jet ventilation and the associated risk for aspiration in a model of tracheal bleeding. Respiration 85: 59–63

Opderbecke HW, Weißauer W (2007) Erneute gemeinsame Stellungnahme des Berufsverbandes Deutscher Anästhesisten und der Deutschen Gesellschaft für Anästhesiologie und Intensivmedizin zu Zulässigkeit und Grenzen der Parallelverfahren in der Anästhesiologie („Münsteraner Erklärung II 2007"). Anästh Intensivmed 48: 223–229. https://www.bda.de/docman/alle-dokumente-fuer-suchindex/oeffentlich/empfehlungen/559-erneute-gemeinsame-stellungnahme-zu-zulaessigkeit-und-grenzen-der-parallelverfahren-in-der-anaesthesiologie/file.html. Zugegriffen 30. September 2017

Reilly PM, Anderson HL 3rd, Sing RF, Schwab CW, Bartlett RH (1995) Occult hypercarbia. An unrecognized phenomenon during percutaneous endoscopic tracheostomy. Chest 107 (6): 1760–1763

Riphaus A, Wehrmann T, Weber B et al. (2015) Update S3-Leitlinie „Sedierung in der gastrointestinalen Endoskopie". Z Gastroenterol 53: 802–842

Sütterlin R, Priori R, Larsson A, LoMauro A, Frykholm P, Aliverti A (2014) Frequency dependence of lung volume changes during superimposed high-frequency jet ventilation and high-frequency jet ventilation. Br J Anaesth 112 (1): 141–149

Sütterlin R, LoMauro A, Gandolfi S et al. (2015) Influence of tracheal obstruction on the efficacy of superimposed high-frequency jet ventilation and single-frequency jet ventilation. Anesthesiology 123 (4): 799–809

Vargas M, Sutherasan Y, Antonelli M et al. (2015) Tracheostomy procedures in the intensive care unit: an international survey. Critical Care 19 (1): 291

Young JD (1989) Gas movement during jet ventilation. Acta Anaesthesiol Scand 33 (Suppl 90): 72–74

Der Weg zum Dekanülement

S. Sutarski

17.1 Einleitung – 176

17.2 Dekanülement – Warum? – 176
17.2.1 Lebensqualität der Patienten – 176
17.2.2 Kanülenassoziiertes Risiko – 176
17.2.3 Betreuungsentscheidung – 177

17.3 Voraussetzungen zum Dekanülement – 177
17.3.1 Atmung – 178
17.3.2 Atemwegsmorphologie – 180
17.3.3 Schluckfunktion – 182
17.3.4 Sekretmanagement – 184

17.4 Durchführung des Dekanülements – 185

Literatur – 186

© Springer-Verlag GmbH Deutschland, ein Teil von Springer Nature 2018
E. Klemm, A. Nowak (Hrsg.), *Kompendium Tracheotomie und Atemwege*,
https://doi.org/10.1007/978-3-662-56824-8_17

17.1 Einleitung

Im Rahmen der akutmedizinischen und rehabilitativen Behandlung tracheotomierter Patienten kommt es bei günstigem Verlauf zu einem Zeitpunkt, zu dem die Indikation einer Tracheotomie nicht mehr gegeben ist und die Trachealkanüle entfernt werden kann.

Die Beurteilung, wann und unter welchen Voraussetzungen das Dekanülement erfolgen sollte, obliegt den betreuenden ärztlichen Fachdisziplinen in enger Zusammenarbeit mit den zuständigen Therapeuten und Pflegekräften. Es wird empfohlen, dass neben der Fachdisziplin, die die Grunderkrankung des Patienten betreut, auch endoskopisch erfahrene Kollegen z. B. der HNO-Heilkunde hinzugezogen werden, um in interdisziplinärer Zusammenarbeit unter Beachtung der morphologischen Voraussetzungen, der Funktionalität und der Prognose der Grunderkrankung im Sinn des Patienten entscheiden zu können.

17.2 Dekanülement – Warum?

17.2.1 Lebensqualität der Patienten

Das Vorhandensein eines Tracheostomas sowie die einliegende Kanüle werden von den betroffenen Patienten als auch ihren Angehörigen häufig belastend und stigmatisierend erlebt. Daher besteht auch bei umfangreicher Aufklärung über die Notwendigkeit des Tracheostomas der dringende Wunsch, so zügig wie möglich die Kanüle wieder entfernen zu können. Sollte eine Langzeit-Kanülenversorgung indiziert sein, impliziert dies einen verstärkten Bedarf an ärztlicher und therapeutischer Begleitung, um soziale Rückzugstendenzen zu vermeiden und die Akzeptanz der Kanüle zu verbessern.

Wesentliche beeinträchtigende Faktoren sind:
- reduzierte Stimmgebung in Abhängigkeit vom Kanülentyp und damit eingeschränkte verbale Kommunikation/Informationsdefizite,
- kanülenassoziierte Schluckstörungen mit Einschränkung der oralen Kostaufnahme,
- Dyskrinie der Atemwege, Absaugpflicht,
- vermehrter Pflegebedarf,
- Notwendigkeit der dauerhaften ärztlichen und pflegerischen Anbindung, Einschränkung der Intimsphäre,
- Schmerzen,
- gut sichtbarer Fremdkörper,
- Angst vor Komplikationen, insbesondere Luftnot.

17.2.2 Kanülenassoziiertes Risiko

Die Trachealkanüle stellt einen Atemwegsfremdkörper dar, der vital bedrohliche Situationen generieren kann. Daraus ergibt sich ein individuelles kanülenassoziiertes Risiko, von dem das betreuende Arzt- und Pflegepersonal Kenntnis haben muss und aus dem sich die Notwendigkeit eines definierten Notfallmanagements ableitet.

Akute Verlegung der Trachealkanüle
Bei plötzlich auftretender Kanülenverlegung durch Sekret, z. B. nach dem Husten, kann es zu akuter respiratorischer Insuffizienz kommen, aus der sich im Verlauf ein apnoegetriggerter Herz-Kreislauf-Stillstand entwickeln kann. Patienten mit geblockter Trachealkanüle können im Notfall nicht neben der Kanüle atmen und sind daher besonders gefährdet.

Ungeblockte Kanülen kleineren Lumens mit ausreichender Distanz zur Trachealwand senken das Risiko, wobei zur Festlegung des Gefährdungsgrads die Kenntnis der trachealen Morphologie sowie eine gezielte Kanülenanpassung erforderlich sind.

Besondere Berücksichtigung erfordern Patienten, die sich im Notfall nicht selbst helfen oder bemerkbar machen können.

Akute Blutung
Durch mechanische Läsion der Trachealwand besteht die Gefahr einer akuten Blutung, besonders bei tiefreichenden Ulzerationen mit Arrosion trachealer oder thorakaler Gefäße. Eine massive Blutung kann zu einer Atemwegsverlegung durch Blutaspiration mit tracheobronchialer Koagelbildung und Ausbildung einer akuten respiratorischen Insuffizienz bis hin zur

Asphyxie führen und zudem sekundär einen hämorrhagischen Schock auslösen.

Kanülendislokation
Ein plötzlicher Kanülenverlust durch Automanipulation oder bei Umlagerung der Patienten wird v. a. dann kritisch, wenn
— eine suprastomale Atemwegsstenose vorliegt,
— die Eigenatmung reduziert ist,
— das Tracheostoma bei langem Schacht und Kollapsneigung keinen suffizienten Atemwegszugang darstellt.

17.2.3 Betreuungsentscheidung

Aus den genannten vital bedrohlichen Situationen folgt letztlich eine Überwachungspflicht für die betroffenen Patienten, die sich über permanentes Monitoring oder 24-Stunden-Beobachtung durch Pflegepersonal realisieren lässt.

In diesem Kontext ergeben sich ethische und rechtliche Fragestellungen, da seitens der Fachgesellschaften keine verbindlichen Vorgaben zur Patientenüberwachung vorliegen. Das Gefährdungspotenzial wird individuell bestimmt, die Verantwortung liegt bei den betreuenden Ärzten.

Abhängig von der getroffenen Betreuungsentscheidung resultiert ein vermehrter personeller und finanzieller Aufwand, der außerhalb des intensivmedizinischen Bereichs kaum zu gewährleisten ist und die Selbstbestimmung der betroffenen Patienten erheblich reduziert.

Liegen keine medizinisch begründbaren Kriterien vor, die Trachealkanüle zu belassen, sollte zur Optimierung der Weiterbetreuung das Dekanülement angestrebt werden.

17.3 Voraussetzungen zum Dekanülement

Für die Anlage eines Tracheostomas gibt es vier Indikationsgruppen, die einzeln oder in Kombination zur Entscheidung führen, die Luftröhre zu eröffnen und damit den Atemweg zu verkürzen:

1. Invasive prolongierte oder Langzeitbeatmung
2. Stenose der oberen Atemwege (die „klassische" Indikation der Tracheotomie)
3. Dysphagie mit Aspiration
4. Reduzierte Fähigkeit zur Sekret-Elimination, d. h. Unfähigkeit zur eigenständigen Atemwegsreinigung

Es gilt, die genannten Kriterien sicher auszuschließen, um das Dekanülement in Erwägung zu ziehen.

Tracheotomierte Patienten stellen ein inhomogenes Patientenkollektiv dar. Es ist vor allem der Entwicklung der modernen Intensivmedizin zu verdanken, dass die Tracheotomie als der am häufigsten durchgeführte operative Eingriff an kritisch kranken Patienten anzusehen ist, wobei insbesondere die maschinelle Beatmung zum Anstieg der Patientenzahlen beigetragen hat. Die Patientenklientel umfasst neurologische, traumatologische, internistische, kardiologische, pädiatrische und onkologische Grunderkrankungen als auch Komplikationen nach operativen Eingriffen. Auch die Frage, ob es sich um akute oder chronische Erkrankungsbilder handelt, kann die Bewertung des Tracheostomas im Verlauf beeinflussen.

Insofern erscheint es sinnvoll, zunächst unter dem Aspekt des Dekanülements nicht vordergründig das Grundleiden der Patienten, sondern die Indikationen für das Tracheostoma zu betrachten. Bestehen anhaltend relevante Funktionsdefizite bzw. Atemwegspathologien, ist das Tracheostoma nach Möglichkeit zu belassen.

Darüber hinaus ist zu beachten, dass vermehrt tracheotomierte Patienten von der intensivmedizinischen Akutbetreuung in die (Früh-)Rehabilitation bzw. die ambulante Betreuung entlassen werden. Bezugnehmend auf die Notwendigkeit geschulten Personals bei Entscheidungen zum Dekanülement und durch fragmentarische Standards wird es nach Ablauf der Akutphase zunehmend schwierig, die erforderlichen Versorgungsstrukturen bereitzuhalten. Ein erfahrenes interdisziplinäres Team sowie definierte Prozessabläufe können helfen, das Risiko einer Rekanülierung zu minimieren.

Ziel der Rehabilitation unserer Patienten ist es, die gestörte Funktionalität komplex zu erfassen und durch gezielte therapeutische Maßnahmen zu einer Eigenständigkeit zurückzuführen, die das Dekanülement gestattet (◘ Abb. 17.1). Kann keine Restitutio ad integrum erreicht werden, muss die Relevanz des verbleibenden Defizits bewertet und in einen vertretbaren Bezug zur kanülenbezogenen Gefährdung der Patienten gebracht werden. In die Entscheidungsfindung sollten die Patienten, die Betreuer bzw. Angehörige einbezogen werden.

17.3.1 Atmung

Im Rahmen der Intensivmedizin ist das Ziel, die Patienten zuverlässig von der maschinellen Beatmung zu entwöhnen. Dabei kann die Anlage eines Tracheostomas hilfreich sein:
- Verkürztes Weaning, kürzere Verweildauer auf der Intensivstation
- Effizienteres Absaugen von Sekret aus den unteren Atemwegen
- Optimierung der Mund- und Rachenhygiene
- Optimierung der Beatmungsparameter
- Geringerer Bedarf an Sedativa
- Verbesserte Schluck- und Kommunikationsrehabilitation

Während der Beatmungsentwöhnung empfiehlt sich ein begleitendes Trachealkanülenmanagement mit regelmäßigen Entblockungen der Kanüle unter Verwendung eines Sprechaufsatzes in den Beatmungspausen. Dabei wird der Ausatemstrom über die oberen Atemwege gelenkt (◘ Abb. 17.2).

Vorteile:
- Training der Atemmuskulatur
- Stimulation der Nozizeption der Larynx- und Pharynxschleimhaut durch den Atemstrom → positive Effekte auf die Schluckfunktion: Schluckreflextriggerung, steigende Schluckeffektivität und -frequenz, Wahrnehmung von Residuen
- Möglichkeit der Stimmgebung → Kommunikation, postdeglutitive Stimmkontrolle
- Training der eigenständigen Atemwegsreinigung

Begleitend zum Weaningprotokoll können die Entblockungszeiten der Kanüle ausgebaut werden, was den Verlauf der Beatmungsentwöhnung positiv beeinflussen kann. Leider gelingt dieses simultane Vorgehen nicht in jedem Fall, die Hochatmung kann gepresst, angestrengt oder rasch erschöpfbar sein – ggf. bis zur Unfähigkeit der Exspiration neben der Kanüle. Die Benutzung einer blockbaren Sprechkanüle mit exakt positionierter Kanülenperforation kann in diesen Fällen hilfreich sein.

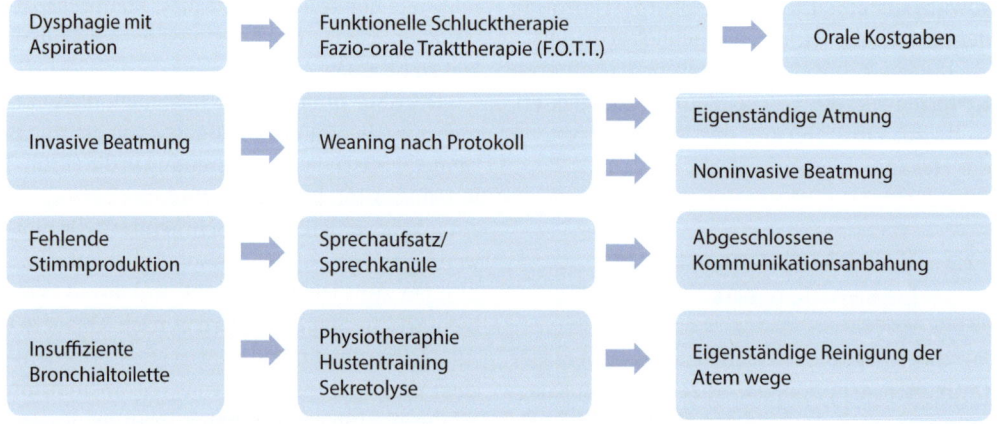

◘ Abb. 17.1 Erfassung gestörter Funktionalität, Therapiemaßnahmen (© Foto: S. Sutarski)

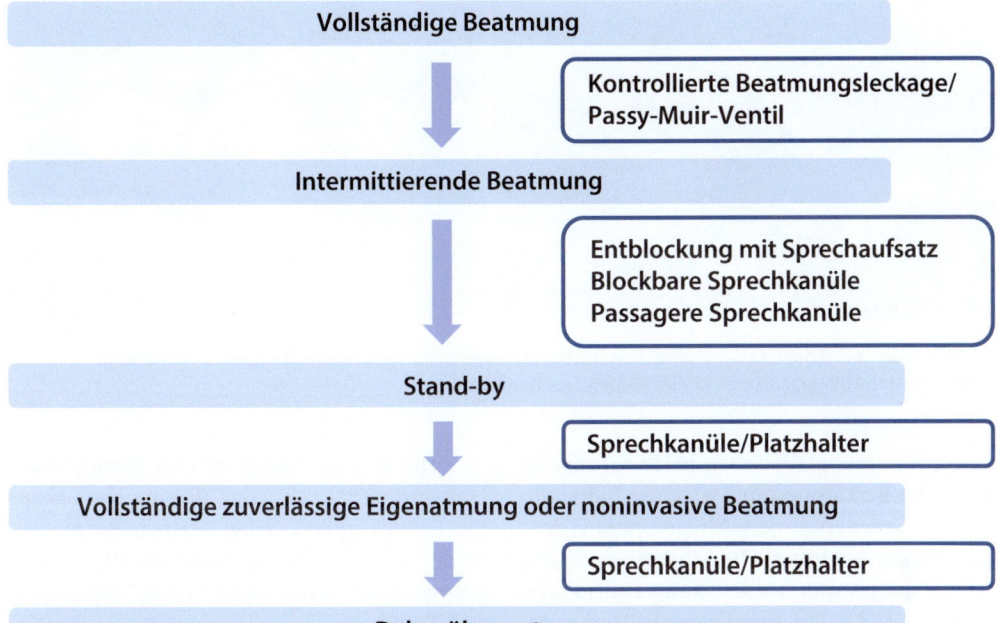

■ Abb. 17.2 Stufenprogramm des Weanings (© Foto: S. Sutarski)

Ursachen einer Limitierung von Entblockungszeiten
— Tracheale oder thorakale Instabilität
— Subglottische oder tracheale Stenosen
— Atemwegsinfektionen
— Zwerchfell- oder Bauchwanddefekte
— Adipositas
— Neuromuskuläre Erkrankungen
— Bronchopulmonale Erkrankungen
— Zentrale Atemstörungen
— Schwere Aspiration
— Bronchialer Sekretverhalt
— Angst der Patienten

Das Risiko einer respiratorischen Erschöpfung ist nach einer Langzeitbeatmung stets in Betracht zu ziehen, wobei vorbestehende bronchopulmonale sowie neuromuskuläre Erkrankungen erschwerend wirken können. Auch eine positive Anamnese bezüglich eines obstruktiven Schlafapnoe-Syndroms (OSAS) bzw. einer Obesitas-assoziierten Hypoventilation erfordern besondere Aufmerksamkeit, da bei verlängertem Totraum nach Dekanülement mit unterschiedlicher Latenzzeit, auch bis zu mehreren Tagen, eine Dekompensation der respiratorischen Situation eintreten kann.

Es liegen keine verbindlichen Empfehlungen vor, welches Intervall zwischen erfolgreichem Weaning und Dekanülement einzuhalten ist, weshalb unter Berücksichtigung von Vorerkrankungen und Beatmungsdauer eine individuelle ärztliche Festlegung zu treffen ist. Bei begründeter Gefahr einer erneuten respiratorischen Insuffizienz kann zur Testung der respiratorischen Leistungsfähigkeit der vorübergehende Einsatz eines Tracheostoma-Platzhalters erfolgen (■ Abb. 17.3). Der Patient sollte sich dabei zur Überwachung am Monitor befinden, zusätzlich werden laborchemische Kontrollen der Atemwegsparameter empfohlen.

Zur Erleichterung der ambulanten Weiterbetreuung strebt man bei anhaltender (intermittierender) Beatmungspflicht die Anpassung einer noninvasiven Beatmung an. Damit ergibt sich ein Sonderfall des Dekanülements.

Um die Patienten von einer invasiven auf eine noninvasive Beatmung (NIV,

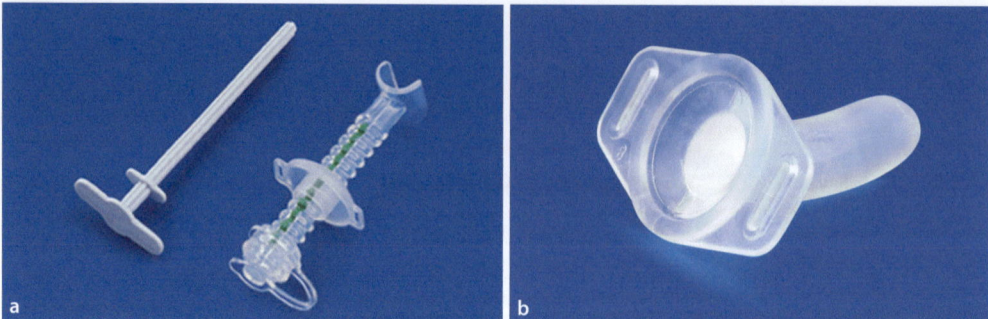

Abb. 17.3 a Platzhalter zum temporären Tracheostomaverschluss (HEIMOMED Kerpen, Deutschland), b Stomabutton PRIMA-Seal (HEIMOMED Kerpen, Deutschland)

Maskenbeatmung) umstellen zu können, dürfen außer der Beatmung keine weiteren Indikationen zur Tracheotomie vorliegen, was vorher geprüft werden muss. Die Maskenanpassung erfolgt dann unter Verwendung eines Platzhalters, um das Tracheostoma als Atemwegszugang zu erhalten, falls die Maskenbeatmung nicht toleriert wird. Erst nach erfolgreicher Umstellung auf NIV-Beatmung kann der Platzhalter entfernt werden, was dem Dekanülement gleichzusetzen ist.

Liegt ein dilatativ angelegtes Tracheostoma mit engem und/oder kollabierendem Schachtlumen vor, ist eine vorherige chirurgische Tracheostomarevision zu diskutieren, um den Atemweg zu sichern und einen Platzhalter einsetzen zu können. Dabei ist zu beachten, dass sich nach Platzhalterentfernung ein relativ großes Tracheostoma mit langsamer Schrumpfungstendenz nur eingeschränkt abdichten lässt und sich bei Beatmung eine relevante Leckage entwickeln kann. Das Tracheostoma sollte dann zügig operativ verschlossen werden.

Es ist nicht zu empfehlen, die Dekanülierung und NIV-Maskenanlage zeitgleich vorzunehmen, da im Fall eines Scheiterns der Maskenbeatmung bei geschrumpftem Tracheostoma eine Rekanülierung schwierig bis unmöglich werden kann und damit eine Intubation und Retracheotomie erforderlich werden.

Entscheidet man sich doch zu diesem Vorgehen, ist eine Aufklärung der Patienten über das Risiko einer Intubation erforderlich. Bei erwartet schwieriger Intubation ist die primäre Dekanülierung mit Maskenanpassung kontraindiziert.

Eine Hypoxie zeigt sich im Verlauf nach Dekanülement schneller als eine Hyperkapnie. Daraus ergibt sich bei zweifelhafter Stabilität der respiratorischen Parameter eine längerfristige Überwachungspflicht der Patienten bis zu 7 Tagen.

17.3.2 Atemwegsmorphologie

Vor einem geplanten Dekanülement ist die funktionsendoskopische Beurteilung der Atemwege bis zu den Hauptbronchien unabdingbar. Die Untersuchung wird am wachen Patienten vorgenommen, bei regelrechter Handhabung ist eine Oberflächenanästhesie nicht zwingend erforderlich.

Es erfolgt zunächst eine anterhinoskopische Beurteilung der Nasenhaupthöhle beidseits sowie die Spiegeluntersuchung der Mundhöhle und des Oropharynx. Danach wird transnasal flexibel über die besser geeignete Nasenseite (Beachtung einer Nasenseptumdeviation, unterer Nasengang, Orientierung am Nasenboden) ein Endoskop passenden Durchmessers eingeführt, um den Pharynx und Larynx einzusehen. Danach wird die Trachealkanüle entfernt.

> Nur die Beurteilung ohne einliegende Kanüle schafft einen umfassenden Eindruck über die Atemwegsbeschaffenheit, da die Kanüle pathologische Befunde verdrängen oder verdecken kann.

Neben der gründlichen Betrachtung des Tracheostomas selbst erfolgt die transstomale

Tracheoskopie möglichst ohne Wandberührung, um Hustenreize zu vermeiden. Bei ausreichend kooperativen Patienten bittet man unter endotrachealer Platzierung des Endoskops und bei außen verschlossenem Tracheostoma (ggf. mit Hilfsperson) um Stimmbildung bzw. Husten, um bei steigendem subglottischem Druckaufbau die Stabilität der Trachealwand zu beurteilen. Ist keine Kooperativität vorhanden, kann ggf. ein Hustenreflex gezielt ausgelöst werden.

Worauf ist zu achten?

- Nase/Nasenrachen
- Pathologische Sekrete
- Schleimhautbeschaffenheit (Rötung, Ödeme, Trockenheit, Verkrustung)
- Obturierende Prozesse

Eine Nasenatmungsbehinderung wird erst nach Dekanülement relevant, da in der Folge eine Mundatmung auftritt, was zur Austrocknung der Atemwege und zur Borkenbildung führen kann. Nasale Entzündungsprozesse können sich nach kaudal ausbreiten und nachfolgend die Ausbildung einer Laryngotracheitis hervorrufen. Wenn möglich sollte die nasale Pathologie vor dem Dekanülement saniert werden.

- Mundhöhle/Mundrachen
- Schleimhautbeschaffenheit (Rötung, Beläge, Ödeme, Ulzerationen, Bissverletzungen)
- Zahnstatus
- Gewebedefekte
- Tonsillenhyperplasie

- Hypopharynx/Larynx
- Raumforderungen
- Sekret- oder Nahrungsreste
- Schleimhautbeschaffenheit (Ödeme/ Rötung? Hinweise auf Reflux?)
- Stimmlippenmotilität (CAVE: ein- oder beidseitiger Stillstand, vor Dekanülement ggf. glottiserweiternder Eingriff mit dem Nachteil der Stimmverschlechterung)
- Taschenfaltenhyperplasie
- Intubationsschäden

- Tracheostoma
- Lumen/Schachttiefe
- Entzündungen (auch peristomal)
- Granulationsgewebebildung
- Stabilität

- Trachea
- Abstand des Tracheostomas zur Glottisebene, Hinweise auf Ringknorpelaffektionen?
- Stabilität? (◘ Abb. 17.4)
- Stenosen? (◘ Abb. 17.5)
- Suprastomale Impressionen der Vorderwand?
- Hinweise auf tracheale Kompression von außen?
- Schleimhautbeschaffenheit?
- Sekretauflagerungen?
- Freiliegende oder dislozierte Knorpelspangen?
- Bronchiale Sekretretention?

Entzündungsreaktionen des Tracheostomas und der Trachea können differenzialdiagnostisch auch durch die Kanüle selbst unterhalten werden, sodass in Betracht gezogen werden kann, die Kanüle trotzdem zu entfernen, sofern die Atemwege ausreichend weit und stabil sind.

Granulationen am äußeren Tracheostoma stören das Dekanülement meist nicht, am inneren Orificium oder endotracheal empfiehlt sich eine Abtragung vor Kanülenentfernung.

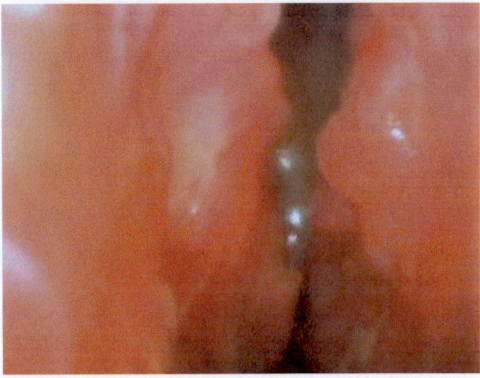

◘ **Abb. 17.4** Instabilität der lateralen Trachealwand
(© Foto: S. Sutarski)

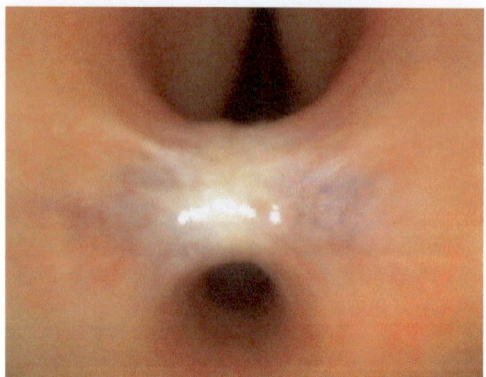

Abb. 17.5 Subglottische Synechie
(© Foto: S. Sutarski)

Wichtig ist, die Ursache der Granulationen zu ermitteln, da diese meist Reaktionen auf einen chronischen Reiz darstellen, z. B. Materialunverträglichkeit, Sekret, Aspiration.

Bei Vorliegen von Atemwegsstenosen oder Instabilitäten ist das Dekanülement nicht durchführbar. In Abhängigkeit von der Lokalisation sind interdisziplinäre Entscheidungen über das weitere Prozedere erforderlich, insbesondere über die Möglichkeit einer operativen Sanierung oder passageren Stenteinlage. Sollte dies nicht möglich sein, z. B. bei Inoperabilität des Befunds oder begleitender Multimorbidität, ist eine Langzeit-Kanülierung nicht zu vermeiden, was für die betroffenen Patienten eine erhebliche Belastung darstellt.

Aus diesem Grund muss darauf hingewiesen werden, dass bereits die primäre sachgerechte Anlage des Tracheostomas, aber auch die regelmäßige endoskopische Verlaufskontrolle mit individueller Kanülenanpassung und standardisierte Pflegemaßnahmen dazu beitragen können, derartige Situationen mit langfristiger Beeinträchtigung der Lebensqualität der Patienten zu vermeiden.

17.3.3 Schluckfunktion

Die Einschätzung des Vorliegens einer Dysphagie erfordert im Rahmen des geplanten Dekanülements viel Erfahrung. Geschultes ärztliches Personal als auch Schlucktherapeuten sind aufgefordert, in wiederholter gemeinsamer Entscheidungsfindung den Prozess bis zum Dekanülement zu begleiten. Dabei ist sowohl die klinische Schluckdiagnostik als auch die endoskopische Diagnostik (flexible endoskopische Evaluation des Schluckakts – FEES) heranzuziehen, ggf. ergänzt durch bildgebend-radiologische Verfahren wie die Hochfrequenz-Kinematografie oder Videofluoroskopie. Die Schluckdiagnostik ist eine nicht delegierbare ärztliche Aufgabe.

Entscheidend für die Dekanülierung ist nicht das Vorliegen einer Dysphagie an sich, sondern die Frage, ob die Patienten eine relevante Störung der pharyngealen Schluckphase mit laryngealer Penetration und/oder Aspiration aufweisen und wie die unteren Atemwege von aspiriertem Material gereinigt werden können. Dies bedeutet eine qualitative und quantitative Beurteilung der Aspirationsneigung und -menge in Bezug auf die sich ergebende Gefährdung der Patienten (Abb. 17.6 und 17.7).

Sofern der reflektorische Schluckakt ungestört abläuft, sind orale Störungen in der Regel nicht ausschlaggebend für den Verbleib oder die Entfernung der Kanüle.

Ein weiteres wesentliches Kriterium zur Einschätzung der Prognose einer aspirationsgefährdenden Dysphagie ist die Ursache der Störung, die gerade bei Festlegung des Dekanülierungszeitpunktes Kenntnisse der Grunderkrankung sowie enge interdisziplinäre Absprachen voraussetzt.

- Neurogene Dysphagie:
  - Tendenziell progredient, chronisch neurologische Erkrankungen
  - Tendenziell regredient, wie Z. n. SHT, akute zerebrovaskuläre Erkrankungen
- Strukturell-morphologisch bedingte Dysphagie:
  - Passager, z. B. posttraumatische Dysphagie bei Gesichtsfrakturen
  - Stationärer Befund, z. B. postoperative onkologisch bedingte Substanzdefekte
  - Progredienz bei z. B. postradiogener Fibrose oder vertrebragenen Dysphagien

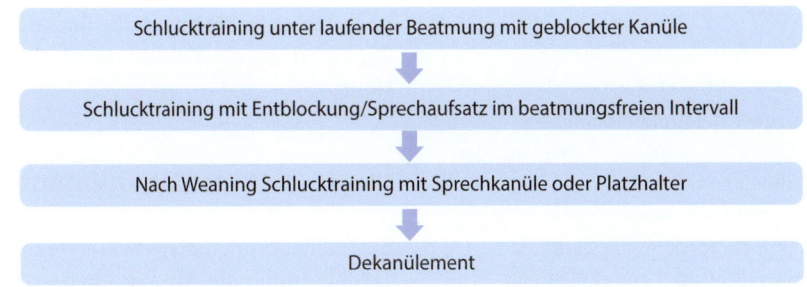

◘ Abb. 17.6   Vorgehen bei Dysphagie und Beatmung (© Foto: S. Sutarski)

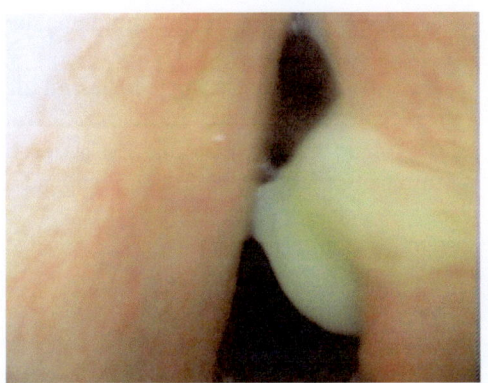

◘ Abb. 17.7   Stille Aspiration (© Foto: S. Sutarski)

Die Schlucktherapie bedient sich des Kanülenmanagements zur Optimierung des Schluckakts in Abhängigkeit von begleitenden Umständen wie Beatmung und Hustenfunktion. Dabei ist es wünschenswert, über einen möglichst videogestützten Organbefund zu verfügen, der eine gezielte therapeutische Vorgehensweise ermöglicht und hilft, die erforderlichen Maßnahmen festzulegen. Ergänzend kann eine medikamentöse Beeinflussung der Sekretmenge und -beschaffenheit erfolgen.

Neben klinischen Einschätzungen der Schluckfunktion, die von Pflegepersonal, Schlucktherapeuten und Ärzten vorgenommen werden, dient die FEES als Standard zur gezielten Abklärung funktioneller und morphologischer Veränderungen.

Auf die transnasal-flexible Endoskopie wurde bereits eingegangen – die Atemwegsbeurteilung dient gleichzeitig auch der Untersuchung der am Schluckakt beteiligten Strukturen und ihrer Funktion.

Gleichzeitig bietet die Methode den Vorteil, bei guter Toleranz und regelrechter endopharyngealer Platzierung des Endoskops Nahrung verschiedener Konsistenzen verabreichen zu können und die pharyngeale Schluckphase darzustellen. Dies kann mit einer Testung der Wirksamkeit kompensatorischer Manöver verbunden werden.

> — Nach Auslösung des Schluckreflexes ist während des pharyngealen Transports endoskopisch durch Kontraktion der Schlundmuskulatur und Abdichtung der Atemwege keine Einsehbarkeit gegeben („white out").
> — Eine intradeglutitive stille Aspiration lässt sich endoskopisch-transnasal nicht ausreichend abgrenzen.
> — Wenn Bolusanteile vor oder nach dem Schluckakt sichtbar werden, liegt ein pathologischer Befund vor.

Bei Vorliegen eines Tracheostomas kann danach flexibel endoskopisch die Schluckfunktion über das Tracheostoma untersucht werden. Dies gestattet bei freien trachealen Verhältnissen eine gute Beurteilung der quantitativen Aspiration, des intradeglutitiven Glottisschlusses und der Zuverlässigkeit sowie Effizienz der Schutzreflexe, womit sich auch eine stille Aspiration sicher abgrenzen lässt. Die ergänzende radiologische Diagnostik ist in diesem Fall nicht zwingend erforderlich.

Die Entscheidung zum Dekanülement ist von folgenden Fragen abhängig
1. Kann der Patient/die Patientin die gebotene Nahrungs- und Trinkmenge per os aufnehmen?
2. Wenn nicht, welche Konsistenzen können gefahrlos aufgenommen werden? Ist damit eine ausreichende Ernährung möglich?
3. Ist im Fall einer unzureichenden Nahrungsmenge eine zusätzliche Nahrungsgabe über Sonde oder Port abgesichert?
4. Ist der Patient/die Patientin mit einer Begrenzung der Nahrungsgaben einverstanden?
5. Wenn nicht, reichen die Schutzreflexe aus, um im Fall einer Aspiration die unteren Atemwege zu säubern?
6. Wird Speichel aspiriert? Kann der aspirierte Speichel abgehustet werden?
7. Ist der Patient/die Patientin zu kompensatorischen Manövern zur bewussten Atemwegsreinigung in der Lage?
8. Kann die verbleibende Dysphagie eventuell kanülenassoziiert sein?

Im Zweifelsfall wird zur Testung der Ernährungssituation der vorübergehende Einsatz eines Tracheostoma-Platzhalters empfohlen. Bei verbleibender Dysphagie mit Aspirationsgefahr allerdings kann die Entscheidung anstehen, bei ausdrücklichem Wunsch der Patienten nach Nahrungsaufnahme die Kanüle zur Gewärleistung des Absaugens zu belassen oder, bei ermitteltem Wunsch zum Dekanülement, die Nahrungsaufnahme auf sichere Konsistenzen einzuschränken oder vollständig zu unterlassen.

Diese Fragen müssen mit den Patienten sowie deren Angehörigen ausführlich besprochen und, aus medizinrechtlichen Gründen, dokumentiert werden.

Gleiches gilt bei Verdacht auf (anteilig) kanülenbedingte Dysphagie. Auch hier muss vor dem Dekanülement eine Aufklärung erfolgen, dass im Fall einer verbleibenden Schluckstörung eine Replatzierung der Kanüle erforderlich werden kann.

17.3.4 Sekretmanagement

Bei tracheobronchialem Sekretverhalt ist nach Tracheotomie die Absaugung der Atemwege über die liegende Kanüle oder den Platzhalter möglich. Dieses Vorgehen ist für die Patienten bei sorgfältiger Handhabung gut zu tolerieren und trägt zur Prophylaxe bronchopulmonaler Komplikationen bei.

Nach Kanülenentfernung jedoch sind die Patienten dazu angehalten, retiniertes Sekret oder aspiriertes Material aus den unteren Atemwegen zuverlässig bis in den Pharynx zu transportieren.

Voraussetzungen:
- Wandstabilität der Atemwege einschließlich Thorax
- Positiver Hustenreflex
- Effizienter Hustenstoß:
  - Erforderlich ist ein ausreichender subglottischer Druckaufbau, der wiederum von der Dichtigkeit des Stimmlippenschlusses und dem Tonusaufbau der beteiligten Muskelgruppen abhängt.

Das Dekanülement und der Verschluss des Tracheostomas verlängern den Transportweg des Sekrets. Dies kann bei Patienten mit Defiziten in den o. g. Funktionen einen Sekretverhalt hervorrufen, der im Fall eines sich rasch spontan verschließenden Tracheostomas so lange unbemerkt bleibt, bis Atemwegskomplikationen bis hin zur erneuten respiratorischen Insuffizienz auftreten (Abb. 17.8).

Aus diesem Grund empfiehlt sich in Abhängigkeit von der Grunderkrankung eine kritische Prüfung der Sekretmenge, der Sekretbeschaffenheit und des Sekrettransports (z. B. Peak-flow-Messung) vor der Entscheidung zum Dekanülement; im Zweifelsfall kann auch in diesem Kontext der Einsatz eines Tracheostoma-Platzhalters empfohlen werden (Abb. 17.3).

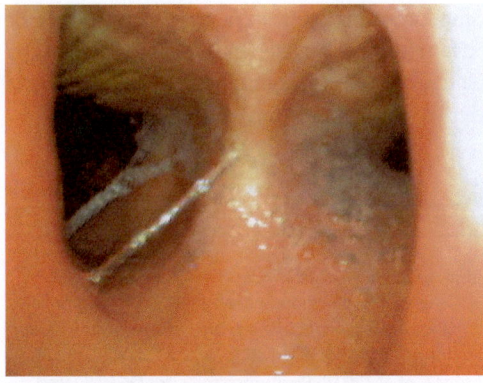

◘ Abb. 17.8 Bronchiale Speichelresiduen
(© Foto: S. Sutarski)

Supportive therapeutische Maßnahmen
- Medikamentöse Beeinflussung der Sekretmenge und -konsistenz
- Physiotherapeutische Sekretmobilisation
- Allgemeine körperliche Kräftigung und Haltungskorrektur
- Logopädische Beübung der Stimmlippenfunktion, ggf. sogar phonochirurgische Therapie zur Stimmlippenmedialisierung
- Unterstützung der Husteneffizienz durch physiotherapeutische Manöver oder Cough Assist®

Bei fehlendem Hustenreflex und anhaltender oder sogar zunehmender muskulärer Insuffizienz ist wegen des drohenden chronischen Sekretverhalts das Dekanülement kontraindiziert, da die Möglichkeit zur Absaugung der Atemwege erhalten werden sollte.

Als Kompromiss ist die Anpassung eines Tracheostoma-Buttons zu erwähnen, der nach individueller Anpassung über einen Prothetiker das Tracheostoma nur am äußeren Orificium dicht verschließt und zum Absaugen geöffnet werden kann. Diese Maßnahme ist jedoch individuell zu prüfen und vor Ausführung bei dem jeweiligen Kostenträger zu beantragen.

17.4 Durchführung des Dekanülements

Tracheotomierte Patienten sind im Krankenhaus, aber auch in der Rehabilitationsmedizin und in der ambulanten Pflege anzutreffen. Die Versorgungsstrukturen und das Überleitungsmanagement zwischen den einzelnen Bereichen sind nicht Gegenstand dieser Betrachtungen. Allerdings ist unter ärztlichem, pflegerischem, therapeutischem und nicht zuletzt wirtschaftlichem Aspekt das Tracheostoma eine wesentliche Einflussgröße bezüglich der vorzuhaltenden Ressourcen – zusätzlich zur Beeinträchtigung der Patienten durch das Tracheostoma und der ggf. zunehmenden Gefährdung durch unklare Zuständigkeiten und Prozessabläufe. Deshalb sei in diesem Zusammenhang darauf hingewiesen, dass es in jeder Phase der Versorgung wichtig ist, die Notwendigkeit einer Trachealkanüle kritisch zu hinterfragen. Vor allem im ambulanten Bereich bedarf es oft einer großen Initiative der Betreuungspersonen, diese Frage wiederholt in den Fokus zu rücken.

Nach Prüfung aller Voraussetzungen zum Dekanülement und unter Berücksichtigung der Grunderkrankung fließen weitere Faktoren in die Entscheidung ein:
- Patientenwille
- Soziale Rahmenbedingungen
- Prognose des weiteren Verlaufs

Dabei kann es durchaus Grenzentscheidungen geben, die mit den Patienten und ihren Angehörigen besprochen und dokumentiert werden sollen:
- Dekanülement auf ausdrücklichen Patientenwunsch oder in einer Palliativsituation trotz verbleibender Funktionsdefizite oder bei Atemwegspathologien.
- Aktuell fehlende Indikationen zum Tracheostoma, aber zu erwartende Retracheotomie bei Verschlechterung der Funktion und/oder Morphologie im Verlauf.
- Bei onkologischen Patienten ist das Dekanülement in das Behandlungskonzept eingebettet.

Die Entfernung der Trachealkanüle ist unter Überwachungsbedingungen durchzuführen, was für ambulante Patienten eine Krankenhauseinweisung erforderlich macht. Nach individueller Risikoeinschätzung (s. o.) verbleiben die Patienten 24 Stunden bis 1 Woche unter Überwachung ► Kap. 8.

Bis zur sicheren Stabilisierung sind Kontrollen der Atemwege sowie der Funktionalität sinnvoll.

Ist die Risikobeurteilung im Ergebnis unklar oder wird eine Testung der Stabilität der Funktionen bzw. der Atemwege gewünscht, kann unter Überwachung ein Tracheostoma-Platzhalter vor dem Dekanülement eingesetzt werden.

> Das „Abstöpseln" der Kanüle („Capping"), d. h. der Verschluss des Lumens unter Verbleib der Kanüle in der Trachea, wird nicht empfohlen und bringt keinen nachgewiesenen Vorteil gegenüber einem direkten Dekanülement.

Gründe
- Die Atmung erfolgt in- und exspiratorisch neben der Kanüle bzw. durch die Kanülenperforation, die aber exakt im trachealen Lumen positioniert sein muss. Durch die resultierende Einengung der Atemwege nimmt folglich die Atemarbeit zu. Die Verwendung eines Platzhalters ist in den meisten Fällen problemlos möglich und schafft wesentlich physiologischere respiratorische Voraussetzungen.
- Eine sichere Testung der Situation ohne Kanüle ist nicht gegeben, da die Kanüle selbst pathologische Strukturen überbrücken kann.
- Nicht jeder Patient kann sich im Fall einer Dekompensation der Situation selbst melden oder Abhilfe schaffen.

Unter Beachtung aller angeführten Voraussetzungen zum Dekanülement gelingt es, das Risiko einer Rekanülierung im Verlauf zu minimieren. Trotz intensiver Bemühungen, einheitliche Standards und Prüfkriterien zu etablieren, ist die Erfahrung des beurteilenden Personals (Ärzte/Pflegekräfte/Therapeuten) dabei noch immer der wesentliche Faktor.

Literatur

Alvo A, Olavarría C (2014) Decannulation and assessment of deglutition in the tracheostomized patient in non-neurocritical intensive care. Acta Otorinolaringol Esp 65 (2): 114–119

Arens C et al. (2015) Positionspapier der DGHNO und der DGPP – Stand der klinischen und endoskopischen Diagnostik, Evaluation und Therapie von Schluckstörungen bei Kindern und Erwachsenen. Laryngorhinootologie 94 (Suppl 1): 306–354

Bach JR, Takyi SL (2015) Physical medicine interventions to avoid acute respiratory failure and invasive airway tubes. PM R 7 (8): 871–877

Budweiser S et al. (2012) Predictors of successful decannulation using a tracheostomy retainer in patients with prolonged weaning and persisting respiratory failure. Respiration 84 (6): 469–476

Byrd JK et al. (2014) Predictors of clinical outcome after tracheotomy in critically ill obese patients. Laryngoscope 124 (5): 1118–1122

Cetto R et al. (2011) Improving tracheostomy care: a prospective study of the multidisciplinary approach. Clin Otolaryngol 36 (5): 482–488

Cohen O et al. (2016) Feasibility of a single-stage tracheostomy decannulation protocol with endoscopy in adult patients. Laryngoscope 126 (9): 2057–2062

Diaz-Abad M et al. (2012) Sleep-disordered breathing may be under-recognized in patients who wean from prolonged mechanical ventilation. Respir Care 57 (2): 229–237

Frank U et al. (2013) Modified tracheostomy management: a protocol for the application of stoma buttons in difficult decannulations. Rehabilitation 52 (1): 20–26

Fernandez R et al. (2011) Intensive care unit discharge to the ward with a tracheostomy cannula as a risk factor for mortality: a prospective, multicenter propensity analysis. Crit Care Med 39 (10): 2240–2245

Garuti G et al. (2014) Swallowing disorders in tracheostomised patients: a multidisciplinary/multiprofessional approach in decannulation protocols. Multidiscip Respir Med 9 (1): 36. https://doi.org/10.1186/2049-6958-9-36 (eCollection 2014)

Heffner JE (2008) Tracheostomy decannulation: marathons and finish lines. Crit Care 12 (2): 128

Hernandez G et al. (2012) The indication of tracheotomy conditions the predictors of time to decannulation in critical patients. Med Intensiva 36 (8): 531–539

Hosokawa K et al. (2015) Timing of tracheotomy in ICU patients: a systematic review of randomized controlled trials. Crit Care 19: 424

Jung SJ et al. (2012) Effect of decannulation on pharyngeal and laryngeal movement in post-stroke tracheostomized patients. Ann Rehabil Med 36: 356–364

Lima CA et al. (2011) Influence of peripheral muscle strength on the decannulation success rate. Rev Bras Ter Intensiva 23 (1): 56–61

Lin WC et al. (2015) Is tracheotomy a better choice than translaryngeal intubation for critically ill patients requiring mechanical ventilation for more than 14 days? A comparison of short-term outcomes. BMC Anesthesiol 15: 181

Marchese S et al. (2010) Tracheostomy in patients with long-term mechanical ventilation: A survey. Respir Med 104: 749–753

Mathur NN, Sohliya LM (2015) Pre-decannulation peristomal findings in tracheostomized cases and their effect on the success of decannulation. Indian J Otolaryngol Head Neck Surg 67 (Suppl 1): 91–97

McKim DA et al. (2012) Tracheostomy decannulation and cough peak flows in patients with neuromuscular weakness. Am J Phys Med Rehabil 91 (8): 666–670

Mondrup F, Skjelsager K, Madsen KR (2012) Inadequate follow-up after tracheostomy and intensive care. Dan Med J 59 (8): A4481

Oehmichen F, Pohl M, Koschel D (Hrsg) (2015) Außerklinische Intensivpflege: Ein Leitfaden. Zuckschwerdt, München

Rassekh CH et al. (2015) Tracheostomy complications as a trigger for an airway rapid response: analysis and quality improvement considerations. Otolaryngol Head Neck Surg 153 (6): 921–926

Rodrigues LB, Nunes TA (2015) Importance of flexible bronchoscopy in decannulation of tracheostomy patients. Rev Col Bras Cir 42 (2): 75–80

Santus et al. (2014) A systematic review on tracheostomy decannulation: a proposal of a quantitative semiquantitative clinical score. BMC Pulm Med 14: 201

Schröter-Morasch H (2006) Klinische Untersuchung des Oropharynx und videoendoskopische Untersuchung der Schluckfunktion. In: Bartolome G, Schröter-Morasch H (Hrsg) Schluckstörungen – Diagnostik und Rehabilitation. Urban & Fischer, München, S 173–208

Stelfox HT et al. (2008) Research. Determinants of tracheostomy decannulation: an international survey. Crit Care 12: R26

Terra RM et al. (2013) Decannulation in tracheal stenosis deemed inoperable is possible after long-term airway stenting. Ann Thorac Surg 95 (2): 440–444

Warnecke T et al. (2013) Standardized endoscopic swallowing evaluation for tracheostomy decannulation in critically ill neurologic patients. Crit Care Med 41 (7): 1728–1732

Winck JC et al. (2006) The value of cough peak flow measurements in the assessment of extubation or decannulation readiness. Port Pneumol 21 (2): 94–98

Zanata IL, Santos RS, Hirata GC (2014) Tracheal decannulation protocol in patients affected by traumatic brain injury. Int Arch Otorhinolaryngol 18 (2): 108–114

Spezielle Aspekte der Haut- und Schleimhautpflege nach Tracheotomien

U. Wollina und F. Pabst

18.1 Einführung – 190

18.2 Irritationen – 190

18.3 Wunden – 191

18.4 Lokale Infektionen – 191

18.5 Spezielle Probleme bei vorbestehenden Dermatosen – 192

18.6 Narben – 193

18.7 Pflegestandards – 194

Literatur – 194

© Springer-Verlag GmbH Deutschland, ein Teil von Springer Nature 2018
E. Klemm, A. Nowak (Hrsg.), *Kompendium Tracheotomie und Atemwege*,
https://doi.org/10.1007/978-3-662-56824-8_18

18.1 Einführung

Das Tracheostoma stellt einen *Locus minoris resistentiae* dar und bedarf deshalb einer besonderen Pflege zum Funktionserhalt und zur Vermeidung möglicher Komplikationen.

18.2 Irritationen

Je nach Art der Tracheotomie und Kanülenversorgung kann es zum Sekretaustritt neben der Kanüle und in Kombination mit mechanischer Belastung durch Kanülenbewegungen zur Irritation der stomanahen Hautareale kommen (Abb. 18.1). Folgende Faktoren tragen hierzu bei:
- die Feuchtbelastung der Haut,
- Enzyme im Speichel,
- Nahrungsbestandteile mit mechanischen oder chemischen Lokalwirkungen und
- bakterielle Kontamination mit der Ausbildung von Biofilmen.

Dies hat eine Störung der Barrierefunktion der Haut zur Folge. Die Hautbarriere wird durch eine Kombination von Cholesterol, Ceramiden und freien Fettsäuren im *Stratum corneum* aufgebaut. Emulgatoren und Irritanzien wie Natriumlaurylsulfat in Körperpflegeprodukten können unter Umständen die Barrierefunktion negativ beeinflussen (Tsang u. Guy 2010).

Die Tracheostoma-Atmung bedingt regelhaft eine mangelnde Anfeuchtung der Inspirationsluft. An der Trachealschleimhaut kann durch zu trockene Atemluft eine borkige Tracheitis auftreten, die auch zur Verlegung der Trachealkanüle führen kann. Regelmäßige Befeuchtung der Atemluft („feuchte Nase") wirkt prophylaktisch.

Mechanische Faktoren der Trachealkanüle wie zu straffer Sitz, unflexibles Material, Reizung durch das Sieb bei Sprechkanülen können eine chronisch-granulomatöse Entzündung hervorrufen, die selten auch einmal zum Verschluss des Stomas führen kann (Rozsaisi et al. 2003). Häufiger ist die Komplikation Blutung aus dem gefäßreichen Granulationsgewebe. Treten Blutungen mehr als 72 Stunden postoperativ auf, ist eine arterielle Fistel auszuschließen (Bradley 2009).

> **Therapie**
>
> Speichel sollte durch saugfähige, weiche Mullkompressen am Stoma aufgenommen werden. Metalline-Kompressen sind hierzu nicht in der Lage und können die irritative Stomadermatitis verstärken. Manche Autoren empfehlen flexible, dünnere Polyurethan-Schaumverbände zum Schutz der Stoma-Umgebung wie Allevyn Thin o. Ä. Vergleichsstudien zu Mullkompressen liegen nicht vor.
>
> Granulationen werden häufiger, wenn das Stoma länger als 6 Wochen benötigt wird. Die Behandlung kann entweder konservativ mit Silbernitrat-Ätzung, laserchirurgisch (ablativ und/oder koagulativ) bzw. mittels Radiowellenchirurgie vorgenommen werden. Die Radiowellenchirurgie ist aufgrund der geringeren thermischen Belastung des Nachbargewebes der Elektrodissektion vorzuziehen.
>
> Eine lokale Hautpflege ist das wichtigste Instrument zur Verhinderung der Störung der Barrierefunktion. Hierbei empfehlen sich lipidreiche Emulsionen, welche in die stomanahe Haut aufgenommen werden können. Zur Verbesserung der Barrierefunktion sind aus theoretischen Überlegungen ceramid- und panthenolhaltige Zubereitungen zu bevorzugen (Wollina 2005).
>
> Da Trachealkanülen bereits innerhalb von 7 Tagen durch bakterielle Biofilme mit oder ohne assoziierte Pilze überwachsen werden,

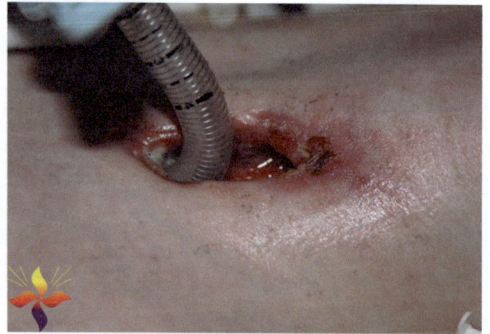

 Abb. 18.1 Irritationsdermatitis mit Borkenbildung

ist die regelmäßige tägliche Kanülenreinigung und Desinfektion unverzichtbar (Solomon et al. 2009).

Blutungen aus dem Granulationsgewebe werden mit lokalen Hämostyptika oder Vasokonstringenzien behandelt. Durch entsprechende Kanülenplatzierung ist eine Tamponade im Stomaschacht möglich (Richter u. Sutarski 2009).

18.3 Wunden

Wundheilungsstörungen nach Minortraumen wie beim Kanülenwechsel sind häufiger bei Patienten mit immunsupprimierender Erkrankung oder Therapie zu beobachten. Radiatio und Zytostatika stören den physiologischen Ablauf der Wundheilung.

Bei ungünstiger Positionierung der Trachealkanüle und erhöhtem Cuff-Druck können Druckulzera (Dekubitalulzera) sowohl im Stomaschacht als auch an der Trachealschleimhaut auftreten.

■ ■ Therapie

Postoperativ sind Gazen und Desinfektionsmittel häufig im Gebrauch, rufen aber Wundschmerzen hervor und können die akute Wundheilung stören. Deshalb empfehlen sich gelartige Substanzen, die ausreichend Körperflüssigkeit absorbieren und die Blutstillung unterstützen. Natrium-Karboxymethylzellulose in Form von Platten oder Tamponaden haben sich als hilfreich erwiesen und sind kostengünstiger, sofern direkte Behandlungskosten betrachtet werden (Tsunezuka et al. 2005; Guest u. Ruiz 2005). Eine Alternative stellt das Maltodextrin-Gel dar, welches die Wundheilung anregt. Es kann allein oder bei infektgefährdeten Wunden in Verbindung mit Silber-Alginat-Schwamm eingesetzt werden (Hartzell et al. 2014).

Chronische Wunden sind durch eine unverhältnismäßige Aktivierung von Matrix-Metalloproteinasen (MMP) gekennzeichnet. Eine Normalisierung der MMP-Aktivität durch topische MMP-Hemmer erscheint sinnvoll. Es ist bekannt, dass solche Präparate auch zur Verbesserung der lokalen Mikrozirkulation beitragen,

die für eine gute Wundheilung unerlässlich ist (Wollina et al. 2005).

Grundprinzip der Dekubitustherapie ist die Druckentlastung. Nicht exakt positionierte Trachealtuben oder Kanülen können zu ungünstiger Druckverteilung im Stoma und der Trachea und damit zu Dekubitalulzera führen. Daher ist bei beatmeten Patienten für eine zug- und druckfreie Positionierung des an die Kanüle angeschlossenen Schlauchsystems zu sorgen.

18.4 Lokale Infektionen

Lokale Infektionen können infolge der Hautbarrierestörung oder chronischer Wunden begünstigt werden. Ein feuchtes Milieu um das Stoma begünstigt Hefepilzinfektionen. Besonders gefährdet sind Verbrennungspatienten, bei denen sich aus der lokalen Kandidose eine systemische Kandida-Infektion entwickeln kann (Cochran et al. 2002). Eine membranös-obstruktive Kandida-Tracheitis kann zur Verlegung der Atemwege führen (Kim et al. 2010).

Bei bakteriellen Infektionen (Impetigo, Intertrigo) ist zumeist von Mischinfektionen auszugehen. Behandlung und Pflege sind unter Beachtung der Hygienerichtlinien des Krankenhauses vorzunehmen. Am Tracheostoma können jedoch auch tiefere Weichteilinfektionen wie eine Zellulitis durch Streptokokken oder phlegmonöse Infektionen durch Anaerobier auftreten, die einer systemischen gezielten Antibiose bedürfen (◘ Abb. 18.2).

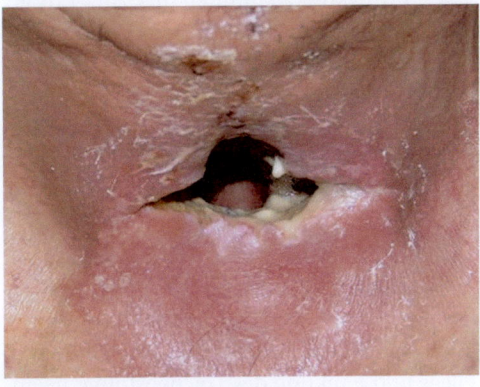

◘ Abb. 18.2 Zellulitis des Tracheostomas

Unter Konsumenten intravenöser Drogen ist die Inzidenz des Wundbotulismus ansteigend. Frühsymptome sind Sehstörungen einschließlich Diplopie, Ptosis, Schwäche der Gesichtsmuskulatur, Dysphagie, Dysphonie und Dysarthrie.

Therapie
Die Prävention lokaler Infektionen beginnt bei der konsequenten oralen Hygiene (Sato et al. 2011). Infektionsgefährdete Wunden lassen sich topisch mit Jodkadexomer (Iodosorb™) behandeln. Die Exsudatmenge wird reduziert, Erytheme und Mazeration der Umgebungshaut nehmen ab (Verdú Soriano 2010).

Nekrosen sind unbedingt chirurgisch zu entfernen, da sie das Risiko einer bakteriellen Infektion erhöhen. Geringgradige lokale Infektionen der peristomalen Haut lassen sich zunächst nach Antibiogramm topisch behandeln. Alle anderen infektiösen Situationen bedürfen einer systemischen Antibiose. Dies gilt auch für Pilzinfektionen (Vennewald u. Wollina 2005).

Besonders gefürchtet ist die invasive tracheale Aspergillose, die bei immunkompromittierten Patienten rasch letal verlaufen kann. Voriconazol ist das Mittel der ersten Wahl (Warman et al. 2007). Coccidiomykosen kommen vor allem im Südwesten der USA vor, sind aber zunehmend auch außerhalb der Endemiegebiete zu finden. Bei dieser Pilzinfektionen ist Posaconazol wirksam (Wollina et al. 2009). Zygomykosen werden zunehmend in der Intensivmedizin beobachtet und können auch bei Gesunden letal verlaufen. Amphotericin B und andere systemische Antimykotika kommen hier zum Einsatz (Abdel-Naser et al. 2005).

Beim Wundbotulismus sind die rasche Gabe des Antitoxins und die intensivmedizinische Betreuung des Patienten lebensrettend (Preuss et al. 2006).

18.5 Spezielle Probleme bei vorbestehenden Dermatosen

Vorbestehende Hauterkrankungen können die Pflege und Funktion des Tracheostomas beeinträchtigen. Die Auswahl soll einen kurzen Abriss geben und strebt keine Vollständigkeit an.

Blasenbildende Dermatosen: Bei den blasenbildenden Dermatosen ist im Kindes- und Jugendalter vor allem die heterogene Gruppe Epidermolysis bullosa von Bedeutung. Es handelt sich um genetisch bedingte Erkrankungen, bei denen durch Mutation verschiedener Strukturproteine die Basalmembranzone mechanisch minderbelastbar ist. Scherkräfte können leicht zu lazerierenden Wunden mit stark verzögerter Heilungstendenz führen. Die Indikation zur Tracheotomie muss aus diesem Grund besonders kritisch gestellt werden (Fine 2010).

Inflammatorische Dermatosen: Bei Patienten mit einer Psoriasis kann die Trachealkanüle als isomorpher Reiz zur Köbnerisierung, d. h. zur Induktion von erythematosquamösen Psoriasisläsionen in der Stoma-Umgebung führen (Verma 2009). Bei Patienten mit Neurodermitis (atopisches Ekzem) sind Mazerationen der Stoma-Umgebung mögliche Ausgangsherde einer Impetiginisierung, da die endogenen antimikrobiellen Peptide der Haut (wie Cathelicidin) vermindert sind (Hayashida et al. 2010).

Kontaktsensibilisierungen gegenüber Stoma-Pflegemitteln, Medikamenten oder Vulkanisationsbeschleunigern in Gummi sind möglich. Zwar ist die allergische Kontaktdermatitis um das Tracheostoma selten, doch finden sich in der Literatur Berichte über Typ-IV-Sensibilisierungen gegenüber Asthmapräparaten, z. B. Salbutamol, Aldecin (Tsuruta et al. 2006) und feuchten Reinigungstüchern (Duftstoffe, Konservierungsstoffe) (Devos u. van der Valk 2001).

Noch problematischer sind allergische Schleimhautreaktionen, da diese zur Stenosierung der Trachea führen können. Sowohl Thiomersal als auch Vulkanisationsbeschleuniger in Gummiprodukten wurden als Allergene identifiziert. Die Sensibilisierung kann durchaus vor der Tracheostomaanlage erworben worden sein, beispielsweise in einem exponierten Beruf (Maibach 1975; Niehaus u. Enzmann 1995). Als besondere Risikogruppe für relevante Kontaktsensibilisierungen zählen Patienten mit lange bestehenden Ulcera crurum. Bei Verdacht auf eine Typ-IV-Sensibilisierung sind Epikutantestungen nach den Empfehlungen der Deutschen Kontaktallergie-Gruppe (DKG) vorzunehmen (Wollina 2000).

18.6 Narben

Die Ausbildung von Narben nach Tracheostomien ist durch die chirurgische Technik und die individuelle Wundheilungskapazität beeinflusst. In einer Analyse von Patienten der Intensivmedizin stellte sich heraus, dass alle Patienten mit chirurgischer Tracheostomie eine Narbe entwickelten im Vergleich zu ca. 17 % mit perkutaner Tracheotomie (Badia et al. 2008). Andere Autoren können derartig große Unterschiede nicht beobachten (Klemm et al. 1999).

Bei sehr langer Liegezeit des Trachealtubus oder der Kanüle können unästhetische eingesunkene Narben entstehen, die zu Schluckstörungen beitragen können. Zur chirurgischen Korrektur haben sich kombinierte Muskel-Haut-Lappen bewährt (Aitken u. Hammond 2002, Oztürk et al. 2004).

Als Folgekomplikationen können hypertrophe Narben und Keloide auftreten. Erstere treten für gewöhnlich innerhalb der ersten 2 Monate nach Trauma oder Wundinfektion auf. Eine rasche hypertrophe Wachstumsphase wird von einer verzögert eintretenden und langsamen Regressionsphase abgelöst. Im Gegensatz hierzu zeigen Keloide keinerlei spontane Regression. Es handelt sich um benigne fibroblastäre Tumore. Das Keloidrisiko ist am höchsten in der afrikanischen Bevölkerung. Zur Vermeidung hypertropher Narben sind spannungsfreie chirurgische Nahttechniken und eine ungestörte Wundheilung Grundvoraussetzungen (Gauglitz et al. 2011). Wichtige Methoden der Narbenbehandlung sind in ◘ Tab. 18.1 aufgeführt.

Die für andere Lokalisationen durchaus übliche Strahlentherapie tritt beim Tracheostoma in den Hintergrund. An neuen Entwicklungen ist die Injektion von Botulinumtoxin A um chirurgische Nähte zur Minderung der muskulären Zugwirkung und zum Erhalt sehr feiner Narben zu erwähnen (Goodman 2010). Experimentell wird der Einsatz von rekombinantem transformierendem Wachstumsfaktor-β3 und Mannose-6-Phosphat (Avotermin) geprüft (Gauglitz et al. 2011). Intraläsionale Injektionen von Hyaluronidase (z. B. Hylase Dessau®) lockern das Narbengewebe auf (Wollina 2015).

◘ Tab. 18.1 Narben- und Keloidtherapie

Silikongele oder Silikonwundauflagen und flavonoidhaltige Gele	In erster Linie zur Vermeidung hypertropher Narben und Keloide, für die Optimierung der Narbenausbildung; Nachteil: lange Anwendungsdauer (mind. 2–3 Monate), begrenzte Effektivität
Botulinumtoxin A	Nur zur Prophylaxe; kontraindiziert bei Myasthenia gravis, Lambert-Eaton-Syndrom, Gravidität und Stillperiode
Intraläsionales Triamcinolonacetonid	Mittels Dermojet als First-line-Therapie ausgeprägter hypertropher Narben und Keloide, am besten in der erythematösen Entzündungsphase; Nachteil: Hautatrophie und Teleangiektasien
Kryokontakttherapie mit flüssigem Stickstoff	In Form von Serien bei kleineren Narben und Keloiden, führt zur Blasenbildung, schmerzhaft
Lasertherapie	In der Entzündungsphase; kurzgepulste Farbstoff- oder ultragepulste Diodenlaser
Interferon-α, intraläsional	In der Entzündungsphase, häufige Nebenwirkung: grippeartige Symptome
5-Fluoro-Uracil, intraläsional (50 mg/ml)	In der Wachstumsphase von Keloiden und hypertrophen Narben; Vorsicht: kontraindiziert bei Schwangeren und Stillenden, kann Anämie u. a. Zytopenien auslösen
Imiquimod 5%-Salbe, topisch	Imiquimod stimuliert die eigene Interferon-Synthese; zur Sekundärprophylaxe nach Keloid-Exzision

Tab. 18.2 Pflegealgorithmus (In Anlehnung an: Clair 2005)

Inspektion des Stomas bzgl. Blut und Sekrete	Stomapflege, Blutungsquelle?
Inspektion von Kanülenschild und Verband	Verbandswechsel, Reinigung der Platte
Inspektion von Sitz und Sauberkeit des Cuffs	Evtl. Korrektur und Reinigung
Kontrolle der Luftwege	Bei Borken angefeuchtetes O_2

18.7 Pflegestandards

Zur Sicherung der Funktion und Vermeidung von Komplikationen bei Tracheostomapatienten ist ein Pflegealgorithmus sinnvoll, wie er beispielsweise von der Agency for Healthcare Research and Quality entwickelt wurde (Clair 2005; Tab. 18.2). Diese Standards müssen in der Ausbildung der Pflegekräfte verankert und praktisch geübt werden, um wirksam zu sein (Pinto et al. 2015).

Eine gute Lösung stellt die Bildung eines multidisziplinären Teams zur Pflege von Tracheostomiepatienten nach Entlassung aus der Intensivmedizin dar, die zur Senkung der Dauer für temporäre Tracheostomata und der Krankenhausverweildauer insgesamt führen könnte (Garrubba et al. 2009), ▶ Kap. 17.

Literatur

Abdel-Naser MB, Yousef N, el-Fakar NZ, Abdullatif OH, Wollina U, Abdallah MA (2005) Invasive zygomycosis with a fatal outcome. Arch Dermatol 141: 1211–1213

Aitken ME, Hammond DC (2002) Double-muscle flap repair of the tethered tracheostomy scar. Ann Plast Surg 49: 328–332

Badia M, Trujillano J, Serviá L, March J, Rodriguez-Pozo A (2008) Skin lesions after intensive care procedures: results of a prospective study. J Crit Care 23: 525–531

Bradley PJ (2009) Bleeding around a tracheostomy wound: what to consider and what to do? J Laryngol Otol 123: 952–956

Clair JS (2005) A new model of tracheostomy care: closing the research-practice gap. In: Henriksen K, Battles JB, Marks ES, Lewin DI (eds) Advances in patient safety: from research to implementation (volume 3: Implementation issues). Agency for Healthcare Research and Quality (US), Rockville (MD)

Cochran A, Morris SE, Edelman LS, Saffle JR (2002) Systemic Candida infection in burn patients: a case-control study of management patterns and outcomes. Surg Infect (Larchmt) 3: 367–374

Devos SA, van der Valk PG (2001) Dermatitis around tracheostomies due to cleansing tissue. Contact Dermatitis 44: 111–112

Fine JD (2010) Inherited epidermolysis bullosa: recent basic and clinical advances. Curr Opin Pediatr 22: 453–458

Garrubba M, Turner T, Grieveson C (2009) Multidisciplinary care for tracheostomy patients: a systematic review. Critical Care 13: R177

Gauglitz GG, Korting HC, Pavicic T, Ruzicka T, Jeschke MG (2011) Hypertrophic scars and keloids: pathomechanisms and current and emerging treatment strategies. Mol Med 17: 113–125

Goodman GJ (2010) The use of botulinum toxin as primary or adjunctive treatment for post acne and traumatic scarring. J Cutan Aesthet Surg 3: 90–92

Guest JF, Ruiz FJ (2005) Modelling the cost implications of using carboxymethylcellulose dressing compared with gauze in the management of surgical wounds healing by secondary intention in the US and UK. Curr Med Res Opin 21: 281–290

Hartzell LD, Havens TN, Odom BH, Stillman TG, Boswell JL, Bower CM, Richter GT (2014) Enhanced tracheostomy wound healing using maltodextrin and silver alginate compounds in paediatrics: a pilot study. Respir Care 59: 1857–1862

Hayashida S, Furusho N, Uchi N, Miyazaki S, Eiraku K, Gondo C, Tsuji G, Hachisuka J, Fukagawa S, Kido M, Nakahara T, Moroi Y, Hayashi J, Hagihara A, Furue M (2010) Are lifetime prevalence of impetigo, molluscum and herpes infection really increased in children having atopic dermatitis? J Dermatol Sci 60: 173–178

Kim DO, Chung JY, Son JS, Kim MC, Kim KS, Kang JM (2010) Membranous obstructive Candida tracheitis as a complication of endotracheal intubation and tracheostomy. J Anesth 24: 287–289

Klemm E, Künstle T, Graf A, Henker M (1999) Tracheotomie: Kritische Anmerkungen und Schlussfolgerungen. Intensivmed 36: 309–313

Maibach H (1975) Acute laryngeal obstruction presumed secondary to thiomersal (merthiolate) delayed hypersensitivity. Contact Dermatitis 1: 221–222

Niehaus HH, Enzmann H (1995) Kontaktallergisch bedingte Trachealstenose durch im Tubus vorhandene Vulkanisationsbeschleuniger? HNO 43: 446–44

Oztürk S, Aksu M, Sengezer M (2004) Split sternocleidomastoid muscle repositioning for correction of depressed post-tracheostomy scar and tracheal tug. Ann Plast Surg 53: 240–244

Pinto DM, Schons Edos S, Busanello J, Costa VZ (2015) Patient safety and prevention of skin and mucosal lesions associated with airway invasive devices. Rev Esc Enferm USP 49: 775–782

Preuss SF, Veelken F, Galldiks N, Klussmann JP, Neugebauer P, Nolden-Hoverath S, Hüttenbrink KB (2006) A rare differential diagnosis in dysphagia: wound botulism. Laryngoscope 116: 831–832

Richter T, Sutarski S (2009) Tracheostoma. Handhabung und Komplikationen. Anaesthesist 58: 1261–1274

Rozsasi A, Neagos A, Nolte F, Riechelmann H, Rettinger G, Keck T (2003) Kritische Analyse von Komplikationen und Wundheilungsstörungen nach Tracheostomie im Kindesalter. Laryngorhinootologie 82: 826–832

Sato J, Goto J, Harahashi A, Murata T, Hata H, Yamazaki Y, Satoh A, Notani KI, Kitagawa Y (2011) Oral health care reduces the risk of postoperative surgical site infection in inpatients with oral squamous cell carcinoma. Support Care Cancer 19 (3): 409–416

Solomon DH, Wobb J, Buttaro BA, Truant A, Soliman AM (2009) Characterization of bacterial biofilms on tracheostomy tubes. Laryngoscope 119: 1633–1638

Tsang M, Guy RH (2010) Effect of Aqueous Cream BP on human stratum corneum in vivo. Br J Dermatol 163: 954–958

Tsunezuka Y, Suzuki M, Nitta K, Oda M (2005) The use of fibrous wound dressing sheets made of carboxycellulose sodium in the postoperative management of tracheostomy. Kyobu Geka 58: 1063–1067

Tsuruta D, Sowa I, Kobayashi H, Ishii M (2006) Contact dermatitis around a tracheostoma due to salbutamol sulphate and aldecin. Contact Dermatitis 54: 121–122

Vennewald I, Wollina U (2005) Cutaneous infections due to opportunistic molds: uncommon presentations. Clin Dermatol 23: 565–571

Verdú Soriano J (2010) Chronic wounds treated with iodinated cadexomer. Study of a series of clinical cases with Iodosorb. Rev Enferm 33: 38–42

Verma SB (2009) Striae: stretching the long list of precipitating factors for "true koebnerization" of vitiligo, lichen planus and psoriasis. Clin Exp Dermatol 34: 880–883

Warman M, Lahav J, Feldberg E, Halperin D (2007) Invasive tracheal aspergillosis treated successfully with voriconazole: clinical report and review of the literature. Ann Otol Rhinol Laryngol 116: 713–716

Wollina U (2000) Contact allergy associated with topical treatment. In: Gebhardt M, Elsner P, Marks Jr JG (eds) Handbook of contact dermatitis. Martin Dunitz, London, pp 71–81

Wollina U (2005) Gestörte Hautfunktion: Konservative wiederherstellende Verfahren. Laryngorhinootologie 84 (Suppl 1): 228–232

Wollina U (2015) Nonsurgical facial scar revision by hyaluronidase – a case series. Kosmet Med 36: 164–166

Wollina U, Hansel G, Vennewald I, Schönlebe J, Tintelnot K, Seibold M, Kittner T (2009) Successful treatment of relapsing disseminated coccidioidomycosis with cutaneous involvement with posaconazole. J Dtsch Dermatol Ges 7: 46–49

Wollina U, Schmidt WD, Krönert C, Nelskamp C, Scheibe A, Fassler D (2005) Some effects of a topical collagen-based matrix on the microcirculation and wound healing in patients with chronic venous leg ulcers: preliminary observations. Int J Low Extrem Wounds 4: 214–224

Trachealkanülen und Kanülenpflege

A. Fahl

19.1 Einleitung – 198

19.2 Entscheidungsfindung – 198
19.2.1 Wahl der Kanülengröße – 198
19.2.2 Wahl der Kanülenlänge – 199
19.2.3 Material – 199

19.3 Komponenten der Trachealkanülen – 202
19.3.1 Trachealkanülen mit Cuff – 202
19.3.2 Trachealkanülen ohne Cuff – 203
19.3.3 Innenkanülen – 203
19.3.4 Gesiebte Trachealkanülen – 204
19.3.5 Sprechventile – 205
19.3.6 Sauerstoffanschluss – 205
19.3.7 Kanülenschild – 205

19.4 Pflege von Trachealkanülen – 206

© Springer-Verlag GmbH Deutschland, ein Teil von Springer Nature 2018
E. Klemm, A. Nowak (Hrsg.), *Kompendium Tracheotomie und Atemwege*,
https://doi.org/10.1007/978-3-662-56824-8_19

19.1 Einleitung

Bei der Herstellung von Trachealkanülen hat sich in den letzten Jahrzehnten sehr viel bewegt. Bei der Entwicklung rückt insbesondere die Ausarbeitung von Produktdetails immer stärker in den Vordergrund, wodurch für die einzelnen Anwendungsgebiete viele spezielle Trachealkanülen angeboten werden können. Dieses große Produktangebot führt allerdings auch dazu, dass für Ärzte und Logopäden die Auswahl von Trachealkanülen ein komplexes Thema geworden ist. Es gibt ca. 4000 unterschiedliche Trachealkanülen, die sich in zahlreichen Merkmalen unterscheiden, wie z. B. bei Material, in der Größe, in der Länge und der Art der Ausführung. Die optimale Trachealkanüle für den einzelnen Patienten zu finden, erfordert ein hohes Maß an Fachwissen. Bei der Entscheidung für den Einsatz einer Trachealkanüle spielen unterschiedliche Faktoren eine Rolle, wobei stets eine individuell passende Versorgung im Vordergrund stehen sollte. Die Diagnose ist dabei maßgebend (Laryngektomie, Laryngektomie mit tracheo-ösophagealer Shuntanlage, Tracheotomie, Beatmung). Bei der Suche nach der richtigen Trachealkanüle ist es notwendig, dass produktentscheidende Faktoren detailliert abgefragt werden.

- Diagnose:
  - Beatmung oder Spontanatmung
  - Tracheotomie mit erhaltener Stimmbandfunktion
  - COPD (chronisch-obstruktive Lungenerkrankung)
  - Stenose (aufgrund Rekurrensparese oder Tumor)
  - Laryngektomie
  - Laryngektomie mit tracheo-ösophagealer Shuntanlage
  - Dysphagie
  - Apoplex
  - Hypoxischer Hirnschaden
- Art der Stomaanlage:
  - Perkutane dilatative Tracheotomie
  - Chirurgische Tracheotomie/Tracheostomie
- Ziele zur optimalen (ganzheitlichen) Rehabilitation:
  - Atemwegssicherung
  - Pulmonale Rehabilitation
  - Möglichkeit der Phonation
  - Optimierung des Schluckakts
  - Optimierung der Versorgung bei Hypersalivation
  - Dekanülierung
  - Mobilisierung
- Vigilanz (Möglichkeit der Zusammenarbeit mit dem Kanülenträger)

19.2 Entscheidungsfindung

19.2.1 Wahl der Kanülengröße

Bei der Auswahl der Trachealkanüle ist darauf zu achten, dass eine Trachealkanüle mit dem größtmöglichen Innendurchmesser verwendet wird. So wird dem Kanülenträger sowohl eine sichere und widerstandsarme Atmung ermöglicht, als auch die Gefahr einer Verlegung des Lumens durch Sekretansammlungen verringert.

Um Sekretansammlungen in der Trachealkanüle zu vermeiden, ist es möglich, Kanülen mit Innenkanüle (Seele) zu verwenden. Die Innenkanüle kann bei Bedarf schnell entfernt und gereinigt werden. Somit ist ein Wechsel der gesamten Außenkanüle nicht notwendig. Bei der Auswahl von Trachealkanülen unterschiedlicher Materialien ist zu beachten, dass die Materialstärke auch Einfluss auf das Innenlumen der Kanüle selbst hat. Eine Kunststoffkanüle hat durch das relativ dickwandige Material beispielsweise ein kleineres Innenlumen als die dünnwandige Silberkanüle. Bei einem Vergleich muss daher sowohl der Innendurchmesser als auch der Außendurchmesser berücksichtigt werden. In der Praxis hat dies vor allem dann Auswirkungen, wenn ein Kanülentyp gewechselt wird (z. B. von einer Silberkanüle auf eine Kunststoff-Spiralkanüle).

Hierbei ist selbstverständlich zunächst auf den Außendurchmesser zu achten, der für die genaue Anpassung der Trachealkanüle an die individuelle Anatomie von Tracheostoma und Trachea relevant ist. Alle am Markt befindlichen Trachealkanülen unterliegen einer Größennorm. Dabei leitet sich die angegebene Größe vom Innendurchmesser der Außenkanüle ab: (◘ Abb. 19.1) z. B. die Größe 9 hat immer einen Innendurchmesser (der Außenkanüle) von ca. 9 mm. Bei der Auswahl der Größe ist zu beachten, dass sich die unterschiedlichen Materialien und ihre jeweiligen Wandstärken verschieden auf den Außendurchmesser auswirken. So resultiert beispielsweise bei einer Trachealkanüle in der Größe 9 ein 2–5 mm größerer Außendurchmesser je nach favorisiertem Material.

Zusätzlich muss bei der Trachealkanüle darauf geachtet werden, ob es sich um ein konisch zulaufendes Trachealkanülenrohr oder um ein zylindrisches Rohr handelt, wobei konisch zulaufende Trachealkanülenrohre bei einem Kanülenwechsel komfortabler einzuführen sind. Da konisch zulaufende Trachealkanülen an ihrer Spitze einen kleineren Durchmesser haben als unmittelbar hinter dem Kanülenschild, definiert die Norm, dass sich die Größenbezeichnung der Kanüle auf den Innendurchmesser an der Kanülenspitze bezieht.

Beim Wechsel zu einem anderen Kanülentyp unter Berücksichtigung des Außendurchmessers muss zudem beachtet werden, dass es materialbedingt unter Umständen zu einer Reduzierung des Innendurchmessers kommen kann. Dabei kann die subjektive Atemempfindung des Kanülenträgers beeinträchtigt werden (Luftnot/Leistungseinschränkungen). Bezüglich der Phonation kann ein größerer Innendurchmesser mitunter problematisch für den Patienten sein, da der Druck des Luftstroms abnimmt und somit das Sprechen erschwert wird.

Bei den nachfolgenden Angaben handelt es sich um Erfahrungswerte, die beim Einsatz und der **Größenauswahl** von Trachealkanülen als Orientierungshilfe dienen können:
- Frühgeborene < 2,5 kg   ID 2,0–3,0 mm
- Neugeborene 2,5–5 kg   ID 3,0–3,5 mm
- Kinder 5–8 kg   ID 3,5–4,5 mm
- Kinder 8–10 kg   ID 4,0–5,0 mm
- Kinder 10–15 kg   ID 4,5–5,5 mm
- Kinder 15–20 kg   ID 5,0–6,0 mm
- Kinder 20–35 kg   ID 6,0–7,5 mm
- Frauen   ID 7,0–9,0 mm
- Männer   ID 8,0–10,5 mm

> Es ist darauf zu achten, dass bei Kindern die Kanüle kontinuierlich entsprechend der Wachstums-/Entwicklungsphasen angepasst werden muss.

19.2.2 Wahl der Kanülenlänge

Bei der Auswahl der Länge der Trachealkanüle spielen u. a. die speziellen Gegebenheiten von Tracheostoma und Trachea eine entscheidende Rolle. Um eine wirksame Prophylaxe gegen eine Tracheomalazie oder Trachealstenose zu betreiben, sollte darauf geachtet werden, Trachealkanülen verschiedener Längen im Wechsel einzusetzen. Allgemein dienen überlange Trachealkanülen optimal zur Überbrückung von Stenosen, wogegen Kurzkanülen sich gut zur ausschließlichen Stabilisierung des Tracheostomas z. B. nach Laryngektomie eignen. Sie vermeiden weitestgehend Irritationen wie z. B. Fremdkörpergefühl, verstärkte Sekretion etc.

> Die Länge der Kanüle ist stets der individuellen Anatomie anzupassen.

19.2.3 Material

Es gibt heute eine Vielzahl von Materialien, die zur Fertigung von Trachealkanülen genutzt werden. Dabei sind Unverträglichkeiten mit Materialien zu vermeiden (z. B. Allergien auf Silber oder Latex).

Trachealkanülen aus Metall (Silber, Edelstahl)
Vorteile:
- sehr lange Haltbarkeit bei regelmäßiger Aufarbeitung durch den Hersteller,
- sehr großer Innendurchmesser aufgrund der dünnen Materialstärke möglich,
- antibakterielle Wirkung durch Silber,
- einfache Kanülenreinigung möglich,
- Sterilisation möglich,
- individuelle Produktveränderungen möglich,

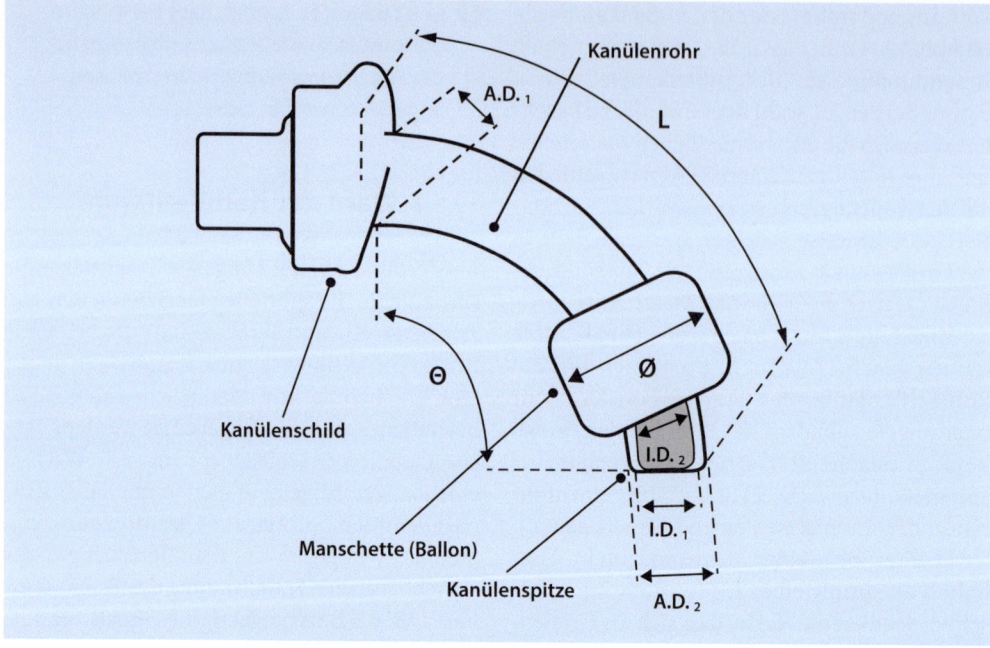

◘ **Abb. 19.1** Größenbestimmung von Trachealkanülen. *A.D.* Außendurchmesser, *I.D.* Innendurchmesser, *L* Länge, *Θ* Winkel, *Ø* Durchmesser Cuff

Nachteile:
- nicht flexibel, bei falscher Kanülenlage Gefahr von Druckulzerationen innerhalb der Trachea und des Tracheostomakanals,
- Innenkanülen sind nur zu einer bestimmten Außenkanüle kompatibel,
- Kälteleiter bei sehr niedrigen Außentemperaturen,
- hohes Gewicht,
- keine Variante mit Cuff erhältlich.

Trachealkanülen aus Kunststoff (Silikon, Polyurethan – PUR, Polyvinylchlorid – PVC, thermosensible Kunststoffe, DEHP-freie Kunststoffe)

■ **Kanülen aus Silikon**
Vorteile:
- sehr weiche und anschmiegsame Qualität,
- Nutzungsdauer bis zu ca. 3 Monaten,
- einfacher Kanülenwechsel durch den Patienten selbst,
- Sondersiebung möglich, dadurch individuelle Anpassung bei Stimmprothesenträgern bzw. Phonationsoptimierung bei Tracheotomierten,
- verschiedene Längen verfügbar,
- sehr gut zur Kanülenentwöhnung verwendbar,
- Einsatz unter Strahlentherapie möglich,
- Sterilisation möglich (produktabhängig/ siehe Herstellerangaben).

Nachteile:
- relativ dickwandiges Kanülenrohr,
- Kandidabesiedelung möglich,
- fast keine Varianten mit Innenkanülen verfügbar.

■ **Kanülen aus thermosensiblem Kunststoff**
Vorteile:
- Kunststoffkanülen werden bei Körpertemperatur weicher und passen sich dadurch sehr gut an anatomische Strukturen an,

- hohe Variabilität durch den Einsatz verschiedenster Innenkanülen,
- einfacher Kanülenwechsel durch den Patienten,
- Einsatz während einer Kernspin-/Magnetresonanztomografie (MRT) möglich (gilt nur für Trachealkanülen ohne Metallteile),
- sehr gut zur Kanülenentwöhnung verwendbar,
- verschiedene Längen verfügbar,
- geringes Gewicht,
- individuelle Produktveränderungen (z. B. Siebung) möglich,
- viele Trachealkanülen aus Kunststoff besitzen einen Röntgenkontraststreifen.

Nachteile:
- aufwendigere Aufbereitung (z. B. thermische Reinigung nur bis 65 °C möglich),
- keine Dampfsterilisation möglich.

- **Kanülen aus Polyurethan (PUR)**

Vorteile:
- werden im Spritzgussverfahren hergestellt,
- hohe Variabilität durch den Einsatz verschiedenster Innenkanülen,
- einfacher Kanülenwechsel durch den Patienten,
- Einsatz während einer Kernspin-/Magnetresonanztomografie (MRT) möglich (gilt nur für Trachealkanülen ohne Metallteile),
- viele Trachealkanülen aus Polyurethan besitzen einen Röntgenkontraststreifen,
- hohe Formstabilität,
- geringere Wandstärke.

Nachteile:
- aufwendigere Aufbereitung (z. B. thermische Reinigung nur bis 65 °C möglich),
- keine Dampfsterilisation möglich,
- selten in verschiedenen Längen verfügbar,
- individuelle Produktveränderungen selten möglich.

- **Spiralkanülen mit Metallspirale**

Vorteile:
- sehr hohe Flexibilität, dadurch gute Anpassung an die Anatomie und gute Akzeptanz durch den Kanülenträger,
- bei verstellbarem Kanülenschild guter Ausgleich an das Hautniveau möglich,
- sehr gut verwendbar bei adipösen Patienten,
- auch als gesiebte Varianten verfügbar,
- verschiedene Längen verfügbar.

Nachteile:
- keine individuelle Produktveränderungen möglich (z. B. Spezialsiebung),
- relativ dickwandiges Kanülenrohr, dadurch geringer Innendurchmesser,
- Kontraindikation bei Radiatio in der Kanülenregion (Verbrennungsgefahr),
- nicht während MRT einsetzbar (Artefaktverursachung in der Bildgebung).

- **Spiralkanülen mit Kunststoffspirale**

Vorteile:
- sehr hohe Flexibilität, dadurch gute Anpassung an die Anatomie und gute Akzeptanz durch den Kanülenträger,
- bei verstellbarem Kanülenschild guter Ausgleich an das Hautniveau möglich,
- sehr gut verwendbar bei adipösen Patienten,
- Einsatz während einer Kernspin-/Magnetresonanztomografie (MRT) aufgrund der Kunststoffspirale möglich,
- auch als gesiebte Varianten und in verschiedenen Längen verfügbar.

Nachteile:
- keine individuelle Produktveränderungen möglich (z. B. Spezialsiebung),
- relativ dickwandiges Kanülenrohr, dadurch niedriger Innendurchmesser.

> Auch im Rahmen des Pauschalverordnungssystems muss die indikationsgerechte Auswahl der Kanülenmerkmale weiterhin vom behandelnden Arzt verantwortet werden.

19.3 Komponenten der Trachealkanülen

19.3.1 Trachealkanülen mit Cuff

Die Manschette dient der Abdichtung des Kanülenrohrs gegen die Trachealwand. Sie lässt sich wie ein Ballon aufpumpen. Man unterscheidet Trachealkanülen mit einem Niederdruck-Cuff, um die Druckbelastung auf die Trachealschleimhaut so gering wie möglich zu halten oder High-pressure-Cuffs, bei denen ein höherer Druck im Cuff aufgebaut wird (diese Varianten werden heute so gut wie gar nicht mehr verwendet). Über den kleinen Kontrollballon am Füllschlauch lässt sich erkennen, ob sich die Kanüle im geblockten (befüllten) oder ungeblockten Zustand befindet. Des Weiteren können selbstblockende Cuffs aus Polyurethanschaum eingesetzt werden („foam cuff").

Selbstverständlich sollte bei geblockten Kanülen eine regelmäßige und zu dokumentierende Cuffdruckkontrolle durchgeführt werden. Mit Hilfe eines Cuffdruckmessgeräts muss der Cuffdruck dazu alle 6 Stunden kontrolliert und ggf. angepasst werden. Zusätzlich sollte diese Kontrolle bei jedem Lagerungswechsel des Patienten erfolgen.

Indikation:
- bei beatmeten Patienten,
- bei Patienten mit Dysphagie,
- bei Patienten mit tumorbedingt erhöhter Blutungsneigung,
- als Aspirationsschutz.

Nachteile:
- Aufwendigerer Kanülenwechsel als bei Kanülen ohne Cuff.
- Mit Hilfe eines Cuffdruckmessgeräts (Abb. 19.2) muss regelmäßig eine Cuffkontrolle durchgeführt werden. Der Cuffdruck sollte konstant bei 20–25 mbar gehalten werden.
- Gefahr von Komplikationen, z. B. Drucknekrosen in der Trachea durch identische Auflagefläche der Cuffs. Bei stetiger Verwendung gleicher Kanülenlängen oder durch zu hohen Cuffdruck Gefahr der Tracheomalazie und gefährlicher tracheoösophagealer Fisteln. Zusätzlich kann es zu einer Beeinträchtigung des Schluckakts und zu Irritationen kommen.

> Es sollte stets darauf geachtet werden, dass der Cuff nicht kontinuierlich an der gleichen Position aufliegt.

Eine spezielle Variante einer Trachealkanüle mit Cuff ist die Kanüle mit **subglottischer Absaugung** (Abb. 19.3). Diese Trachealkanülen werden in der Regel bei Patienten mit hoher Aspirationsgefahr eingesetzt.

Vorteile:
- zum Absaugen von Sekret im subglottischen Raum oberhalb des Cuffs,
- zur Vermeidung von Mikroaspirationen und rezidivierenden bronchopulmonalen Infekten,
- bei Patienten mit Dysphagie,
- bei Patienten mit Hypersalivation.

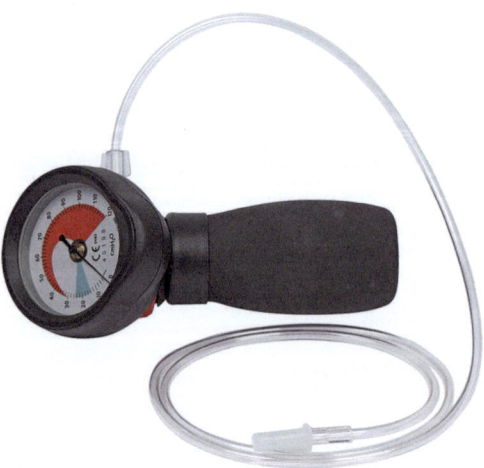

Abb. 19.2 Cuff-Druck-Messgerät

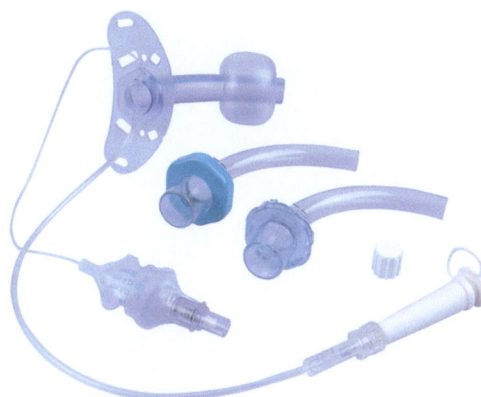

◘ **Abb. 19.3** Trachealkanüle mit Cuff und subglottischer Absaugung

Nachteile:
- nicht einzusetzen bei Antikoagulanztherapie (Blutungsgefahr),
- schnelle Okklusion des Absaugkanals bei zähem Sekret.

19.3.2 Trachealkanülen ohne Cuff

Kanülen ohne Cuff sind bei Patienten einzusetzen, die in der Regel nicht beatmet werden oder nicht stark aspirationsgefährdet sind. Voraussetzung zur Verwendung dieser Kanülen ist ein effizienter und sicherer Schluckvorgang des Patienten.

Die Trachealkanülen ohne Cuff haben in der Regel eine Innenkanüle, wodurch für den Anwender das Sekretmanagement erleichtert wird.

In der Kinderversorgung spielen diese Kanülen gerade in Bezug auf die Beatmung eine große Rolle, da hier in der Regel ungeblockte Trachealkanülen eingesetzt werden.

19.3.3 Innenkanülen

Innenkanülen dienen in der Regel dazu, dem Anwender das Sekretmanagement zu erleichtern, sodass bei einer Verlegung der Trachealkanüle jederzeit schnell und unkompliziert die Innenkanüle ausgetauscht werden kann. Innenkanülen sind mit den unterschiedlichsten Konnektoren und Adaptern erhältlich. Auf die korrekte Größe und Längenauswahl der Innenkanüle ist zu achten.

Ein weiterer Vorteil bei der Nutzung von Innenkanülen ist eine eventuelle Reduzierung der Absaugintervalle. Ein Wechsel der Innenkanüle ist unproblematisch und kann nach entsprechender Anleitung des Patienten einfach vor einem Spiegel durchgeführt werden. Der Wechsel und eine damit verbundene Reinigung der Innenkanüle sollte 3-mal täglich stattfinden, kann aber bei Bedarf auch in anderen Intervallen und/oder entsprechend medizinischer Indikation erfolgen.

15-mm-Konnektoren/-Adapter
Konnektoren/Adapter dienen dem Anschluss von kompatiblem Kanülenzubehör. Sie sind in der Regel fest mit der Innenkanüle verbunden. Es handelt sich hier um einen Universalaufsatz (15-mm-Konnektor), mit dem die Verwendung von sog. „künstlichen Nasen" (Filter zum Wärme-Feuchtigkeitsaustausch) möglich wird. Es gibt auch spezielle Konnektoren in einer Ausführung als 15-mm-Drehkonnektor. Die drehbare Variante des 15-mm-Konnektors ist z. B. geeignet, um die Kanüle bei der Verwendung eines Beatmungsschlauchsystems zu entlasten und die Position zu stabilisieren. So kann das Auftreten von Schleimhautreizungen in der Trachea weitgehend reduziert werden.

22-mm-Kombiadapter
Der 22-mm-Kombiadapter (◘ Abb. 19.4) ermöglicht die Befestigung kompatibler Filter- und Ventilsysteme mit 22-mm-Aufnahme, z. B. Sprechventilen, HME-Filtern oder Tracheostomaventilen. Durch den Einsatz eines Kombiadapters wird eine Verwendungsmöglichkeit für relativ flache, körpernahe Filter- und Sprechventilsysteme geboten, die optisch weniger auffällig sind. Die Verwendungsmöglichkeit im Einzelfall hängt dabei auch vom Krankheitsbild ab, z. B. Zustand nach Laryngektomie oder Tracheotomie.

Abb. 19.4 Innenkanüle mit 22-mm-Kombiadapter

19.3.4 Gesiebte Trachealkanülen

Gesiebte Trachealkanülen werden in der Regel zur Phonation bei tracheotomierten Patienten mit intakter Glottisfunktion und ausreichendem subglottischem Druck eingesetzt. Wichtig ist, dass bei der Verwendung solcher Trachealkanülen ein freier Atemweg in Richtung Kehlkopf gewährleistet ist.

Des Weiteren bezieht sich das Einsatzgebiet auch auf laryngektomierte Patienten, die mit einem Shuntventil („Stimmprothese") versorgt sind. Es ist darauf zu achten, dass die Siebung auf keinen Fall im Tracheostomakanal liegt und nicht in direkten Kontakt mit der Trachealmukosa kommt. Dadurch wird die Infiltration von Gewebe in die Siebung hinein vermieden, welche sonst Verletzungen beim Trachealkanülenwechsel zur Folge haben könnte. Besonders bei Kindern sollte statt einer gesiebten Kanüle eine ungesiebte Kanüle in einer kleineren Größe bevorzugt verwendet werden.

Es gibt Trachealkanülen bei denen die Siebung waagerecht ◘ Abb. 19.5 und abgestuft in das Kanülenrohr ausgeführt wurde. Durch diese dachziegelartige Siebung (◘ Abb. 19.6), wird eine Sekretleakage durch die Siebung in das Tracheobronchialsystem verringert. Gleichzeitig sorgt die atraumatische Kanülensiebung dafür, dass die Granulationsbildung reduziert wird.

Auf eine durchgehende Fensterung von Außenkanülen sollte nach Möglichkeit verzichtet werden, da diese einerseits die Gewebsinfiltration begünstigen kann, zum anderen eine erhöhte Gefahr für katheterbedingte Verletzungen der Trachealschleimhaut bei Absaugvorgängen hervorruft.

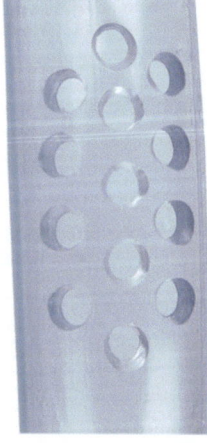

Abb. 19.5 Standardsiebung – Erhöhtes Risiko der Aspiration

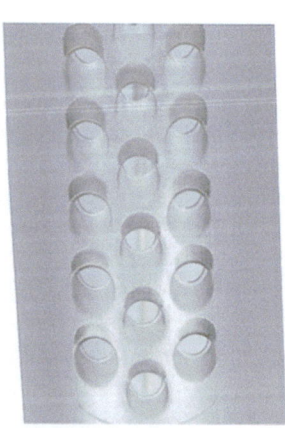

Abb. 19.6 Dachziegelsiebung – Eintreten von Sekret wird verringert

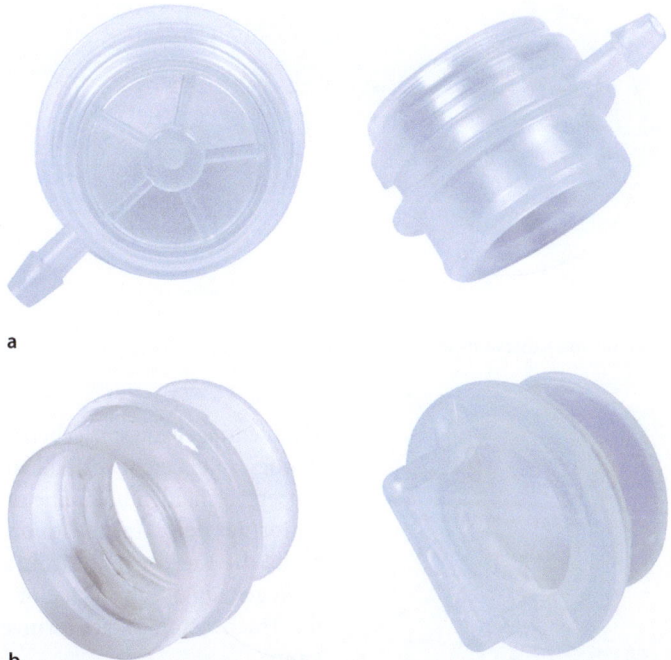

◘ **Abb. 19.7** a Sprechventil mit Sauerstoffanschluss für tracheotomierte Patienten, **b** Tracheostomaventil mit und ohne Anschlussmöglichkeit einer HME-Filterkassette für laryngektomierte und tracheotomierte Patienten

19.3.5 Sprechventile

Sprechventile (◘ Abb. 19.7a) können bei tracheotomierten Patienten in Verbindung mit einer gesiebten Außenkanüle eingesetzt werden. Das Sprechventil schließt sich bei der Ausatmung und die Luft strömt durch das Sieb in der Außenkanüle in Richtung Kehlkopf und kann so der Stimmbildung dienen. Man unterscheidet zwei verschiedene Arten von Ventilen: die, die sich selber (aktiv) verschließen und diejenigen, die sich durch den darauf wirkenden Luftstrom (passiv) verschließen. Welches für welchen Patienten eingesetzt wird, hängt von der individuellen Situation des Patienten und seiner Atemkapazität ab. Bei laryngektomierten Patienten ist die Nutzung einer klassischen Trachealkanüle mit Sprechventil in der Regel nicht möglich. Bei Patienten, die mit einem Shuntventil zur Stimmbildung versorgt sind, dienen besondere Tracheostomaventile (◘ Abb. 19.7b) zur Phonation (solche, die nur bei erhöhtem Anblasdruck zum Sprechen verschlossen werden) in Kombination mit gesiebter Trachealkanüle, Stomabutton oder Basisplatte der fingerfreien Sprechfunktion.

19.3.6 Sauerstoffanschluss

Es gibt Innenkanülen, die über einen zusätzlichen Stutzen verfügen, der als Sauerstoffanschluss dient (◘ Abb. 19.8). Damit wird die Zuleitung von reinem Sauerstoff über ein Sauerstoffgerät ermöglicht. Sollte die verwendete Trachealkanüle nicht über diese zusätzliche Option verfügen, kann eine künstliche Nase mit Sauerstoffanschluss (◘ Abb. 19.9) oder eine Sauerstoffmaske verwendet werden.

19.3.7 Kanülenschild

Die Auswahl der entsprechenden Trachealkanülen ist oftmals auch vom Kanülenschild abhängig. Durch die Vielfalt der unterschiedlichen Materialien und Formen, die es auf dem

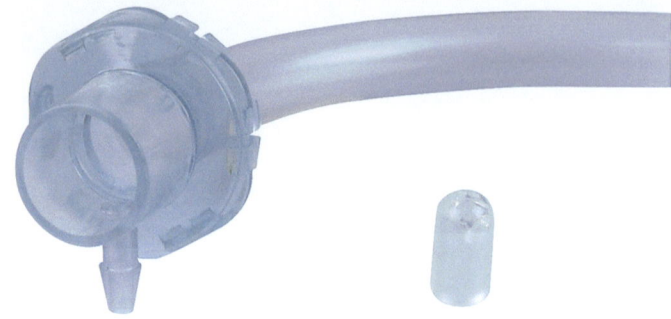

◘ **Abb. 19.8** Innenkanüle mit Sauerstoff-Anschlussstutzen

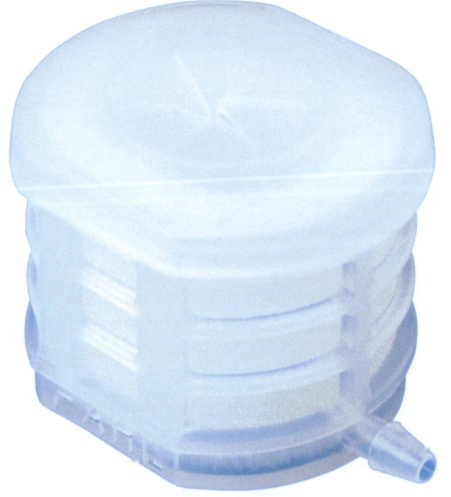

◘ **Abb. 19.9** Künstliche Nase mit Sauerstoff-Anschlussstutzen

Kanülenmarkt gibt, ist darauf zu achten, dass die individuellen Bedürfnisse und anatomischen Gegebenheiten berücksichtigt werden. Dazu zählen z. B. sehr tiefliegende Stomata und vorspringende Muskelstränge des Patienten. Es gibt starre, flexible, gerade, ovale und konkave Kanülenschilder, die meist fest auf dem Kanülenrohr angebracht sind. Eine zusätzliche Variante ist ein vertikal verstellbares Kanülenschild, welches eine variable Kanülenlänge des proximalen Schenkels ermöglicht.

Des Weiteren gibt es Trachealkanülen mit einem Kanülenschild (◘ Abb. 19.10), das mittels einer speziellen Aufhängung vertikal und horizontal oder in einem Kugelgelenk beweglich ist. Die Platzierung der Halteösen für das Kanülentrageband spielt ebenfalls eine entscheidende Rolle. Leicht vertikal angewinkelte Halteösen vermeiden u. U. eine ungewollte Dislokation aus dem Tracheostoma. Das Halteband sollte die Kanüle nicht in kraniale Richtung bewegen, da durch solch eine Dauerbelastung das Tracheostoma stark formverändert werden kann.

19.4 Pflege von Trachealkanülen

Zu einer professionellen Trachealkanülenversorgung gehört neben der korrekten Auswahl der individuell passenden Trachealkanüle auch eine regelmäßige und korrekte Pflege des Medizinprodukts.

Aus hygienischen Gründen, zur Vermeidung von Infektionsrisiken und zur Erhaltung der Produktqualität gilt es hier, die korrekte Durchführung entsprechend allgemeiner

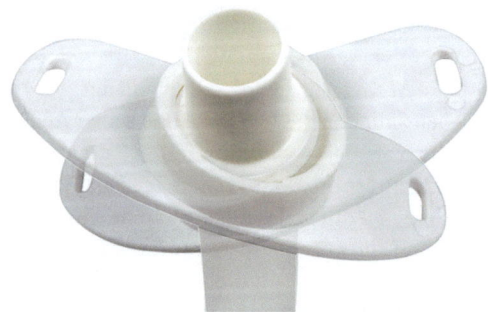

◘ **Abb. 19.10** Trachealkanüle mit beweglichem Kanülenschild

Empfehlungen sowie die speziellen Herstellerangaben zu beachten.

Schon die Unterscheidung in geblockte und ungeblockte Trachealkanülen erfordert eine unterschiedliche Pflege und ggf. Wechselintervalle. Allgemein ist zu beachten, dass ein Trachealkanülenwechsel für den Patienten immer Stress bedeutet, daher entsprechend geplant, professionell durchgeführt werden muss und aus Gründen der Sicherheit möglichst zu zweit erfolgen sollte.

Allgemein sollte ein Wechsel einer ungeblockten Trachealkanüle mindestens 2-mal pro Tag und bei Bedarf, z. B. bei starker Sekretion, auch häufiger erfolgen. Geblockte Trachealkanülen verbleiben in der Regel länger im Tracheostoma, da der Kanülenwechsel mit Cuff eine größere Belastung für den Patienten darstellt.

Für das vereinfachte Sekretmanagement eignen sich entsprechend Trachealkanülen mit einem Innenkanülensystem. Diese können bei Verschmutzung und Obstruktion komfortabel zur Reinigung entfernt werden, während die Außenkanüle im Tracheostoma verbleibt.

> **Bei der Pflege von Trachealkanülen ist zwischen Reinigung und Desinfektion zu unterscheiden.**

Zur **Reinigung** sollten zunächst alle Komponenten der Trachealkanülen unter fließendem Wasser abgespült werden. Anschließend sollten sie in einer lauwarmen Reinigungslösung komplett bedeckt eingelegt werden. Optimal eignet sich dazu eine Kanülenreinigungsdose mit Siebeinsatz. Die Dosierung des Reinigungsmittels und die Einwirkzeit der Lösung ist den Angaben der Hersteller zu entnehmen. Eine Überschreitung der Verweildauer kann besonders bei Kunststoffkanülen zu Materialschäden führen. Auch andere als vom Hersteller zugelassene Reinigungsmittel, wie z. B. hochprozentiger Alkohol, Zahnersatzreiniger, aggressive Haushaltsreiniger o. Ä., dürfen keine Verwendung finden, um Gesundheitsgefahren zu vermeiden und die Haltbarkeit der Kanüle nicht negativ zu beeinflussen. Auch dürfen zur Reinigung der Trachealkanülen weder Geschirrspüler, Dampfgarer, Mikrowellengeräte, Waschmaschinen o. Ä. genutzt werden. Schon eine schlechtere Kompatibilität von Innen- und Außenkanüle kann Anzeichen eines inkorrekten Reinigungsvorgangs sein.

Silbertrachealkanülen oxidieren bei längerer Nutzung und zeigen schwarze Flecken auf dem Material. Diese bedeuten keine Materialbeeinträchtigung und können in der Regel mit einem Silbertauchbad manuell entfernt werden. Es empfiehlt sich eine regelmäßige Kanülenaufbereitung beim Hersteller.

Nach dem Reinigungsbad ist die gründliche Entfernung aller Reinigungsmittelreste wichtig. Verbliebene Sekretreste können mit einer größenangepassten Kanülenreinigungsbürste entfernt werden. Unangepasst große Reinigungsbürsten können die Kanüle beschädigen. Um Beschädigungen der Kanülenspitze zu vermeiden, sollte die Bürste immer retrograd, also von der Kanülenspitze zum Kanülenschild, eingeführt werden. Auch zu häufige oder unachtsame Reinigungstechniken können zu Rissen oder scharfen Kantenbildungen führen. Das Überprüfen der Kanülenspitze auf Unebenheiten mit dem Finger ist von großer Bedeutung und sollte regelmäßig erfolgen.

Bei Patienten mit speziellen Krankheitskeimen (z. B. MRSA, ORSA u. a.), bei denen eine erhöhte Gefahr für Re-Infektionen besteht, ist – um den besonderen Hygieneanforderungen zur Vermeidung von Infektionen gerecht zu werden – eine einfache Reinigung der Außenkanüle nicht ausreichend. In diesen Fällen ist die Trachealkanüle mit einem Kanülendesinfektionsmittel nach Herstellerangaben zu desinfizieren. Keinesfalls dürfen **Desinfektionsmittel** eingesetzt werden, die Chlor freisetzen sowie starke Laugen oder Phenolderivate enthalten, da diese die Kanülen erheblich beschädigen können. Eine Desinfektion von Außenkanülen mit Cuff sollte nach Möglichkeit vermieden werden, da unter Umständen der Cuff beschädigt und porös werden kann.

Nach dem Abtrocknen der Trachealkanüle sollte die Innen- und Außenkanüle mit Stomaöl benetzt werden. Das Öl verhindert ein Verkleben von Innen- sowie Außenkanüle und erleichtert später das Einführen in das Tracheostoma. Gleichzeitig wird bei Kunststoffkanülen das Kanülenmaterial geschmeidig gehalten. Nicht in Gebrauch befindliche Kanülen sollten in einer trockenen Umgebung geschützt vor Sonneneinstrahlung und/oder Hitze gelagert werden.

Die Trachealkanülenpflege ist wie die Hautpflege des Tracheostomas ein elementarer Bestandteil der professionellen Versorgung.

Geschichte der Tracheotomie

H. Swoboda und E. Klemm

Literatur – 215

Die Sicherung der freien Atmung ist biologisch, kulturell und medizinethisch vorrangig (Holl 1997). Die Evolution der Atemwege aus dem Pharynx auf dem Übergang vom Wasser zum Land ist ein störanfälliger Kompromiss. Die aufrechte Haltung des Menschen geht mit einer vermehrt neuromuskulären Abstimmung von reflexgeschützter Atmung und vertikal umgelenktem Schlucken einher. Die phonetisch so vorteilhafte Winkelung zwischen verkürztem Kiefer und vorgerückter Wirbelsäule und der tief, knapp extrathorakal stehende Kehlkopf erschweren den Zugang zur Trachea sowohl auf natürlichem als auch auf perkutanem Weg. Die Geschichte der Atemwegssicherung ist somit ein Ringen um eine sicher anwendbare Methodik im Spannungsfeld zwischen biologischer Dringlichkeit und technischer Schwierigkeit (Sosath 2007). Die Tracheotomie gehört zu den ältesten, aber auch umstrittensten Operationen.

Zwischen 1500 und 1800 sind nur wenige erfolgreiche Tracheotomien überliefert. Ein allgemeines Zutrauen stellte sich erst im 19. Jahrhundert ein, im 20. Jahrhundert wurde die Tracheotomie zu einem Routineeingriff, erinnert sei an die große Bedeutung bei der Poliomyelitisepidemie in Kopenhagen 1952 mit einem Massenanfall von 2899 ateminsuffizienten Erkrankten (Löfström 1994).

Die Tracheotomie wurde vermutlich spätestens ab gräko-römischer Zeit zur Überbrückung akuter Atemwegsstenosen durchgeführt. Die Rig Veda (2000–1000 v. Chr.) berichtet von einer Eröffnung der Luftwege, der Papyros Ebers (ca. 1550 v. Chr.) von einem Halsschnitt und warnt vor den Gefäßen (◘ Abb. 20.1) (Vikentiev 1951, Pahor 1992, Scholl 2006, Sosath 2007). Hippokrates (460–377 v. Chr.) erwähnt die Atemwegssicherung. Asklepiades von Bythynien (124–36 v. Chr.) wird die erste elektive Tracheotomie zugeschrieben. Zeitgenossen von Asklepiades verwarfen allerdings die Methode der Tracheotomie vehement und der römische Arzt Caelius Arelianus brandmarkte die Operation gar als Verbrechen (Brandt u. Goerig 1986). Der griechische Arzt Antyllus empfahl dann im 2. Jahrhundert n. Chr. die quere Eröffnung zwischen dem 3. und 4. Trachealring. Von Galen empfohlen, wurde die Tracheotomie von Paulus von Aegina (625–690 n. Chr.) genau beschrieben, dem letzten klassischen griechischen Arzt und Quellautor für die nachfolgenden arabischen Ärzte.

Pioniere des Mittelalters verbessern die Technik zunehmend. Pietro d'Abano (1250–1315) aus Padua empfiehlt eine sitzende Haltung mit überstrecktem Kopf. Antonio Brasavola (1490–1554) aus Ferrara berichtete von einer 1546 erfolgreich selbst durchgeführten Tracheotomie. Ambroise Paré (1510–1590) spricht von einer prophylaktischen Tracheotomie vor riskanten Eingriffen an den Tonsillen. Nicolas Habicot (1550–1624) tracheotomierte in Paris einen Jugendlichen wegen Asphyxie durch einen impaktierten, zum Schutz vor Raub verschluckten Münzbeutel. Von Julius Casserius (1545–1616) und Johann Scultetus (1595–1645) aus Ulm liegen illustrierte Beschreibungen von Operationstechnik und Instrumentarium vor (◘ Abb. 20.2). Die von Marco Severino (1580–1656) beschriebene **Diphtherie-Epidemie** von 1610 (Angina gangraenosa) in Neapel weist ebenso wie der von Francis Home (1719–1813) im Jahr 1765 abgehandelte kindliche **Croup** auf die lange Zeit vorherrschende Indikation hin (English 1985). Der Begriff **Tracheotomie** wurde von Thomas Fienus (1567–1631) in den

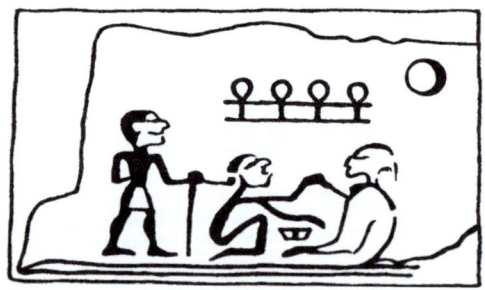

◘ **Abb. 20.1** Vermutliche Tracheotomieszene – Nachzeichnung aus der Tafel Abydos, 1. Dynastie (3030–2850 v. Chr.) Papyros Ebers 860 „Beachte beim Schneiden die Gefäße" (Scholl 2006). „Oder doch ein Menschenopfer zur Gefolgschaftsbestattung des Pharao?" (Kubisch S, Ägyptologin, Ruprecht-Karls-Universität Heidelberg: Persönliche Mitteilung an E. Klemm 2015)

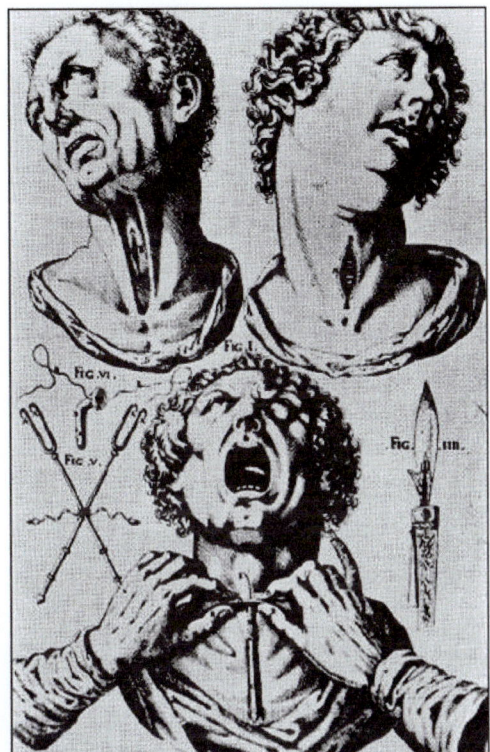

◘ Abb. 20.2   Julius Casserius (1545–1616). Tabulae anatomicae, Padua 1627

Libri chirurgiae XII (Loewen 1649) geprägt und ging 1739 über Lorenz Heister (1683–1758) in den allgemeinen Sprachgebrauch über (Sosath 2007). Fienus empfahl nunmehr schon vor 360 Jahren eine liegende Position und eine Markierung des Operationsfelds mit Tinte (Goerig u. Brandt 1986).

Der Hautschnitt sollte bei Antyllus in Berücksichtigung der empfindlichen Knorpel quer erfolgen, bei Fabricius Ab Aquapendente (1537–1619) und Julius Casserius längs, um Verletzungen paratrachealer Gefäße zu vermeiden. Seit Bingel 1922 bevorzugt man aus ästhetischen Gründen einen modifizierten Kragenschnitt nach Kocher (1841–1917). Bei der queren Eröffnung der Trachea zwischen Knorpelringen wurde in der Antike die Empfindlichkeit des Knorpelgewebes gefürchtet. Erst Abucassis (936–1013) konnte eine Knorpelheilung nach Trachealnaht wegen Suizidversuchs beobachten. Im 18. Jahrhundert kam der auch heute bei Kindern oft empfohlene Medianschnitt auf, wobei über alte begriffliche Definitionen als „Pharyngotomie", „Laryngotomie" oder „Tracheotomie" fortgesetzt diskutiert wurde, wohl angestoßen in Richtung Tracheotomie durch Desault (1744–1795) (Frorip 1836). Rohmer wies 1912 auf Drucknekrosen des Knorpels hin, Waldapfel empfahl 1931 die Fensterexzision (◘ Abb. 20.3). Er legte dafür eine Stanze vor, die in ähnlicher Form heute wieder vorgeschlagen wird (Waldapfel 1931, Mitchell et al. 2010).

Breite Akzeptanz fand das kaudal gestielte Vorderwandläppchen nach Viking O. Björk 1957. **Kanülen** wurden seit dem 16. Jahrhundert verwendet (Vidus Vidius 1509–1569). ◘ Tab. 20.1 gibt einen geschichtlichen Überblick bis hin zu heutigen Kunststoffkanülen (Biesalski u. Köhler 1958, Feldmann 1995, Kramp u. Dommerich 2009).

Jean-Baptiste Verduc (gest. ca. 1700) führte die Kanüle über einen **Führungsstab** ein, er warnte vor einer Verletzung der Tracheahinterwand (Sosath 2007).

Prominente Patienten illustrieren den weiteren Entwicklungsweg der Tracheotomie. George Washingtons Ärztekonsil konnte sich 1799 nicht zur Tracheotomie entschließen und musste dadurch seinen Tod an einer supraglottischen Entzündung in Kauf nehmen. Napoleon Bonaparte gab 1807 durch Aussetzung eines Preises

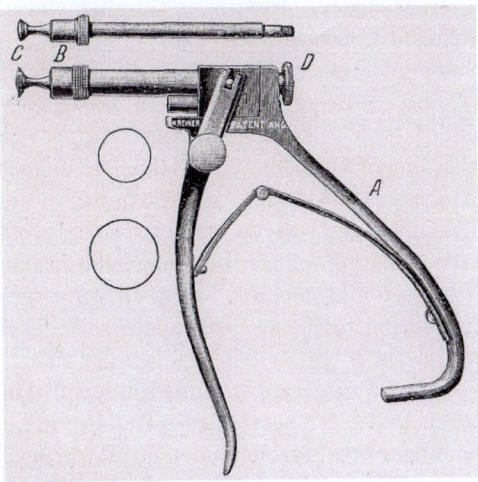

◘ Abb. 20.3   Stanze nach Waldapfel

Tab. 20.1 Entwicklungen von Trachealkanülen (ohne Anspruch auf Vollständigkeit)

Guido Guidi (Vidus Vidius 1509–1569)	1544: goldenes, silbernes Röhrchen
Thomas Fienus (1567–1631)	Röhrchen im Tracheostoma
Giulio Casserio (1550–1616)	1600: gekrümmte, abgeplattete Kanüle
August Richter (1742–1812)	1776: Göttingen, heutige Kanülenform
George Martin (1702–1741)	1730: Doppelkanüle
Armand Trousseau (1801–1867)	1851: Viertelkreiskanüle, Seele
Hermann Wülfing Lüer (gest. 1883)	1861: Ventilkanüle (Kugelventil)
Paul Broca (1824–1880)	1867: Sprechkanüle mit Klappenventil
Friedrich Trendelenburg (1844–1924)	1869: Tamponkanüle
M. Baker (London)	1877: elastische Gummikanüle
Przemyslaw Pieniazek (1850–1916)	1887: Spaltkanüle
Arthur Durham 1869, Franz König 1876	biegsame „Hummerschwanzkanüle"
Karl Störk (1832–1899)	1887: Siebkanüle
Ottokar v. Chiari (1853–1918)	1916: Tau-Kanüle Silber
Peter Biesalski und Rudolf Köhler	1958: erste Kunststoffkanülen
W.W. Montgomery	1965: Trachealstent Silikon
N. Lomholt	1981: Hochvolumen-Niederdruckcuff-Tuben

anlässlich des Todes seines Neffen einen indirekten Anstoß zur klinischen Definition der **Diphtherie** durch Pierre Bretonneau (1778–1862), der 1825 eine Tracheotomie an einem 4 Jahre alten Mädchen durchführte (English 1985). Armand Trousseau (1801–1867) erhob sie zum Standardverfahren (Lesky 1978, Sosath 2007) (◘ Abb. 20.4). Joseph Škoda (1805–1881), Vollender der physikalischen Untersuchung, war allerdings noch in den 1830er Jahren im Wiener Allgemeinen Krankenhaus strafweise in die Irrenabteilung versetzt worden, weil er ohne Genehmigung der Krankenhausdirektion eine Tracheotomie an einem Erstickenden vorgenommen hatte (Lesky 1978). Später sollte Josef Weinlechner (1829–1906), Pionier der pädiatrischen Chirurgie am St. Anna Kinderspital in Wien, in der Tracheotomie bei Diphtherie ein wichtiges Arbeitsgebiet finden und darin auch Vorarbeiten zur Intubation leisten (Weinlechner 1871, Rokitansky 2011).

Kronprinz Friedrich III. wurde am 9. März 1888 für 99 Tage Deutscher Kaiser, nachdem er von Friedrich Gustav von Bramann (1854–1913) wegen eines stenosierenden glottischen Karzinoms einen Monat zuvor tracheotomiert worden war. Die seit Ende 1891 angewandte Immunserumtherapie nahm der Diphterie weitgehend ihren Schrecken und der Tracheotomie ihre Hauptindikation (v. Behring 1901, English 1985). Diese sollte sich zunehmend auf kraniofaziale Dysmorphien, Traumen und Operationen, laryngotracheale Stenosen, Langzeitbeatmung und neurodegenerative Erkrankungen verlegen (Booth 2000, Sosath 2007).

Im deutschsprachigen Raum trugen Wilhelm Baum (1799–1883) in Greifswald und Franz v. Pitha (1810–1875) in Prag zur Etablierung bei (v. Pitha 1857, Sosath 2007). Monti legte 1884 in Wien eine Statistik über 12.736 Tracheotomien vor, aus der eine Heilungsrate von 26,7 % bei Diphtherie hervorging.

Kapitel 20 · Geschichte der Tracheotomie

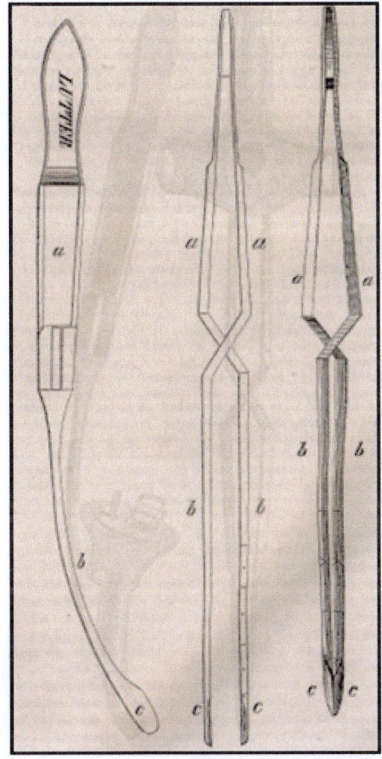

◘ **Abb. 20.4** Dilatationszange nach Hasse (1868)

Die erste künstliche Beatmung wurde 1871 von Friedrich Trendelenburg (1844–1924) über ein Tracheostoma durchgeführt (Sosath 2007). Die Tamponkanüle war 1869 eingeführt worden. Leopold von Schrötter (1837–1908) und Arthur Thost (1854–1937) behandelten die häufigen, meist posttuberkulösen Larynxstenosen durch Bougierungen (Feldmann 1995). Prszemislav Pieniazek (1850–1916), wie Thost bei von Schrötter ausgebildet, entwickelte eine Spaltkanüle und arbeitete in Krakau seit 1884 an der Tracheobronchoskopie (Laskiewicz 1966). Chevalier Jackson (1865–1958) standardisierte schließlich die moderne, in der Folge nur mehr geringfügig veränderte Technik der Tracheotomie (Jackson 1935). Dennoch konnte Michail Bulgakov (1891–1940) Anfang des 20. Jahrhunderts die Tracheotomie als Beispiel eines ärztlichen Grenzgangs schildern: Ein frisch approbierter Landarzt steht vor der Entscheidung zu einer sofortigen Tracheotomie an einem erstickenden diphtheriekranken Kind – und führt sie, ermutigt von der Krankenschwester, erfolgreich durch (Bulgakow 2009).

Intubation und perkutane Punktionsverfahren entwickelten sich parallel zur Tracheotomie und hinterließen Spuren in der modernen Methodik, die aber erst durch verlässliche Sichtkontrolle praktikabel wurde. Die Wurzeln perkutaner Verfahren reichen bis auf Alexander den Großen (356–323 v. Chr.) zurück: Er soll einen von einem Soldaten aspirierten Knochen mit der Schwertspitze freigelegt haben (Booth 2000). Sanctorius Sanctorius (1561–1636) verwendete 1627 die für die Aszitespunktion bestimmte Parésche Röhre, Friedrich Dekkers (1648–1720) eine spezifische, gerade und daher gefährliche Trokarkanüle (Sosath 2007). Alfred Denker (1863–1941) entwickelte 1913 ein Koniotomiebesteck in 4 Größen, das nach Überprüfung an 50 Leichen im Alter von 1–60 Jahren eine weite Verbreitung fand (◘ Abb. 20.5).

Intubationen wurden seit der Antike für Neugeborene vorgeschlagen, im 18. Jahrhundert für Ertrinkungsopfer. J. O'Dwyer

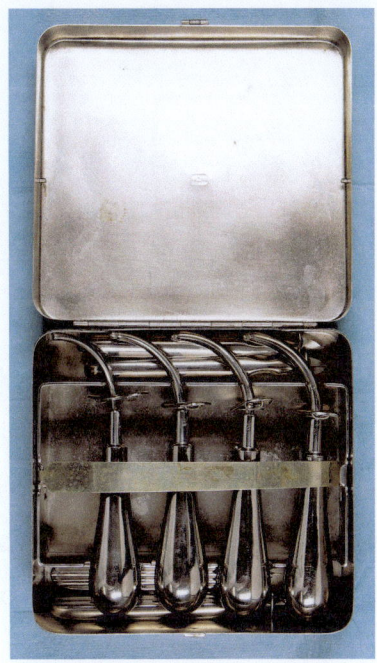

◘ **Abb. 20.5** Intercricothyreotomie-Besteck nach Denker (1913) (© E. Klemm)

(1841–1898) entwickelte angesichts der in New York grassierenden Diphterie 1885 eine indirekte, fingergeführte Intubationstechnik, nachdem Bouchut 1858 vor dem Charisma von Trousseau knapp gescheitert war (English 1985, Feldmann 1995, Sperati u. Felisati 2007). Ivan W. Magill (1888–1986) standardisierte die oro- und nasotracheale Intubation, wie auch R. R. MacIntosh (1897-1989) durch den Intubationsspatel. Durch Shigeto Ikeda wurde 1968 die fiberoptische Bronchoskopie eingeführt (Sosath 2007).

◘ Abb. 20.6 zeigt metallische Intubationstuben mit einem Anschlussventil nach Gustav Killian (1860–1921) zur Intubation nach Franz Kuhn (1866–1929) aus einem Instrumentenkatalog 1913. Auch damals galt die Regel, Bougierungen und Intubationsversuche bei Larynxstenosen (Tuberkulose, Diphterie) vor einer Tracheotomie zu versuchen.

Die maßgebliche Entwicklung heutiger Trachealkanülen geht auf den Ingenieur Rudolf Köhler (1902–1972) in Frankfurt/M. zurück, der ab 1950 erstmals Plexiglas, ab 1955 Polyvinylchlorid (PVC) bei der individuellen Kanülenherstellung einsetzte und mit dem Arzt Peter Bisalski (Mainz) am Patienten erfolgreich erprobte (Bisalski u. Köhler 1958).

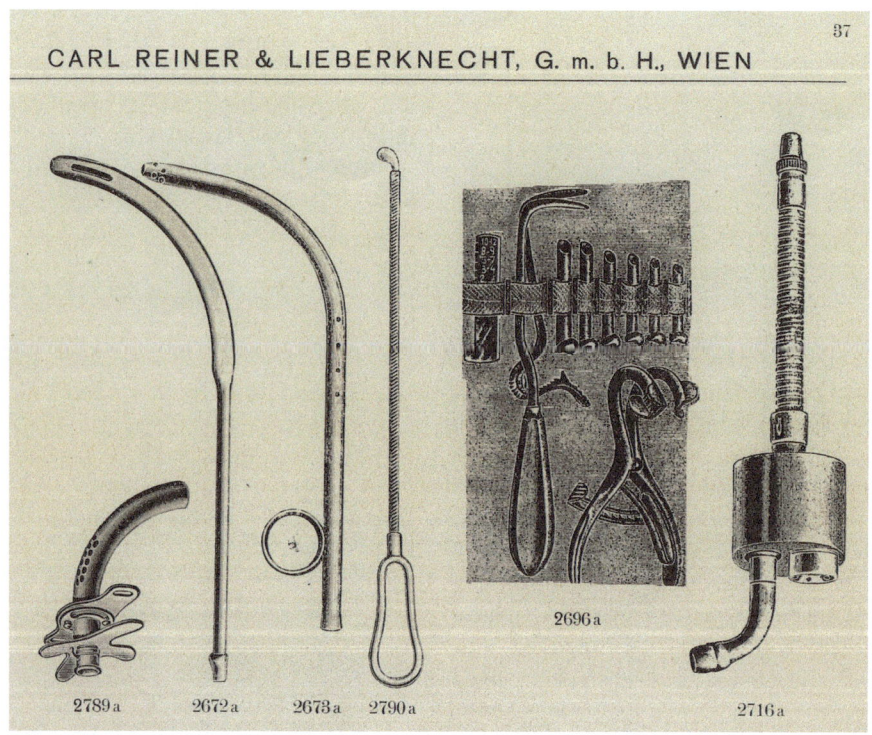

◘ **Abb. 20.6** Bougies und Tuben aus Metall (1913). *2789a* Trachealkanüle (sog. Sternkanüle) nach Hajek. *2672a* Dilatator nach v. Schrötter, für Larynxstenose, ganz aus Metall, 12 Größen. *2673a* Dilatator nach Brünings, aus Metall, 6 Rohrstärken. *2790a* Putzfeder nach Marschik. *2696a* Intubationsbesteck, bestehend aus 6 Intubationskanülen, 1 Instrument zum Einführen und Herausheben der Kanülen, 1 Mundsperrer nach Denhardt. *2716a* Verbindungsrohr nach Killian, D. R. G. M. zum Instrumentarium zur peroralen Intubation nach Kuhn

Kapitel 20 · Geschichte der Tracheotomie

Die Jahrtausende währende, spannende und wechselvolle Geschichte der Tracheotomie lehrt uns aus den historischen Quellen 7 Schritte:

1. Anatomie kennen
2. Krankheiten und Symptome zuordnen
3. Körperposition beachten
4. Operationsfeld markieren
5. Gefäße und Blutungen ernst nehmen
6. Instrumentarien beherrschen
7. Luftröhre angemessen offen halten

Literatur

Behring E von (1901) Diphtherie (Begriffsbestimmung, Zustandekommen, Erkennung und Verhütung). Hirschwald, Berlin

Biesalski P, Köhler R (1958) Die Kunststoffkanüle. Neue Möglichkeiten mit starren und flexiblen Trachealkanülen. Zeitschrift für Laryngologie-Rhinologie-Otologie und ihre Grenzgebiete 37: 109–114

Björk VO, Engstrom CG (1957) The treatment of ventilator insufficiency by tracheostomy and artificial ventilation; a study of 61 thoracic surgical cases. J Thorac Surg 34(2):228–241

Booth JB (2000) Tracheostomy and tracheal intubation in military history. J R Soc Med 93: 380–383

Brandt L, Goerig M (1986) Die Geschichte der Tracheotomie Teil I. Anaesthesist 35: 279–283

Bulgakow M (2009) Arztgeschichten (1926/27). Luchterhand, Köln

Chiari O (1916) Chirurgie des Kehlkopfes und der Luftröhre. Enke, Stuttgart

Denker A (1913) Zur Technik und Verwendbarkeit der Intercricothyreotomie. Deutsche Medizinische Wochenschrift 39: 12–13

English PC (1985) Diphtheria and theories of infectious disease. Pediatrics 76: 1–9

Feldmann H (1995) Die Behandlung akuter und chronischer Larynx- und Trachealstenosen im 19. und Anfang des 20. Jahrhunderts durch Tracheotomie, Koniotomie, Intubation und Dilatation. Laryngo-Rhino-Otol 74: 216–222

Froriep R (1836) Chirurgische Kupfertafeln. Siebenundsechzigstes Heft. Tracheotomia, zur Erläuterung einiger Schwierigkeiten der Operation des Luftröhrenschnittes. Verlag des Landes-Industrie-Comptoirs, Weimar

Goerig M, Brandt L (1986) Die Geschichte der Tracheotomie Teil II. Anaesthesist 35: 397–402

Holl A (1997) Die linke Hand Gottes. Biographie des heiligen Geistes. List/Ullstein, Berlin

Jackson C (1935) Tracheotomy. Surgical Clinics of North America, S 117–126

Kramp P, Dommerich S (2009) Kanülen und Stimmprothesen. Laryngo-Rhino-Otol 88: 95–118

Laskiewicz A (1966) Polish contributions to the history of direct tracheo-bronchoscopy. Med Hist 10: 292–293

Lesky E (1978) Die Wiener Medizinische Schule im 19. Jahrhundert. 2. Aufl. Böhlau, Graz, S 56, S 143

Löfström JB (1994) The polioepidemic in Copenhagen in 1952 – and how the anaesthesist come out of the operating room. Acta Anaesthesiol Scand 38: 419

Maison I (1990) Entwicklung der Tracheotomie und Trachealkanüle in diesem Jahrhundert. Inauguraldissertation, Universität Hamburg

Mitchell RM, Eisele DW, Mitzner R, Goldenberg D (2010) The tracheotomy punch for urgent tracheotomy. Laryngoscope 120: 745–748

Montgomery WW (1965) T-tube tracheal stent. Arch Otolaryngol 82: 320–321

Pahor AL (1992) Ear, nose and throat in ancient Egypt. Part II. J Laryngol Otol 106: 773–779

Pitha F von (1857) Beitrag zur Würdigung der Bronchotomie und der sie indicierenden pathologischen Verhältnisse. Vierteljahrschrift für die Praktische Heilkunde 14: 1–68

Reiner C, Lieberknecht L (1913) Instrumente für Ohr, Nase, Hals und Neuheiten. 1. Ausgabe. Wien, IX/2

Rokitansky A (2011) Verein für Kinderchirurgie und Kinderchirurgische Intensivmedizin (http://www.kidsdoc.at/kinderchirurgie/geschichte_der_kinderchirurgie.html)

Scholl R (2006) Der Papyrus Ebers. Die größte Schriftrolle zur Heilkunde der alten Ägypter. J An Ints 13: 91–92

Sosath J (2007) Die geschichtliche Entwicklung der Perkutanen Dilatativen Tracheotomieverfahren im historischen Kontext. Inauguraldissertation, Universität Greifswald

Sperati G, Felisati D (2007) Bouchut, O'Dwyer and laryngeal intubation in patients with croup. Acta Otorhinolaryngol Ital 27: 320–323

Vikentiev V (1951) Les monuments archaïques. Deux rites du jubilé royal à l'époque protodynastique. Bulletin de l'Institut d'Égypte, t. XXXII

Waldapfel R (1931) Fensterresektion der Luftröhrenwand bei der Tracheotomie und ein neues Instrument zur exakten Ausführung derselben. Zentralblatt für Chirurgie 35: 2201–2204

Weinlechner J (1871) Über den Katheterismus des Larynx. Jahrbuch Kinderheilkunde 4: 461–465

Serviceteil

Stichwortverzeichnis – 218

Stichwortverzeichnis

5-Fluoro-Uracil 193

A

A-frame-Deformation 113
A. anonyma 25
A. thyroidea ima 16
A. thyroidea inferior 16
A. thyroidea superior 16
Aboulker-Prothese 124, 135
Absaugung 202
Abstrahldruck 147, 149, 154–155
adipöser Patient 38, 42
Adipositas 154
Adrenalin 38, 50
Allgemeinanästhesie 160–161, 167
Allgemeinnarkose 50
Analgosedierung 139, 160, 167
Anästhesist 41
Anastomose 37, 40, 116
Anatomie 61, 95, 168, 198–199, 201, 214
ANSYS-CFX 168
Aorta 16
Apoplex 36–37, 198
Arbeitsdruck 149, 155, 163, 165, 169
Arteria cricothyroidea 61–62
Arteria thyroidea ima 82
Aryknorpel 6
Aspergillose 192
Asphyxie 132, 177
Aspiration 87, 202
– stille 183
Atemgasmonitoring 95, 98
Atemminutenvolumen 160
Atemnot 90, 93
Atemweg 144–146, 148–149, 155, 161, 163, 165, 167–168
– Kleinkind 48
Atemwegsdruck 154, 161, 163, 165
Atemwegsstenose 182
Atemwegsverlegung 176
Auskultation 84, 97
Autopsie 89

B

Ballondilatation 31
Ballonkatheter 126–127

Barotrauma 82, 147–149
Beatmung
– noninvasive 179
Beatmungsdauer 2
Beatmungsdruck 147, 150, 152, 154, 160, 167
Beatmungsentwöhnung 178
Beatmungsfrequenz 147, 149, 155, 163
Beatmungsmedizin 94
Bifurkation 97–98, 105
Biofilm 190
Björk-Lappen 40, 74–76, 211
Blue Dolphin 25, 27, 31, 89, 92
Blue Rhino 25, 27, 83, 85–87, 89, 92, 94, 140–141
Blutung 13, 15–17, 27–28, 30, 36–37, 39, 44, 56, 62, 82, 94, 98, 146, 154, 172, 176, 190, 215
Body-Mass-Index 96
Botulinumtoxin A 193
Bougierung 84, 89, 96–98
Bronchoskopie 99, 104–105, 107, 214

C

cannot intubate – cannot ventilate 144, 155
Capping 186
Carl Reiner 95, 164
Cartilagines tracheales 14
CBF 138
Checkliste 94
chirurgische Tracheotomie 82, 93
Chondrozyten 20
Ciaglia 24, 27, 29, 31, 84, 93, 140–141
CO_2-Elimination 163–164
CO_2-Laser 131–135
CO_2-Retention 159
Coccidiomykose 192
Compliance
– pulmonale 161, 163, 166
COPD 90, 164–165, 198
Cotton 118, 121
Cotton und Meyer 90
CPP 138, 140
CT 104, 109
Cuff 16, 28, 41, 87, 98, 133, 202, 207
Cuffdruckmessgerät 202

D

Dauerkanülenträger 48
Dekanülement 120, 176–177, 179, 181–182, 184–186
– Indikation 177
Dekanülierung 28, 32, 56, 69–71, 77, 87, 198
– akzidentelle 51, 53–56
Dermatose
– blasenbildende 192
Descensus laryngis 17
Descensus tracheae 17
Desinfektion 38, 95
Diabetes 90
Diaphanoskopie 13, 27, 32, 82, 96
Diaphanoskopie-Stab 96
Dilatation 82, 98, 167
Dilatationstracheotomie 24, 38, 44, 71, 82, 84, 87, 90, 94, 98, 109, 140–141, 167
– Kontraindikationen 7
Diphterie 212, 214
Dislokation 87
Drucknekrose 202, 211
Druckulzera 191
Durchblutungsstörung 45
Durchführung der Tracheotomie 98
Düsenanordnung 170
Dysphagie 138–139, 182, 184, 198, 202
Dyspnoe 104, 132, 134

E

Edelstahl 199
Einzeldilatator 84
Emphysem 28, 56, 71, 77, 104–105, 132, 146, 149, 166
Endoskopie 27, 32, 82, 114
– starre, mit Absaugung 82
Endotrachealtubus 95
Entblockungszeit 178–179
Entrainment 163, 165
Entzündung 90
– chronisch-granulomatöse 190
Epiglottis 48
Epithelialisierung 69
Epithelisation 89

Epithelisierung 44
Erstausstattungsset 42
erwarteter schwieriger Atemweg 144, 152
Extubation 95

F

Fantoni 25, 27, 30, 82, 93, 99
Fascia cervicalis 10
Fassthorax 25
Fasszange 135
FEES 182–183
Fertigset 96
Fett
– subkutanes 50, 52
Fetthals 42
Fiberoptik 159–160
Fibrosierung 90
Fistel 16, 44–45, 71, 76, 85, 98, 132
– tracheokutane 55–56
– tracheoösophageale 84
Fremdkörperreizung 90
Frova 86
Frova u. Quintel 30, 89
Frühtracheotomie 2

G

Gasaustausch 82
Gasaustauschstörung 37
Gefäßanatomie 94
Gefäßvariation 82
Gewebeneubildung 90
Glasgow Coma Scale 139
Glottisebene 135, 145, 159–160
Glottisschluss 183
Granulation 70–71, 77, 90, 93, 125, 127–128, 130–131, 135
Granulom 6
Griggs 29, 83
GWDF 30, 85, 87, 89, 92

H

Halsfaszie 10–11, 16
Halsmuskulatur 11–12, 39
Halssonografie 82
Halsvene 39

Halswirbelsäule 37, 144
Hautbarriere 190
Hautemphysem 72, 104–105, 107
Hautlappen 74–75
Hautschnitt 38–39, 62, 72, 75, 77–78, 96, 211
Heiserkeit 71
Hirndruck 139, 141
HME (Heat and Moisture Exchanger) 203, 205
Hochdruck-Ballondilatation 121
Hochdruckventilationsgerät 65
Hochfrequenz-Jetventilation 25
Hunsaker-Katheter 147–148
Hustenreflex 181, 185
Hustenstoß 69, 126, 128
Hyperkapnie 140, 154, 180
Hypersalivation 198, 202
Hypertonie 90
Hypopharynx 70
Hypotonie 166
Hypoventilation 179
Hypoxämie 166
Hypoxie 180

I

I:E-Verhältnis 160, 164
Imiquimod 193
Impetigo 191
Impfmetastase 30
Infektion 93, 191
Infiltration 38, 204
infraglottische Jetventilation 145, 147, 149
Innenkanüle 198, 200, 203, 205, 207
innere Anatomie 96
innere Schienung 128, 132, 135
Insellappen 76
Inserter 128
Inspirationszeit 147, 149, 155
Intensivpatient 37, 163–164, 167, 172
Intensivstation 36–37, 167–168
Intensivtherapiestation 2
Interarytenoidfibrose 119
Interferon-α 193
Intertrigo 191
intrapulmonaler Druck 160
intrinsic PEEP 163
Intubation 95, 104, 107, 109, 112, 133, 144, 212–214
Intubationsnarkose 38, 70, 135
Inzision

– horizontale 50
– kreuzförmige 52
IPPV 159–160, 170
Isthmus 39

J

Jet-Laryngoskop 145, 150, 152–154
Jet-Tracheoskop 145
Jetventilation 114, 147–149
JL-Rohr 27

K

Kandidose 191
Kanüle
– Verlegung 55–56
Kanülendislokation 82, 177
Kanülengröße 198
Kanülenlänge 199, 206
Kanülenreinigung 199, 207
Kanülenschild 199, 201, 205–207
Kanülenverlegung 176
Kanülenversorgung 190
Kanülenwechsel 87
Kanülierung 97
Kapnografie 147
Karl Storz 95–96
Kehlkopf 97
Keloid 71, 193
Killian 214
Killian-Spekulum 42, 69, 88
Kind 146, 149–150, 155, 199, 203–204
Kinder 70–71, 77
Klemm 82, 84, 93, 95, 97–98
Knorpel 90, 211
Kollapssyndrom 13
Komplikation 13–14, 16–17, 24, 69, 71–78, 82, 90, 94, 98, 130, 139, 141, 146, 149, 154, 165–167, 170, 202
Komplikationen 37, 44
Koniotomie 60–63, 65, 144–145
Kontaktdermatitis
– allergische 192
Kontaktsensibilisierung 192
Krikoid 113
Krikothyroidotomie 155
krikotracheale Resektion (CTR) 113, 115, 121
Kryokontakttherapie 193

Kulissenphänomen 42, 87
künstliche Nase 42, 203, 205

L

Lagekontrolle
– Stent 130, 134
Landmarke 10, 14, 38, 61–62, 64, 95
– Kleinkind 50
Langzeitbeatmung 109, 131, 133–134, 212
Langzeitintubation 2, 6, 45
Langzeitintubationsschaden 6, 97
Laryngektomie 198–199, 203
Laryngoskopie 27, 113
laryngotracheale Rekonstruktion (LTR) 119
Laryngotracheitis 181
Larynx 10, 13, 17, 60, 62–63, 70, 76, 97, 138, 144–146
Larynxmaske 116
Larynxstenose 213–214
Laser-Stent-Therapie 134–135
Lasertherapie 193
Leck 160, 166, 170
Leitlinie 167
– Tracheo-Brochoskopie 99
Leitschiene 95
Lernkurve 82, 94
Lidocain 38
Ligamentum conicum 61–64
Lokalanästhesie 37–38, 70, 76, 104
LT-Mold 120
Luftweg 210

M

Matthews 28
Mediastinalemphysem 32, 105
Mediastinitis 71, 105, 107
medizinrechtlicher Aspekt 94
Metallsauger 98
Mikrolaryngoskopie 129, 132
Mikrozirkulationsstörung 90
Mittellinie 13, 38–39, 82, 93, 96
Monitoring 70, 138, 141, 160, 164–165, 167
Montgomery-Prothese 124, 127
Montgomery-T-Tubus 120

MRSA (Methicillin resistenter Staphylokokkus aureus) 207
mukoide Degeneration 20
mukokutane Anastomose 41
Multimorbidität 3
Multizenterstudie 90
Muskellappenplastik 108

N

Nachblutung 44
Nadel
– monopolare 50, 52
Nadelkoniotomie 60–62, 64
– Kleinkind 62, 65
Nadelkrikothyroidotomie 155
Narbe 69, 71–75, 124, 129, 134–135, 193
Narbenbildung 89
Nasenseptumdeviation 180
Nasenspekulum 88
Navier-Stokes-Gleichung 168
Nekrose 74, 89
Neurodermitis 192
Nikotinabusus 90
NIV 179–180
Notfall-Airwaymanagement
– Kleinkind 49
Notfallintubation 104, 107, 109
Nottracheotomie 61

O

OCT 91, 93
OP-Lagerung
– Kleinkind 49
Operateur 38–39, 144–145, 154, 165, 168
Operationssaal 3, 37–38
Orificium 181, 185
Orlowski-Stent 128
ORSA (Oxacillin resistenter Staphylococcus aureus) 207
OSAS 90, 179
Ösophagoskopie 132
Ösophagus 10, 25, 27, 29, 104–105, 107, 109, 132–133
Ossifikationsvorgang 89
Osteoblast 90
Osteoidexpression 90

Oxygenierung 145, 154–155, 159, 163–166, 170
– apnoische 114

P

pädiatrische Tracheotomie 48
– Durchführung 50
– Frühkomplikation 55
– Komplikation 55
– Spätkomplikation 56
Papyros Ebers 210
Parallelnarkose 168
Paries membranaceus 14, 16, 105
PDT 93–94, 96, 98
PEEP 161, 163, 165
Penrose-Drain 74
Percu Twist 25, 27
Perkussion 84
Pflegestandard 194
Phonation 198–200, 204–205
Platzhalter 44
Platzhaltersystem 124, 126–128
Pleura mediastinalis 105, 107, 109
Pneumomediastinum 56, 84
Pneumonie 2, 132, 139
Pneumoperikard 84
Pneumothorax 44, 56, 77, 82, 84, 94, 98, 159, 166
Poliomyelitisepidemie 210
Polyflex-Stent 125, 128
Polytrauma 133–134
Polyurethan 200–202
Polyvinylchlorid 200, 214
prätrachealer Raum 10, 16
progressive subglottische Stenose (IPSS) 112
pseudoglottische Stenose 113
Psoriasis 192
Punktion 60–61, 63, 82, 96, 98, 146, 155, 159, 167
– transtracheale 87

R

Radiowellenchirurgie 190
rapid four-step technique (RFST) 63
Rapitrac 84
Ravussin 146
Reanimation 167

Stichwortverzeichnis

Redon-Drain 74
Reflux 90, 93
Rehabilitation 90, 93, 198
Reintubation 37, 87–88, 167, 172
Rekanülierung 177, 180, 186
Reklination
– Kopf 160
Rekurrensparese 71
Restenosierung 115, 121, 131, 134
Réthi 118
Retracheotomie 180, 185
Ringknorpel 6, 14–15, 38–39, 44, 60–61, 63, 90, 96, 115, 159
Ringknorpelplatte 112, 116, 119
Ringknorpelstenose 14
Rippenknorpel 119
Risikopatient 42
Röntgen-Thorax 84
Rückstellkraft 127, 132

S

Säbelscheidentrachea 13
Schachner 29
Schädel-Hirn-Verletzung 138, 141
Schilddrüse 13, 39, 61, 88, 132
Schilddrüsenisthmus 25, 39
Schlafapnoe-Syndrom 179
Schleimhautreaktion
– allergische 192
Schleimhautverletzung 84
Schleimhautwucherung 32
Schleimpropf 87
Schluckdiagnostik 182
Schluckstörung 71, 73, 77, 184
Schrumpfungstendenz 32
schwieriger Atemweg 144, 146
Sekretaustritt 190
Sekretmanagement 184
Sekretverhalt
– chronischer 185
Selbstverschluss 71
Seldinger 60
Seldinger-Draht 24–25, 29–31, 96
Sepsis 107–109
Shelden 27
SHFJV 27, 98, 150, 161–162, 170
Siebung 200–201, 204
Silberkanüle 28, 135, 198, 207
Silikon 124–125, 127–128, 130–133, 193, 200
Simulation 168–169
– numerische 168, 170

Soforttherapie 98
Sonografie 27, 32, 84, 141, 166
Spangenbruch 22, 27, 29, 31
Spannungspneumothorax 105, 166–167
Spättracheotomie 2
Speichelaspiration 38
Sprechaufsatz 178
Sprechen 28, 70, 76, 199, 205
Sprechkanüle 178
Sprechventil 203, 205
Starplasty 51, 53, 55
– Durchführung 51
– Nachteil 54
– Vorteil 54
Stenose 56
– laryngotracheale 112
Stent 98, 212
Stent-in-Stent 128
Sternplastik 51
Stimmbandebene 145, 147, 160, 167
Stimmlippe 87
Stimmlippen 6
Stimmprothese 200
Stimmverlust 71
Stomadermatitis
– irritative 190
Stratum corneum 190
Strecker-Stent 126, 135
Stridor 69, 132–134
strömungsmechanische Phänomene 168, 170
Struma 96
Studienprotokoll 90
Superponierte Hochfrequenz-Jetventilation (SHFJV) 98, 114, 150, 161–162, 170
supraglottische Jetventilation 149
Surgical Safety Checklist 95
Synechie 6

T

T-Tube 124
TED 94–95, 169
Therapiekosten 93
Thorakotomie 107, 109
Thoraxsaugdrainage 166–167
Tidalvolumen 155, 161, 163, 165
TLT 25, 83, 85, 87, 94
Todesfall 85
Todesursache 94
Topografie 95

Totraum 70, 139, 179
Toye u. Weinstein 28
Trachea 10, 13–14, 17, 24, 82, 84, 95–97, 124–127, 130–132, 134
Trachea-End-zu-End-Anastomose 131, 134
Trachea-Hinterwand 128
Tracheahinterwand 84–85, 96, 98, 211
Tracheahinterwandverletzung 82
Trachealäsion 85
Trachealkanüle 36, 41–42, 82, 87, 93, 97, 176, 180, 198–207, 214
Trachealkanülenwechsel 204, 207
Trachealring 89
Trachealringfraktur 88
Trachealspange 2, 10, 13–15, 20–21, 24–25, 39–41, 89–90, 94, 96–98
Trachealspangenfraktur 14
Trachealstenose 6, 14, 16, 69–71, 77, 89–90, 93, 131, 134, 199
Tracheasegmentresektion 115
Tracheaverletzung 105, 107, 109
Tracheitis 130
– borkige 190
tracheo-ösophageale Fistel 133
Tracheobronchoskopie 94, 97, 104, 130, 213
tracheokutane Fistel 71, 77–78
Tracheomalazie 56, 131, 144, 199, 202
Tracheostoma 176–177, 180, 183–185
Tracheostoma-Platzhalter 179, 184, 186
Tracheostomaverschluss 36, 40, 44, 69–72, 75–78
Tracheotomie 63, 82, 190
– Lagerung 10
– Nachteile 6
– Vorteile 6
Tracheotomie-assoziierter Todesfall 82
Tracheotomie-Endoskop
– n. Klemm 13, 27
Tracheotomie-Endoskop n. Klemm 161, 163, 169–170
Tracheotomieindikation 36
transtracheale Jetventilation 146, 149
Trauma 90
Triamcinolonacetonid 193
Truncus brachiocephalicus 16–17, 54, 82, 96
Tuberkulose 214
Tubusinnendurchmesser 160
Tubuspunktion 82
Tumorchirurgie 69
TwinStream 95, 161, 164

U

Überdruckbeatmung 159, 170
Übergewicht 90
Überstreckung
– Kopf 10
Ultraschalluntersuchung 82

V

V. jugularis interna 25
V. thyroidea inferior 16
V. thyroidea media 16
V. thyroidea superior 16
VBM 60
Ventilation 159, 161, 164
Ventilmechanismus 84

Ventrain-System 114
ventraler Pneumothorax 166
Verknöcherung 22
Verlust des Atemwegs 14, 87, 94, 160, 172
Via falsa 25, 27, 32, 77, 82, 94, 98
Vitalfunktion 167

W

Wall-Stent 125
Weaning 178–179
Weerda 88
WHO 95
Wundbotulismus 192
Wunddehiszenz 71
Wundheilungsstörung 130, 135, 191
Wundinfektion 44

Y

Y-Stent 125, 127–128, 131–132

Z

Zahnschaden 97
Zahnschutz 95
Zahnstatus 97
zerebrale Autoregulation 138
zerebraler Blutfluss 138
Zgoda u. Berger 31
Zyanose 166
Zygomykose 192

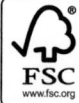

MIX
Papier aus verantwortungsvollen Quellen
Paper from responsible sources
FSC® C105338

If you have any concerns about our products,
you can contact us on
ProductSafety@springernature.com

In case Publisher is established outside the EU,
the EU authorized representative is:
**Springer Nature Customer Service Center GmbH
Europaplatz 3, 69115 Heidelberg, Germany**

Printed by Libri Plureos GmbH
in Hamburg, Germany